Eva Tenzer

Älter werden wir jetzt

Happy Aging
statt Forever Young

Krüger Verlag

Originalausgabe
Erschienen im Krüger Verlag, einem Unternehmen
der S. Fischer Verlag GmbH, Frankfurt am Main
© S. Fischer Verlag GmbH, Frankfurt am Main 2005
Satz: Pinkuin Satz und Datentechnik, Berlin
Druck und Einband: Clausen & Bosse, Leck
Printed in Germany 2005
ISBN 3-8105-2022-5

*Viele Menschen werden
deshalb nicht achtzig,
weil sie zu lange versuchen,
vierzig zu bleiben.*
Salvador Dalí

Gewidmet ist dieses Buch meinem Großvater, Josef Tenzer. Bis ins hohe Alter – er wurde 93 – spielte er Geige, malte, erzählte Anekdoten, meist in drei Sprachen, und interessierte sich für die Welt um ihn herum. Er war ein wunderbares Modell dafür, wie erfülltes Älterwerden aussehen kann, auch wenn er das Wort Happy Aging wahrscheinlich nie in seinem Leben gehört hat.

Inhalt

1 Lebenskunst statt Anti-Aging

Toren wünschen sich ein langes Leben,
ohne doch dessen froh zu werden.
Demokrit

Als der griechische Philosoph Demokrit von Abdera diesen Satz auf sein Pergament kratzte, ahnte er nicht, dass rund 2500 Jahre später eine milliardenschwere Industrie am Traum von der ewigen Jugend verdienen würde. Versprechungen wie »Forever Young« »Anti-Aging« oder »Keiner muss so alt aussehen, wie er ist« sind heute verkaufsträchtig wie niemals zuvor, egal wie teuer, unsinnig oder sogar gefährlich die Angebote sein mögen. Dagegen interessiert uns die Frage, wie man im Alter des Lebens froh werden, also für Glück und Wohlbefinden sorgen kann, offensichtlich genauso wenig wie Demokrits Zeitgenossen. Wir sind nicht sehr weit gekommen seit dem Stoßseufzer des Griechen, der beobachtete, dass die Menschen ein glückliches Altern von den Göttern erbitten, ohne sich darüber klar zu sein, dass sie selbst Macht über ihr Altern haben. Demokrit hätte sich bei einem Ausflug in die glitzernde Welt des modernen Anti-Aging wohl verwundert die Augen gerieben.

Anti-Aging – Jugendlichkeit aus der Tube?

In den USA, zunehmend aber auch in Europa und Asien, werden zur Zeit massenhaft Antioxidantien, Vitaminmmixturen oder Hormone geschluckt, gespritzt und auf die Haut aufgetragen in der Hoffnung, das Altern wenn schon nicht aufhalten, so doch hinauszögern zu können. Viele der vermeintlichen Zaubermittel können bereits im Internet bestellt und ohne ärztliche Aufsicht eingenommen werden. Dabei sind alle möglichen Nebenwirkungen gerade der Hormonpräparate noch gar nicht erforscht. Es gibt mittlerweile sogar Studien, die vor einer dauerhaften Einnahme von Anti-Aging-Hormonen wie etwa dem Wachstumshormon warnen. Auch Geschlechtshormone wie das Östrogen, das jahrelang zur Milderung von Wechseljahrsbeschwerden verschrieben wurde, sind mittlerweile in Verruf geraten.

Wer sich noch nicht an die Superpillen und Wunderspritzen heranwagt, kann derweil zum ersten deutschen Anti-Aging-Bier greifen; die Klosterbrauerei Neuzelle stellte das Lebenselixier auf der »Grünen Woche« 2004 vor. Es soll Bluthochdruck senken, vor Arteriosklerose und Krebs schützen. Überhaupt werden Lebensmitteln immer häufiger vermeintlich lebensverlängernde Stoffe beigemischt: Aloe Vera, Milchsäurebakterien, Ginseng oder Extrakte asiatischer Pflanzen, deren Namen man kaum aussprechen kann.

Gut eine Milliarde Euro geben die Deutschen jährlich für Nahrungsergänzungsmittel aus. Diese so genannten funktionellen Lebensmittel sollen gesund erhalten und zusätzliche Lebensjahre schenken. Fest steht allerdings nur, dass sie ihren Herstellern zusätzliche Einnahmen schenken. Der Markt für Functional Food wächst seit Jahren, und ein Ende des Trends ist nicht abzusehen. Experten erwarten Zuwachsraten von bis zu 20 Prozent. Alle großen Lebensmittelkonzerne von Danone bis Nestlé, aber auch BASF, Novartis und Degussa sind im Rennen. Ob und wie viel an gewonnener Lebenszeit die Produkte wirklich bringen, ist wissenschaftlich noch stark umstritten.

Nicht nur im Supermarkt, auch für die ästhetische Instandhaltung werden Milliarden ausgegeben. Faltenstraffung und -unterspritzung stehen weit oben auf der Liste im Kampf gegen unerwünschte Alterungsprozesse. Nach Angaben der Deutschen Gesellschaft für Ästhetische Chirurgie wurden allein im Jahr 2002 in Deutschland 2000 operative Facelifts vorgenommen. 21 000-mal wurden Falten mit Füllmaterialien wie Polymilchsäure oder Silikon unterspritzt, 28 000-mal mit dem Nervengift Botulinum-Toxin behandelt. Immer beherzter greifen auch die Deutschen nach dem Nervengift, das die Gesichtsmuskeln lähmt – ohne Mienenspiel keine Runzeln.

Das schafft für alle anderen psychologischen Druck, weil heute eigentlich keiner mehr alt aussehen *muss*, wenn man der Werbung glaubt. Zunehmend lauter wird suggeriert: Tu einfach etwas dagegen! Und diesem Druck ist längst nicht mehr nur die Generation 50 plus ausgesetzt. Die Anti-Aging-Branche nimmt immer jüngere Frauen ins Visier. Zuerst kam die »Haut ab vierzig« an die Reihe, dann die »Haut ab dreißig«. Und jetzt bekannte Laurent Nogueira, Direktor der Forschungs- und Entwicklungsabteilung des Kosmetikherstellers Givenchy, in einem Interview mit der Zeitschrift *Vogue* freimütig: »Wir setzen auf einen Mix aus natürlichen und Hightech-Komponenten und bieten damit speziell jungen Frauen eine Alternative zur plastischen Chirurgie.« Dieses Ziel vor Augen hat der gute Mann eigens eine Pflegelinie mit dem schönen Namen *No Surgetics* entwickelt, was etwa so viel bedeutet wie »OP ade«. Da freut sich die junge Frau, dass sie nicht schon mit 25 unters Messer muss.

Ohnehin übernimmt die Kosmetikindustrie mit ihren so genannten Korrekturpflege-Linien gerne die Strategien der Schönheits-Chirurgie, verspricht einen jüngeren Look durch straffere Konturen und prallere Wangen. Dafür werden Kremes kreiert mit Namen wie *Sculpt 10, Fututre Perfect, Morpholift, Skin Perfector* oder *Flash Lifting*. Allesamt versprühen sie diese gewisse unfehlbare wissenschaftliche Autorität. Die Preise für die Tiegelchen und Fläschchen bewegen sich in Bereichen bis 240 Euro.

Es scheint im Moment geradezu eine Pflicht zu werden,

alt zu werden, ohne dabei sichtbar zu altern. Mir begegnete diese Forderung zum ersten Mal vor einigen Monaten, kurz nach meinem 36. Geburtstag: Ungefragt schob mir eine Verkäuferin im Reformhaus ein Pröbchen mit Antifaltencreme über den Ladentisch. Was hatte ihr geschulter Blick entdeckt? War das Tütchen ein kritischer Fingerzeig in mein Gesicht oder nur reiner Zufall, und alle Kundinnen bekamen eines? Die Grübelmaschinerie war in Gang gesetzt, und sie läuft bis heute.

An diesem Punkt im Leben angekommen, können wir den Kampf aufnehmen gegen Runzeln, Altersflecke, ächzende Gelenke und jüngere Kolleginnen. Wir haben die Wahl zwischen unzähligen Produkten, die freilich immer seltener mit dem groben Slogan Anti-Aging winken, sondern lieber schmeichlerisch locken: mit der »Happy-Aging-Busencreme« oder einer »Smart-Aging-Kur«. So klingt das Ganze zwar freundlicher, der Inhalt der Töpfchen bleibt aber der Gleiche: Es ist der süße Traum vom hinausgezögerten Alter.

Einen vorläufigen Höhepunkt erlebte dieser Traum neulich in der Schweiz. Dort können altersängstliche Kundinnen, die angesichts des zunehmenden Graue-Panther-Looks verzweifeln, jetzt zu *Happy-Derm* greifen, wie die *Weltwoche* berichtete: Die Salbe soll für günstige 14,90 Franken nicht nur einen schönen Teint, sondern auch noch ein seelisches Hochgefühl produzieren. Und das »Glückskonzentrat« in der Paste wurde nicht etwa von einem obskuren Wunderheiler gemischt, sondern in den wissenschaftlichen Labors des größten Kosmetikkonzerns der Welt. Forscher von L'Oréal versprechen, dass die Creme mit einem Wirkstoff namens Phyto-Dorphin eine euphorisierende Wirkung auf ihre Trägerin hat. Glücklich altern aus der Tube also. Eine andere Creme mit dem Namen *Boswelox*, der nicht von ungefähr an das beliebte Faltengift Botox erinnert, verspricht außerdem ein »Mimikfalten entkrampfendes Pflegekonzentrat«. Viele ähnliche Produkte wie *B-Neutrox* oder *Beautytox* tummeln sich inzwischen auf

14

dem Markt. Dass das Kürzel »Tox« für Toxin, also Gift steht, scheint niemanden zu stören.

Die Altersangst der Männer

Der Traum von der verlängerten Jugend treibt längst nicht mehr nur die Frauen um. Zwar lastet die Angst vor dem Alter immer noch in erster Linie auf der Damenwelt, während die Herren bekanntlich mit zunehmendem Alter immer attraktiver werden. Aber die Straffungen auch männlicher Stirnen oder der Griff zur Farbentube beim Herrenfriseur sprechen längst eine andere Sprache. Jetzt hat man auch noch das »Aging-Male-Syndrome« entdeckt, die altersbedingte Abnahme männlicher Hormone. Standen bisher vor allem die Frauen im Visier der Hormonindustrie, so rücken jetzt zunehmend auch Männer in den Blickwinkel der Pharma-Werbefachleute. Immer öfter begleitet Mann seine Gattin einfach in die Anti-Aging-Klinik. In den Kliniken und Arztpraxen injizieren Testosteron- und Wachstumshormonspritzen solventen männlichen Kunden immer häufiger einen Hauch von Jugendlichkeit. Die Mittel sollen nicht nur Krankheiten und typischen Altersbeschwerden vorbeugen, sondern auch die Haut glätten, für neue Lust sorgen, die geistige und körperliche Fitness erhalten.

Nicht nur der Rechtsstreit um des Kanzlers graue Haare zeigte, dass auch Männer beim Thema Altern längst zu Mimosen geworden sind. Als sich der italienische Staatschef Silvio Berlusconi im letzten Jahr einen Monat lang nicht in der Öffentlichkeit zeigte und danach erstaunlich verjüngt wieder auf der Bildfläche erschien, verbreiteten die Medien, er habe sich liften lassen. Experten für plastische Chirurgie hatten in der Schweiz Hand an das wichtigste Gesicht Italiens gelegt. Berlusconi stritt das zunächst ab, er habe lediglich ein paar

Kilo abgenommen und »ein wenig auf sich geachtet«. Später räumte er freilich ein, im Wahlkampf ein jugendliches Gesicht für wirksamer zu halten. Freimütig zu seiner Ent-Faltung bekennt sich dagegen der prominente österreichische Bauunternehmer Richard Lugner, der sich auf Anraten seiner Frau eine Ladung Botulinum-Toxin verpassen ließ. Er verbreitete über die Nachrichtenagentur APA zudem die erfreuliche Nachricht, er sehe jetzt aus wie George Clooney – mit 71.

Essstörungen, die Fixierung auf einen jugendlich-drahtigen Körper und der Zwang zur Fitness haben also auch die Männer erreicht. Und so mancher erfolgsverwöhnte Macher muss verkraften, dass er bereits als alt und uninteressant gilt, wenn er mit 45 seinen Job verliert. Die Grenze zwischen den beiden Kulturen des Alterns – hier die unter Druck stehenden Frauen, da die alterssouveränen Männer – schwindet offensichtlich. Und auch Männer tragen den Kampf gegen Falten und Altersängste zunehmend in der Öffentlichkeit aus. Ein amüsantes Duell lieferten sich neulich Dieter Bohlen und der Modeschöpfer Wolfgang Joop. Bohlen schrieb über Joop: »Ich hörte Verzweiflungsschreie, wenn er Falten entdeckte, die gestern noch nicht da waren.« Was Joop postwendend als reine Erfindung bezeichnete und in einem Zeitungsinterview konterte: »Dieter Bohlen ist ja nun fünfzig geworden, glaub ich, und Naddel sagte, er hatte damit ein furchtbares Problem. Er möchte immer zwanzig sein. Und er fragte mich, um jetzt mal was wirklich Intimes zu sagen: ›Sag mal, ähm, so wie du aussiehst, ähm, kannst du mir nicht jemand sagen, wo ich mir diese Mimik wegmachen lassen kann?‹ Denn seine ist schon grob geschnitzt, nicht wahr? Und ich kann nur sagen, wenn ich mal ein Foto von mir sehe oder so, im Großen und Ganzen kann ich zufrieden sein. Ich meine, ich bin sechzig Jahre alt.«

Ochsengalle und Schwefel

Der amerikanische Psychoanalytiker James Hillman fasst die bisweilen an Hysterie grenzende Anti-Aging-Welle der letzten Jahre mit dem Satz zusammen: »Alt werden ist zur Grundangst einer ganzen Generation geworden.« Aber auch wenn diese Angst heute offensichtlich grassiert: Altern galt immer schon als existenzielle Kränkung des Menschen, die uns ins Zentrum unseres Selbstwertgefühls trifft. Und auch die Idee, mit verschiedenen Mittelchen dem Alter ein Schnippchen zu schlagen, ist so alt wie die Menschheit. Hier ein Tee oder bestimmte Heilpflanzen, Kräuterschnäpse oder auch mal ein Schluck Eigenurin. Im alten chinesischen Kaiserreich der Tsin-Dynastie beispielsweise drehte sich die gesamte Medizin um die Suche nach der »Droge des langen Lebens«. Der Kaiser umgab sich mit einem Hofstaat von Schwarzkünstlern, die nach wundersamen Eigenschaften von Pilzen, Moosen und Farnen forschten. Seine Hoheit rüstete teure Expeditionen zu fernen Inseln aus, die lebensverlängernde Medikamente finden sollten.

Selbst kluge Menschen entwickelten kuriose und manchmal unglaublich absurde Ideen, wie der Arzt Theophrastus Bombastus von Hohenheim (1493–1541), besser bekannt unter dem Namen Paracelsus. Der riet allen, die gerne auch ihren 140. Geburtstag noch feiern wollten, zur regelmäßigen Einnahme seines Geheimmittels. In seiner Schrift *Liber de longa vita* (Buch vom langen Leben) enthüllte er die schmackhaften Zutaten: Ochsengalle, Gold, Antimon, Schwefel und – besonders gesund – Quecksilber. Diese angeblich vitalisierende Mischung soll er ständig im Knauf seines Schwertes bei sich getragen haben. Sehr wirksam scheint das Gebräu nicht gewesen zu sein, denn Paracelsus starb, früh gealtert, bereits mit 48 Jahren. Auf dem letzten Bild, das von ihm erhalten ist, wirkt er verhärmt, müde – und irgendwie enttäuscht.

Die »Methusalem-Falle«

Übertriebene Versprechungen macht auch die umsatzträchtige »Lebensverlängerungsindustrie« von heute. Bislang hat die Wissenschaft nämlich kein einziges Mittel gefunden, das uns faltenfrei, vital und gesund 120 Jahre alt werden ließe. Und es wird wohl auch auf absehbare Zeit keinen verlässlichen Jungbrunnen aus den Laboren der Chemieindustrie geben, obwohl weiterhin fieberhaft daran geforscht wird. Etwa vom Franzosen Luc Montagnier, dem Entdecker des Aids-Virus. Er ist ein angesehener Forscher und seit Jahren Anwärter auf den Medizin-Nobelpreis. Dieser Mann verbringt nun seit einigen Jahren seine Zeit damit, ein lebensverlängerndes Elixier zu finden. Sein Zaubermittel besteht aus einem Papaya-Extrakt, der uns vor schädlichen Auswirkungen der freien Radikale schützen soll. 100 bis 120 Jahre sollen angeblich für treue Anwender dann schon drin sein. Nun sollen Studien die Wirksamkeit des Mittels beweisen. Bis es so weit ist, schluckt Montagnier seine Rezeptur vorsichtshalber schon mal regelmäßig.

Angesichts der grassierenden Jugendlichkeitsversprechen veröffentlichte Jay Olshansky, Altersforscher an der Universität von Chicago, gemeinsam mit 50 Kollegen eine Warnung vor den falschen Propheten der Lebensverlängerung: Wir tappen allzu gerne in die »Methusalem-Falle«, argumentieren die Forscher und meinen damit die Illusion, das Leben sei deutlich zu verlängern, wenn wir nur endlich das richtige Mittel finden. Es sei aber unwahrscheinlich, dass die Medizin in Zukunft am laufenden Band 120-Jährige hervorbringen wird, die nicht ohnehin das genetische Zeug dazu haben. Der Rat der Forscher ist deshalb eindeutig: Wir sollten uns lieber darum bemühen, glücklich zu altern – in einem erfüllten Leben.

So rebellisch dieser Satz in der modernen Kultur des Machbarkeitswahns klingt, so lang ist seine Tradition. Schon

Demokrit appellierte an seine Zeitgenossen, dass es im Leben vor allem auf Wohlbefinden und die rechte Lebensführung ankomme, nicht auf die bloße Zahl gelebter Jahre. Anstatt die Götter um Wohltaten für das Alter anzuflehen, solle man sich lieber darauf besinnen, was in der eigenen Macht stehe, um für ein glückliches Leben im Alter vorzusorgen. Dem pflichtete sein römischer Kollege Cicero bei, der 44 v.Chr. mit *De senectute* den ersten längeren Text über das Alter schrieb: Eine Altersphilosophie sei nötig, die die Menschen dazu bringe, die Annehmlichkeiten des Alters zu genießen, anstatt ewiger Jugend hinterherzurennen.

Und genau darum geht es in diesem Buch: um eine Lebenskunst des Alterns, nicht um die Frage, wie man Falten verschwinden lässt, dem Alter mit einem Fitness-Workout »davonläuft« oder wie man die beste Anti-Aging-Klinik findet. Es geht um viel Wichtigeres, nämlich darum, wie wir möglichst früh für unser psychisches Wohlbefinden im Alter vorbeugen können und darum, was jeder Einzelne dafür tun kann, ganz ohne Götter, auch ohne die in Weiß. Das Skalpell ist kein Ersatz für eine gesunde Psyche, Hormone und Cremes ersetzen nicht Lebensqualität und ein gelungenes Älterwerden.

Natürlich kann man den Kampf gegen die Runzeln aufnehmen. Ob sich freilich angesichts der Resultate Freude, Lebensmut und Wohlbefinden einstellen, ist fraglich. Bringen »16 % weniger Faltentiefe«, wie eine Creme verspricht, langfristig mehr Lebensqualität, wenn es gleichzeitig an seelischem Wohlbefinden mangelt? »Ich habe den Kampf gegen die Falten aufgegeben, weil nichts so viele Falten macht wie der Kampf gegen die Falten«, bekennt die norwegische Schauspielerin Liv Ullmann. Sie konzentriert sich seither auf die positiven Seiten des Alterns. Der Versuch, das Rad der Zeit zurückzudrehen, ist ohnehin zum Scheitern verurteilt. Das brachte vor einiger Zeit auch der Modeschöpfer Karl Lagerfeld mit der sarkastischen Bemerkung zum Ausdruck: »Eine geliftete 60-Jährige sieht aus wie eine 60-Jährige, die geliftet ist.« Die Chirurgie holt die Jugend ebenso wenig zurück wie der Schwefel-Cocktail aus der Paracelsus-Bar. Eine Investition in das eigene psychische Wohlbefinden dagegen zahlt sich im Alter garantiert aus.

Die Gegenstrategie: Glücklich altern

Erfolgreich zu altern heißt also nicht, sich dem Jugendwahn zu unterwerfen und jede Anti-Aging-Mode mitzumachen, sondern sich trotz seiner Altersbeschwerden wohl zu fühlen und alle Möglichkeiten für das eigene Wohlbefinden auszuschöpfen. Wie aber kann man jahrzehntelang altern und dabei bei guter Laune bleiben? Wie erreicht man Wohlbefinden im Alter, und wie lässt sich dafür vorsorgen? – Vermögen anhäufen und die richtigen Versicherungen abschließen, wie die Werbung gerne suggeriert? – Offensichtlich nichts davon. Ganz andere Dinge sorgen im Alter für Wohlbefinden, zu diesem Schluss kommen psychologische Alternsstudien, Psychotherapeuten und viele ältere Menschen, die es in ihrem Leben geschafft haben, glücklich zu werden – und es zu bleiben, trotz aller Einschränkungen durch das Älterwerden.

Zugegeben, auf den ersten Blick scheint glückliches Altern keine leichte Aufgabe zu sein: Jenseits des 60. Geburtstags verringern sich bei den meisten Offenheit und positive Gefühle. Viele empfinden den Ruhestand als quälenden Kompetenzverlust und fühlen sich von der Leistungsgesellschaft ausrangiert. Der alternde, zunehmend anfällige Körper gilt als unattraktiv, wird aber gleichzeitig oft zum bestimmenden Faktor des letzten Lebensdrittels: Er hindert den einen daran, in die Berge zu fahren; die andere muss eine gerne betriebene Sportart aufgeben; der Dritte traut sich aus Angst vor Stürzen nicht mehr, mit dem Bus zu fahren und die Enkel zu besuchen. Auf vielen Wegen wird der eigene Körper im Alter zum Hindernis.

Auch medizinische Studien zeigen, dass im Alter die so genannten »Activity in Daily Living Skills« eingeschränkt sind: Greifen, Loslassen, Aufstehen oder eine Treppe heruntersteigen, all das fällt plötzlich schwer. Bewegungen, die früher selbstverständlich waren, erfordern zunehmend größere Anstrengungen. Vor allem Männer empfinden das Schwinden ihrer Kräfte und Fähigkeiten oft als eine einzige Reihe von Niederlagen. Und sie leiden extrem darunter, wie Alterspsychologen aus ihrer Praxis berichten. Das widerspricht dem Idealbild des souverän alternden Mannes, der sich seiner reifen Ausstrahlung erfreut und die Früchte seiner langjährigen Arbeit erntet.

Bei den jüngeren Alten zwischen 60 und 70 Jahren sind die Beeinträchtigungen oft noch gering und gut auszugleichen. Aber schon jeder Vierte ab 70 nimmt regelmäßig Psychopharmaka. Das fand die Berliner Altersstudie heraus, die über Jahre hinweg den körperlichen und psychischen Zustand von rund 500 Westberlinern zwischen 70 und 103 Jahren untersuchte. Und mit den Abbauprozessen jenseits der 80 geht es dann oft auch mit dem seelischen Wohlbefinden bergab. Studienleiter Paul B. Baltes, Direktor am Max-Planck-Institut für Bildungsforschung, berichtet: »Das fortgeschrittene Alter jenseits der 80 wird für die meisten Menschen zunehmend zur Belastung: emotional, geistig und körperlich. Trotz ihrer hohen psychischen Widerstandskraft beginnen die ältesten der Alten zu leiden. Man will zwar alt werden, aber nicht so sehr alt sein.«

Kann man angesichts dieser Situation von einem erfolgreichen Altern sprechen? Und wie weit haben wir es selbst in der Hand, glücklich alt zu werden? Ein Schlüssel dazu ist die Unterscheidung zwischen dem biologischen und dem psychologischen Alter. Hier ist der wichtigste Ansatzpunkt für Ihr individuelles Glücklich-altern-Programm.

Alt ist nicht gleich alt

Wir alle altern, und zwar nicht erst mit 40, 50 oder 60, sondern ab dem Tag unserer Geburt. Schon Kinder unterliegen diesem natürlichen biologischen Prozess. Man kann ihn weder aufhalten noch rückgängig machen. Das Alter eines Menschen wird durch sein Geburtsdatum ein für alle Mal festgelegt. Aber die körperlichen und psychischen Veränderungen, die der Prozess mit sich bringt, werden durch die Umwelt und den Lebensstil beeinflusst, also auch durch unser eigenes Verhalten. Mit dem tatsächlichen Prozess des Alterns hat das Geburtsdatum deshalb nicht unbedingt viel zu tun. Denn neben dem kalendarischen Alter spielen das biologische und das psychologische Alter eine entscheidende Rolle. Das biologische Alter wird bestimmt durch die nachlassende Fähigkeit des Körpers, Schädigungen und Funktionsstörungen des Organismus zu verhindern oder zu reparieren. Die Folgen: Falten, trockene Haut, graue Haare, Osteoporose, Gefäßdefekte, nachlassende Muskelkraft.

Diese Verschleißerscheinungen verlaufen bei allen Menschen unterschiedlich, je nachdem wie sie ihr Leben in den ersten 50 Jahren verbracht haben und über welches genetische Potenzial sie verfügen. Mancher sieht mit 50 noch aus wie ein 40-Jähriger. Ein anderer fühlt sich schon mit 30 wie 40. Über manche 60-Jährige wird hinter vorgehaltener Hand gelästert, wie deprimiert, untätig oder verkalkt sie mittlerweile seien, während 80-Jährige noch zum Fahrradurlaub aufbrechen oder den Winter regelmäßig auf den Kanaren verbringen. Es gibt riesige Unterschiede zwischen »alt« und »alt«.

Neben dem biologischen ist das psychologische Alter entscheidend. Und hier wird die Sache interessant, denn das psychologische Altern kann etwas durchaus Aufbauendes, Positives sein und optimistisch für die Zukunft machen, das betont Ursula Lehr, Gründungsdirektorin des Deutschen Zentrums für Alternsforschung in Heidelberg. Sie erforscht seit vielen Jahren die Bedingungen für seelisches Wohlbefinden im Alter: »Während Biologen und Mediziner vor allem die Abbauprozesse im Auge haben, ist das Altern aus psychologischer Sicht durchaus auch Zunahme und Gewinn«, berichtet sie. Ob es im Einzelfall als Erfolg oder Verlust erlebt wird, hängt von den psychischen Ressourcen ab, die wir im Laufe unseres Lebens ansammeln und von denen wir dann im höheren Alter zehren können. Das erkannte auch die tschechisch-amerikanische Tennisspielerin Martina Navratilova, die in einem Interview sagte: »Alter spielt sich im Kopf ab, nicht auf der Geburtsurkunde.«

Während die körperlichen Abbauprozesse bei den meisten Menschen ähnlich verlaufen, gibt es aus psychologischer Sicht enorme individuelle Unterschiede. So zeigen Hundertjährigen-Studien, dass so mancher dieser Uralten noch fitter ist, besser auf Belastungen reagiert und effektiver Probleme löst als viele Jüngere. Wunderbare Beispiele dafür sind die beiden Französinnen Marie Bremont und Jeanne Calment, die mit 100 noch quietschfidel Fahrrad fuhren und dann 115 beziehungsweise 122 Jahre alt wurden. Jeanne Calment war als junges Mädchen noch dem Maler Vincent von Gogh begegnet. Sie arbeitete in einem kleinen Malwarengeschäft in Arles, als der kauzige Künstler vorbeikam, um neue Farben zu kaufen. Bis sie 110 war, versorgte sie sich selbst, erst dann ging sie ins Altersheim. Und obwohl die beiden Frauen in den letzten Jahren ihres Lebens gesundheitlich angeschlagen waren, bewahrten sie ihren Humor, einen sprühenden Optimismus und geistige Wachheit bis zum Schluss – und gaben auch gerne noch Interviews. Auf die Frage eines Journalisten, wie sie es denn geschafft habe, so alt zu werden, antwortete Jeanne Calment: »Ich habe große Mengen von Portwein und Olivenöl konsumiert und aus Gesundheitsgrunden rechtzeitig das Rauchen aufgegeben« – mit 119, wie sie dann augenzwinkernd gestand.

In puncto Lebensfreude und Zufriedenheit gibt es also große Unterschiede zwischen den Menschen. Unser »Alternsstil« variiert enorm. So reicht das psychische Spektrum alter Männer vom gelassenen »reifen Mann« über den »Schaukelstuhl-Patriarchen«, der seine Umwelt nervt, bis hin zum griesgrämigen »Sich-selbst-Hassenden«, der sich von der Welt abkapselt. Es gibt die »stress-amplifiers«, also Menschen, die im Alter Stress anreichern und darunter leiden, und die »stress-dampeners«, die ihn wirksam dämpfen und prima damit leben.

Der Frage, welche Faktoren den Alternsstil beeinflussen und beim erfolgreichen Altern eine Rolle spielen, sind Wissenschaftler schon seit mehreren Jahren auf der Spur. In vielen psychologischen und medizinischen Studien haben sie Tausende von Menschen befragt und dabei nahe liegende, manchmal aber auch überraschende Erkenntnisse gesammelt. Dass zu einem Altern in Wohlbefinden nicht ein einziger breiter Königsweg führt, darin sind sich auch alle Menschen einig, die ich für dieses Buch befragt habe. Die Bedingungen für seelisches Wohlbefinden im Alter sind vielfältig, jeder kann sich im Grunde wie aus einem riesigen Warenhaus das für ihn Passende heraussuchen.

Einige dieser Faktoren stellt Ihnen dieses Buch vor. Es wird darum gehen, wie ein positives Selbstbild, das subjektive Gefühl gesund zu sein, der pflegliche Umgang mit dem eigenen Körper, eine stabile Partnerschaft und Geselligkeit zum erfolgreichen Altern beitragen. Auch lebenslanges Lernen, Kreativität, Tagträume, die richtige Farbenwahl für die Wohnung oder Entspannungstechniken werden dabei eine Rolle spielen, ebenso die Frage, wie Bewegung, Sex und richtige Ernährung zum Wohlbefinden im Alter beitragen und welche wunderbaren Effekte Lebensprojekte haben, die dem Alter ein Sahnehäubchen aufsetzen.

Da ich selbst noch zu jung bin, um gute Ratschläge zu erteilen (obwohl meine sechsjährige Tochter und ihre Freundinnen meinen, ich sei schon ganz schön alt), habe ich in psychologischen Studien recherchiert und mit vielen Menschen gesprochen, die über das Thema forschen: Psychologen, Mediziner, Altersforscher, ein Humorforscher und ein Wellnessexperte. Außerdem werden Psychotherapeuten aus ihrer täglichen Praxis berichten, was ältere Menschen umtreibt und was sie für ihr seelisches Wohlbefinden brauchen. Übersetzt in die Alltagssprache liefern wissenschaftliche Studien viele gute Wohlfühl-Tipps im Alltag.

Der amerikanische Psychiatrie-Professor George E. Vaillant, der an der Universität von Harvard eine der weltweit größten Langzeitstudien zum Alterungsprozess leitete, sagte: »Altern ist wie ein Minenfeld. Wenn man Fußstapfen sieht, die an das andere Ende führen, sollte man in sie hineineintreten.« Diesen Rat werde ich beherzigen und auch ganz normale Menschen zu Wort kommen lassen, deren Fußstapfen »an die andere Seite« führen, deren Leben also ein Beispiel für ein gelungenes Altern ist. Besuchen Sie mit mir einen alten Schweizer, der 70 Jahre lang an einem wundervollen Garten baute und sich damit zu Lebzeiten ein irdisches Paradies schuf. Begleiten Sie mit mir eine Lehrerin in einen Lachclub und hören Sie, wie dieses Hobby ihren Alltag gründlich verändert hat. Außerdem werden wir sehen, wie es sich in einer Alten-WG lebt und wie segensreich eine Psychotherapie im Alter sein kann, weil sie hilft, seelischen Ballast abzuwerfen.

Die Erzählung der Lebensgeschichten, Erfahrungen und persönlichen Glücksstrategien dieser Menschen hat ein Ziel: Die kleine Rundreise soll es Ihnen ermöglichen, unterwegs ein paar brauchbare Ideen einzusammeln, die auch Ihr Altern angenehmer machen – jenseits der Verheißungen von Chemieindustrie und Schönheitschirurgie. Denn, so die These dieses Buches, nicht nur die Gesellschaft, die Politik, die Medizin, also »die anderen«, sind für unsere Lebensqualität im Alter verantwortlich. Wir sollten möglichst früh selbst dafür sorgen. Dazu forderte schon der deutsche Philosoph Ludwig Feuerbach seine Mitmenschen energisch mit dem Rat auf: »Deine erste Pflicht ist es, dich selbst glücklich zu machen.«

2 Schöpfen Sie aus vielen Quellen

Es kommt nicht darauf an, wie alt man wird,
sondern darauf, wie man alt wird.
Ursula Lehr

Ein Lebensabend voller Zufriedenheit und Wohlbefinden fällt uns leider nicht einfach in den Schoß. Man lernt das weder in der Schule, noch kann man Kurse darüber an der Volkshochschule belegen. Und auch die eigenen (Groß-)Eltern oder Freunde geben nicht immer ein Vorbild ab, das unseren eigenen Ideen von einem erfolgreichen Altern entspricht. Zu unterschiedlich sind in den meisten Fällen die Vorstellungen darüber, was man im Leben erreichen und wie man es im Alter gestalten möchte. Überhaupt dürften nur wenige Menschen ein Idol haben, das ihnen ein Vorbild fürs Altern wäre. Wir haben Idole für Erfolg, Professionalität, Schönheit und Stärke. Aber wer hat schon ein Alterns-Vorbild? Worauf sollte man sich im Alltag also konzentrieren? Welche Beete im Garten des Lebens besonders hingebungsvoll pflegen, damit man im Alter reichlich ernten kann? Beginnen wir den Rundgang durch die Fußstapfen im Minenfeld des Alterns einfach da, wo man sich streng wissenschaftlich mit dieser Frage beschäftigt: beim Deutschen Zentrum für Alternsforschung im schönen Heidelberg, im Büro von Ursula Lehr.

Sie ist eine der renommiertesten Altersforscherinnen in Deutschland und geht seit Jahrzehnten der Frage nach, was uns eigentlich zufrieden altern lässt. 1930 geboren, studierte Ursula Lehr Psychologie, Philosophie, Germanistik und Kunstgeschichte. 1968 habilitierte sie sich im Fach Psychologie. Von 1988 bis 1991 war sie Gesundheits- und Familienministerin im Kabinett Helmut Kohl, danach bis 1994

27

Mitglied des Deutschen Bundestages. Und anstatt sich dann im Alter von 64 Jahren in den verdienten Ruhestand zu verabschieden, wurde sie 1995 Gründungsdirektorin des Deutschen Zentrums für Alternsforschung. Dort ist sie noch heute in der Abteilung für Entwicklungsforschung tätig. Außerdem unterrichtet Lehr an den Universitäten Heidelberg und Yuste in Spanien, hält landauf, landab viele Vorträge und arbeitet unermüdlich in zahlreichen Kommissionen mit. Deshalb ist es gar nicht so einfach, sie für ein Interview zu erwischen.

Aus vielen Studien weiß Ursula Lehr, was so alles zu einem glücklichen Älterwerden dazugehört. Und da sie mittlerweile selbst auf ein langes, sehr aktives Leben zurückblicken kann, hat sie auch persönliche Tipps parat, wie man es sich im Alter gut einrichtet. An welchen Enden man ihrer Erfahrung nach anfangen kann, für ein zufriedenes Altern vorzusorgen, zeigt das folgende Gespräch.

»Älter werden und sich dabei wohl fühlen« – Interview mit der Alternsforscherin Ursula Lehr über die Faktoren für erfolgreiches Altern

Frau Professor Lehr, was bedeutet es eigentlich, glücklich alt zu werden?

»Glücklich« alt werden, das ist ein schwieriger Begriff. Ich würde fragen: Wie kann man alt werden und sich dabei wohl fühlen? In der wissenschaftlichen Literatur spricht man von einem »successful aging«, also einem »erfolgreichen Altern«. Dazu tragen viele Dinge bei. Zunächst einmal, indem man das Alter annimmt und nicht der Jugend nachtrauert. Wir sollten innerlich Ja sagen zum Älterwerden – und das Beste daraus machen. Das fällt allerdings leichter, wenn in der Gesellschaft das Alter nicht abgewertet wird und der alte

Mensch nur als »Alterslast« oder »Rentenlast« erlebt wird. Sorgen wir Älteren doch für ein positiveres Altersbild, indem wir selbst das Unsere für die Gesellschaft beitragen – sei es in einem Ehrenamt, in der Nachbarschaftshilfe oder im familiären Bereich. Denn – und das zeigen viele Studien – Lebensqualität im Alter hängt ganz eng zusammen mit dem Gefühl, gebraucht zu werden.

Was kann man für sein Wohlbefinden im Alter tun?

Zunächst einmal gilt es, möglichst gesund alt zu werden. Dazu kann man selbst viel beitragen: Körperliche Aktivität ist unbedingt notwendig, denn Fähigkeiten, die nicht geübt werden, verkümmern. Das gilt übrigens auch für unsere grauen Zellen. Die brauchen »Gehirnjogging« oder Gedächtnistraining. Natürlich gehört richtige, gesunde Ernährung dazu, außerdem sollten wir keine der notwendigen Vorsorge-Untersuchungen versäumen. Andererseits sollten wir gesundheitliche Probleme nicht überbewerten. Gewiss, manches verändert sich im Laufe der Jahre: Dem einen fällt das Laufen schwerer, der andere hat Seh- oder Hörprobleme, ein anderer hat Herz- oder Atembeschwerden. Wir sollten aber nicht nur fragen, was man nicht mehr kann, sondern, was man *noch* kann. Wir sollten nicht nur Grenzen sehen, sondern auf die noch vorhandenen Möglichkeiten achten und diese auch nutzen. Außerdem ist es wichtig, mit anderen Menschen zu sprechen, an ihrem Leben Anteil zu nehmen und sich auch selbst anderen zu öffnen.

Viele Menschen werden immer älter, die Zahl der über 80-, 90- und 100-Jährigen steigt. Wie kann man ein so hohes Lebensalter erreichen und sich dabei wohl fühlen?

Dazu tragen viele Faktoren bei. Einmal ist Langlebigkeit zum Teil genetisch bestimmt. Wenn die eigenen Eltern und Großeltern sehr alt geworden sind, hat auch selbst die Chance, ein hohes Lebensalter zu erreichen. Außerdem spielen Persönlichkeitsfaktoren eine Rolle: Der aktive, interessierte, aufgeschlossene Mensch, der Probleme mutig angeht und sie nicht verdrängt, wird Herausforderungen besser meistern als derjenige, der passiv resigniert oder Problemen aus dem Weg geht.

Welche Rolle spielt die Lebensgeschichte dabei?

Sicher sind wir auch ein Ergebnis unserer Lebensgeschichte. Wir haben sie – zum Teil wenigstens – gestaltet, aber sie gestaltet auch uns. Wir sind durch unsere Biographie geprägt. Wenn wir als ältere Menschen Bilanz ziehen, sollten wir versuchen, uns mit unserer Vergangenheit auszusöhnen. Manches, was wir vielleicht vor Jahren oder Jahrzehnten als schrecklich erlebten, hat nun – im Nachhinein betrachtet – doch sein Gutes. Klagen wir also nicht über all das, was wir nicht erreicht haben, sondern freuen wir uns über das, was wir erreichen konnten!

Beeinflusst materieller Wohlstand das Wohlbefinden im Alter?

Sicher – aber in Grenzen. Ein finanzielles Auskommen und eine Wohnung, in der man sich wohl fühlt, spielen eine wichtige Rolle. Aber manch einer muss sehr mit seiner niedrigen Rente rechnen und fühlt sich dennoch wohl – und ein anderer, der genug Geld hat und gar nicht rechnen muss, kann sehr unzufrieden sein. Der eine ist in einer alten Wohnung, die viele Mängel hat, sehr glücklich, weil er hier nette Nachbarn hat oder weil mit dieser Wohnung viele schöne Erinnerungen verknüpft sind. Ein anderer kann in einer neuen, großen und erstklassig ausgestatteten Wohnung unglücklich sein.

Wie kann jeder Einzelne schon frühzeitig für ein gesundes, kompetentes, zufriedenes Altern vorsorgen?

Neben der schon erwähnten Gesundheitsvorsorge, indem er aufgeschlossen durch das Leben geht! Indem er offen ist für neue Erfahrungen, für neues Lernen. Indem er das Gespräch mit allen Generationen sucht, das heißt mit Gleichaltrigen, aber auch mit Jüngeren und Älteren. Indem er sich bemüht, andere Menschen zu verstehen und ihnen – sofern

30

sie es wollen und brauchen – beizustehen und ihnen zuzuhören. Und schließlich, indem er sich selbst etwas gönnt, sich eigene Wünsche erfüllt und eigenen Interessen nachgeht. Manch einer älteren Frau, die noch ihre alten Eltern pflegt, aber gleichzeitig für Kinder und Enkel da ist, muss man raten, auch einmal »egoistisch« zu sein und an sich selbst zu denken.

Lassen sich Optimismus und Lebensgenuss trainieren?

Aus einem Pessimisten werden Sie durch Training keinen Optimisten machen. Das Leben genießen zu können, das kann man vielleicht in ganz, ganz kleinen Schritten lernen, zum Beispiel sich von der unerledigten Arbeit auch einmal zu trennen und den schönen Sonnenschein zu einem Spaziergang zu nutzen.

Was ist Ihr persönliches Geheimrezept, um glücklich alt zu werden?

Ich fühle mich ganz wohl in meiner Haut, wäre natürlich glücklicher, wenn mein Mann noch leben würde und wir vieles gemeinsam besprechen und unternehmen könnten. Aber mit der Situation muss ich mich abfinden, ohne zu resignieren. Ich habe einen ausgefüllten Tag, halte viele Vorträge, komme mit sehr vielen Leuten zusammen, arbeite an Veröffentlichungen und habe Verpflichtungen in Gremien und Kommissionen. Außerdem existieren für mich noch meine Studenten, sowohl in Heidelberg als auch an der Europa-Universität in Yuste/Spanien. Meine beiden Söhne mit ihren Familien – ich habe fünf Enkel – tragen sicher auch zum Gefühl eines erfüllten Lebens bei.

Es gibt also eine Reihe von Punkten, an denen ein Glücklich-altern-Programm ansetzen kann. Die wichtigste Basis des Happy Aging ist, wie viele Studien gezeigt haben, ein positives Selbstbild und die Fähigkeit, trotz mancher negativer Alterserscheinungen, innerlich Ja zu sich selbst zu sagen. Ein gutes Bild von sich selbst, auch von sich selbst im Alter, trägt nicht

nur zum Wohlbefinden bei, es verbessert auch die Lebensqualität und schenkt obendrein zusätzliche Lebensjahre. Und
wer würde sich nicht über ein paar gute Bonusjahre freuen?
Im nächsten Kapitel erfahren Sie, wie das funktioniert.

3 Schaffen Sie sich ein positives Selbstbild

Bevor es in diesem Kapitel gleich um den Nutzen eines positiven Selbstbildes gehen wird, ein kleiner Test: Nehmen Sie bitte einen Stift zur Hand und notieren Sie die ersten zehn Begriffe, die Ihnen einfallen, wenn Sie das Wort »alt« lesen. Schreiben Sie spontan, ohne langes Überlegen und ohne Schere im Kopf:

....

....

....

....

....

Fertig? Nun sehen Sie sich die Liste an. Tauchen darin Worte auf wie *krank, grau, vergesslich, Falten, gebrechlich, Alzheimer, einsam, schwach, arm oder Altenheim*? Nein? Dann können Sie dieses Kapitel getrost überspringen. Falls doch einige dieser Begriffe dabei sind, befinden Sie sich in guter Gesellschaft. Denn in unseren Köpfen sind mit dem Begriff des Alters meist negative Zustände verknüpft: Anfälligkeit für Krankheiten, Bequemlichkeit, mangelnde Flexibilität, Widerstand gegenüber Neuem, Neid auf Jüngere, Langsamkeit, schnelles Ermüden und nachlassende Leistungen. Natürlich sind diese Aspekte *auch* Bestandteil des Alters. Aber obwohl das längst nicht alles ist, drängen sie sich doch oft in den Vordergrund. So sind »alt und vergesslich« oder »alt und gebrechlich« viel häufiger gebrauchte Wortpaare als »alt und unabhängig« oder »alt und zufrieden«. Diese Klischees prägen auf Dauer auch

33

unser Selbstbild. Je besser aber dieses Selbstbild, umso höher ist die Zufriedenheit bis ins hohe Alter und umso wahrscheinlicher werden wir auch ein paar Jährchen älter als von Selbstzweifeln zerfressene Altersgenossinnen. Denn ein gutes Selbstwertgefühl ist eine wertvolle psychische Ressource, die am Ende sogar das Leben verlängern kann, und zwar um gut sieben Jahre.

Denken Sie nur an all die Vorteile der zweiten Lebenshälfte, die bei den vorherrschenden negativen Altersbildern meist völlig aus dem Blick geraten: Man weiß einen guten Wein, exquisites Essen und eine gelungene Theateraufführung zu schätzen. Man hat einen Überblick über das Leben und mehr Gelassenheit. Der Schriftsteller und Hörspielautor Hans Kasper beispielsweise sieht das Alter als Aussichtsturm, von dem herab das Leben klarer zu erkennen ist. Und mit Blick auf die Abgeklärtheit der späten Jahre bekannte die junge, 1974 geborene Schweizer Schriftstellerin Zoë Jenny in einem Interview: »Ich freue mich auf das Alter, dann gibt es viele Missverständnisse nicht mehr.«

Leider vergessen wir diese positiven Seiten des Alters heute allzu oft, weil unsere Gesellschaft extrem jugendzentriert ist und negative (Vor-)Urteile über das Alter dominieren. Verabschieden Sie sich möglichst früh von diesen Stereotypen, sie stören nur Ihr persönliches Selbst- und Altersbild. In diesem Kapitel erfahren Sie, was Ihnen dabei helfen kann, ein positives Selbstbild aufzubauen, zum Beispiel Werbung, Altersvorbilder und ein paar psychologische »Tricks«.

Abschied von den Stereotypen

Die Psychologie weiß seit längerem, dass verbreitete Stereotype unser Selbstbild beeinflussen. Ganz unabhängig ist niemand davon. Bereits bei Kindern und Jugendlichen formt sich ein bestimmtes Bild von »den Alten« und spukt dann jahrzehntelang in den Köpfen herum. Schon in den 1950er Jahren haben Wissenschaftler nachgewiesen, dass selbst ein intensiver Kontakt zwischen Alten und Jungen die Vorstellungen über das Alter kaum noch verändert.

Das Altersstereotyp speist sich aus vielen Quellen wie Werbung, Büchern, Fernsehen, Presse oder auch aus Witzen über alte Menschen, allen voran die Alzheimer-Witze, die längst eine eigene Sparte bilden. Wie wirksam die Altersklischees sind, erkennt man nicht zuletzt am gespannten Verhältnis zwischen Arbeitgebern und Arbeitnehmern. Ältere sind eher von Arbeitslosigkeit betroffen, und sie finden, einmal arbeitslos geworden, viel schwerer wieder eine Stelle als Jüngere. Das Alter wird in unserer leistungsorientierten Gesellschaft wegen seiner (vermeintlich) nachlassenden Produktivität abgewertet. Daran etwas zu ändern, dürfte schwierig sein, allen Methusalem-Komplotten zum Trotz. Was wir aber tun können, ist, solche negativen Zuschreibungen nicht in unser persönliches Selbstbild zu übernehmen. Stattdessen, so raten Altersforscher unisono, sollte man sich um ein positives Selbstbild bemühen, denn es ist die stärkste Basis für erfolgreiches Altern. Bröckelt es hier am Fundament, ist das Happy Aging-Projekt ständig vom Einbrechen bedroht. Warum das so ist, wird klar, wenn man sich zunächst einmal den Zusammenhang von Selbstbild und Lebenserwartung näher ansieht.

Zusätzliche Lebensjahre

Marianne Mäkel ist 48, Lehrerin an einem Gymnasium, und findet sich schrecklich alt. Ab und an rechnet sie durch, was ein Lifting kosten würde. Auf zwei bis drei Urlaubsreisen müsste sie dafür schon verzichten. Bis dahin würde sie am liebsten alle Spiegel in der Wohnung verhängen, um die ersten Anzeichen des Älterwerdens nicht dauernd vor Augen zu haben. Mit dem Spiegel im Bad hat sie schon einmal angefangen, weil ihr Bild dort vor den weißen Fliesen besonders unvorteilhaft wirkt. Fragen nach ihrem Alter weicht Marianne aus, und fotografieren lässt sie sich auch nur noch ungern.

Sabine Sorglos ist 51 und arbeitet als Physiotherapeutin in eigener Praxis. Sie genießt ihr Leben und die neue Unabhängigkeit, seit auch das letzte ihrer Kinder aus dem Haus ist. Ihre Fältchen und grauen Locken, findet sie, unterstreichen ihre Persönlichkeit und verleihen ihr etwas Vertraueneinflößendes. Diesen Vorteil nutzt sie im Umgang mit ihren Patienten, die zu erfahrenen Therapeutinnen mehr Vertrauen haben als zu jungen. Ihre Professionalität sei in den letzten Jahren deutlich gewachsen, erzählt Sabine stolz.

Was meinen Sie, welche der beiden Frauen hat mehr Erfolg, genießt den Alltag intensiver und wird letztlich sogar aller Wahrscheinlichkeit nach länger leben? Was einem der gesunde Menschenverstand einflüstert, wurde kürzlich auch offiziell wissenschaftlich bestätigt: Menschen mit einem guten Selbstwertgefühl und einem positiven Altersbild nutzen ihre Lebenschancen besser als solche, die kein gutes (weißes) Haar an sich lassen können. Und das gilt interessanterweise unabhängig davon, wie dick das Bankkonto ist, wie jemand wohnt, ob er eine üppige Rente verpulvern kann oder sparsam rechnen muss. Es gilt auch unabhängig vom Gesundheitszustand, davon, wie groß unser Freundeskreis ist und wie alt wir laut Geburtsurkunde sind. Ganz egal, in welcher äußeren Situation wir stecken: Ein stabiles Selbstbewusstsein und der Widerstand gegen Demoralisierungen in der Art »bald gehöre ich zum alten Eisen« sorgen für ein glückliches Alter. Menschen mit negativen Selbstbeschreibungen dagegen sind eher traurig und lethargisch. Umfragen zeigen immer wieder, dass Menschen, die ihr Älterwerden weniger als Abbau und mehr als Weiterentwicklung erleben, sich deutlich jünger fühlen. Und das positive Selbstbild schenkt obendrein Lebensjahre.

Zu diesem Resultat kommt eine im Sommer 2002 veröffentlichte Studie von Becca Levy. Die amerikanische Gesundheitsforscherin arbeitet an der renommierten Yale-Universität und wertete in mühseliger Kleinarbeit Fragebögen aus, die 23 Jahre zuvor im Bundesstaat Ohio verteilt worden waren. 660 Einwohner waren unter anderem danach gefragt worden, ob sie sich mit Aussagen wie »Wenn Sie älter werden, werden Sie nutzloser« identifizieren könnten. Levy verglich jetzt die Antworten der Befragten mit dem erreichten Lebensalter. Das erstaunliche Ergebnis: Die Frauen und Männer lebten umso länger, je positiver ihr Selbstbild im mittleren Erwachsenenalter war. Ein freundliches Selbstbild konnte die Lebenserwartung der Optimisten effektiver steigern, als es die Senkung des Bluthochdrucks oder des Cholesterinspiegels geschafft hätten, nämlich um ganze siebeneinhalb Jahre. Ideale Blutdruck- und Cholesterinwerte hätten dagegen »nur« vier zusätzliche Lebensjahre gebracht. Sportliche Nichtraucher mit Idealgewicht hätten bis zu drei Jahren herausgeschlagen. Wer sich selbst und sein Alter pessimistisch sah, starb also früher. Was ist diesen bedauernswerten Menschen passiert?

Da ist kein mystischer Mechanismus in der Art einer selbsterfüllenden Prophezeiung am Werk und keine magische Kraft, die uns einfach weniger Lebenszeit zubilligt, weil wir unser Spiegelbild nicht mehr ertragen. Das Ganze hat recht einfache psychologische Gründe. Becca Levy nimmt an, dass wir früher oder später von unseren Einstellungen zum Alter eingeholt werden. Wenn alles grau und hinfällig, nutzlos und bejammernswert erscheint, sobald wir die magische 40 überschritten haben, raffen wir uns viel schwerer auf, uns selbst etwas Gutes zu tun. Die negative Haltung lähmt Initiativen, die für erfolgreiches Altern nötig wären, und legt sich schließlich wie ein grauer Schleier über das gesamte Leben – wie die Vorhänge vor Marianne Mäkels Spiegeln.

Nicht demoralisieren lassen!

Wie das genau funktioniert, versuchte das Team um Levy mit einem zusätzlichen Experiment herauszufinden. Sie schoben älteren Versuchspersonen vor dem Test negative Begriffe über das Alter wie »senil« unter, die die Teilnehmer kaum bewusst wahrnehmen konnten. Dann mussten die derart Demoralisierten Denksportaufgaben lösen. Und siehe da: Sie machten deutlich mehr Fehler als die Konkurrenten, die unbelastet und selbstbewusst ins Rennen gehen durften. Die Demoralisierten reagierten auch empfindlicher auf Stress, ihre Handschrift war unleserlicher und sie konnten sich schlechter an etwas gerade Gelerntes erinnern. »Vorurteile und Zuschreibungen, die wir von anderen übernehmen«, so folgert Levy, »färben auf die Realität ab. Jemand, der schlechtere Leistungen bringt, weil er sich alt und wertlos *fühlt*, hat weniger Erfolgserlebnisse und traut sich auf Dauer immer weniger zu.« Er gerät in eine fatale Abwärtsspirale, die am Ende wertvolle Lebenszeit auffrisst.

Auch der Berliner Altersforscher Paul B. Baltes betont, dass zum erfolgreichen Altern unbedingt gehört, die Realität zum eigenen Vorteil zu deuten: »Die psychologische Forschung zeigt, dass Menschen, die ein Gefühl von Optimismus, Selbstwirksamkeit und Handlungskontrolle haben, ihre Lebenschancen besser nutzen, und zwar unabhängig davon, wie gut ihre objektiven Ressourcen sind.« Wer ständig an sich herummäkelt, macht sich also nicht nur unglücklich, sondern stirbt – statistisch gesehen – auch früher.

Diesen Zusammenhang zeigt auch eine neue Studie der Universität von Texas in Galveston. Ein Team um Glenn Ostir begleitete 1500 Senioren sieben Jahre lang durch die Höhen und Tiefen des Lebens, das heißt, sie wurden regelmäßig auf Fitness, Optimismus und körperliche Beschwerden hin untersucht. Anfangs litt keiner von ihnen an den typischen Altersgebrechen. Nach den sieben Jahren stellte sich allerdings heraus, dass die optimistischen Kandidaten deutlich weniger Risiken hatten, körperlich gebrechlich zu werden, und das galt auch dann noch, wenn man andere Faktoren wie Schulbildung oder den Familienstand berücksichtigte. Ostir vermutet, dass Optimismus und die daraus resultierende gute Laune über den Hormonhaushalt die Gesundheit fördert. Und je positiver das Selbstbild, umso leichter fällt auf Dauer eine optimistische Lebenseinstellung.

Ein stabiles Selbstbewusstsein ist aber leider nicht jedem in die Wiege gelegt. Und auch im Laufe des Lebens schafft es nicht jeder, ein makelloses Bild von sich selbst zu entwickeln. Meinungsumfragen zeigen, dass sich das subjektive Wohlbefinden in der modernen Leistungs- und Spaßgesellschaft sogar eher noch verschlechtert. Viele Menschen arbeiten ohne Erfolg an einem positiven Selbstwertgefühl. Der Psychologe Thomas R. Richards beobachtet beispielsweise, dass sich Schüchternheit und Selbstunsicherheit zu regelrechten Zeitkrankheiten entwickeln. Die Überzeugung, »irgendwie nicht in Ordnung zu sein«, mache sich zunehmend breit. Dem stimmen viele Psychotherapeuten zu, die sehen, dass Ängste und Depressionen immer häufiger werden. Der französische Soziologe Alain Ehrenberg führt das auf die Anforderungen der modernen Gesellschaft zurück: »Die Menschen leiden heute an der unentrinnbaren Individualisierung. Wir alle müssen nicht nur Status, Anerkennung und Glück aus eigener Kraft heraus erschaffen, sondern auch seelische Stabilität. Unser Ich-Projekt soll erfolgreich sein.« Aber der Druck zur Leistungsmaximierung produziere ein ständiges Gefühl der Unsicherheit und Überforderung. Wo in einer Welt des kollektiven Erfolgsrausches keiner mehr sagt, wo es langgeht und Orientierung gibt, drohe das Scheitern und damit letztlich der Absturz in die innere Leere. Ehrenberg sieht die Depression deshalb als »Tragödie der Unzulänglichkeit«, im Mittelpunkt der erschöpfte Mensch, der den eigenen (und fremden) Anforderungen nicht mehr gerecht werden kann. Das gilt auch im Alter, wenn man weiterhin allgegenwärtigen Forderungen nach Fitness und Leistung gerecht werden möchte.

Männlich, gebildet, westdeutsch

Unser Alter, das Geschlecht sowie die geografische und soziale Herkunft reden ein gewichtiges Wörtchen beim Thema Selbstbild mit. Je weiter man beispielsweise die soziale Leiter hinaufgeklettert ist, umso stabiler ist in der Regel das Selbstbild. Wer im Alter eine möglichst positive Meinung von sich selbst haben möchte, sollte außerdem dreierlei sein: männlich, gebildet und westdeutsch. Schlechtere Karten haben Frauen, Ostdeutsche und wenig Gebildete. Das fand der »Alters-Survey« heraus, eine Befragung von über 4000 Personen in ganz Deutschland zwischen 40 und 85 Jahren. Nur knapp die Hälfte der Befragten (43,3 Prozent) sah sich selbst positiv, der Rest war in dieser Frage unentschlossen oder hatte sogar eine negative Sicht von sich selbst.

Zwar ist laut vielen Studien das Selbstwertgefühl von Frauen geringer ausgeprägt als das der Männer, ganz neue Studien deuten allerdings darauf hin, dass sich das weibliche Selbstbild allmählich erholt. Anlass zu Optimismus gibt außerdem die Beobachtung, dass die Unterschiede zwischen den Geschlechtern mit zunehmendem Alter dahinschmelzen. Bis zum 60. Geburtstag haben die Frauen den Vorsprung der Männer eingeholt. Das zeigte eine Untersuchung der Universität von Wisconsin, für die 184 Studien mit insgesamt fast 100 000 Männern und Frauen ausgewertet wurden. Die Psychologen vermuten, dass Frauen mittlerweile gute Strategien entwickelt haben, um ihr Selbstwertgefühl zu schützen, indem sie sich beispielsweise nur mit anderen Frauen vergleichen, wenn es um den beruflichen Erfolg geht, und nicht mit den in der Regel erfolgreicheren Männern.

Die Arbeit am Selbst

Da ein gutes Selbstbild, wie wir gesehen haben, nicht nur das Leben verlängert, sondern es über Jahre hinweg auch einfacher macht, kann man gar nicht früh genug damit anfangen, an einem freundlichen Bild von sich zu arbeiten. Man sollte schon in jungen Jahren loslegen und damit nicht bis zur Pensionierung warten. Das meinen auch Psychologen, die herausgefunden haben, dass sich unser Charakter und die Einstellungen nur noch schwer verändern lassen, je älter wir werden. Wer beispielsweise sein Leben lang wenig von sich gehalten hat, wird im Alter kaum vor Selbstbewusstsein strotzen. Wer mit 40 extrovertiert und gesellig ist, wird mit großer Wahrscheinlichkeit auch in der Bar des Seniorenheims noch gerne Runden ausgeben. Und Menschen, die hilfsbereit, verständnisvoll, nachgiebig und verträglich sind, werden im Alter kaum zu mürrischen, rücksichtslosen Griesgramen mutieren.

Die amerikanischen Psychologen Paul Costa und Robert McCral prägten die Theorie von der stabilen Persönlichkeit, die mittlerweile in vielen Studien untermauert wurde. So testete ein Team von Paul Costa am National Institute on Aging im amerikanischen Baltimore 10 000 Frauen und Männer im Alter zwischen 34 bis 54 Jahren eingehend auf ihre Persönlichkeitsmerkmale – und fand keine Hinweise darauf, dass sich die grundlegenden Eigenschaften später noch ändern. Die so genannten »Big Five« (Extraversion, Offenheit, Verträglichkeit, Gewissenhaftigkeit, emotionale Stabilität) bleiben uns in der individuellen Zusammensetzung und Ausprägung bis ins Alter erhalten. Wer also gerne geselliger, selbstbewusster, interessierter oder nachdenklicher wäre oder seinen Charakter in irgendeine andere Richtung weiterentwickeln möchte, sollte damit früh beginnen. Je älter wir werden, umso schwieriger wird dieses Unterfangen.

Das ist aber kein Grund zum Pessimismus, denn es gibt auch hier Ausnahmen von der Regel, sprich Menschen, die im Alter ihre Persönlichkeit noch grundlegend verändern konnten. Solchen Fällen sind Forscher von der Universität New Mexiko auf der Spur. Janet C'de Baca und ihr Kollege William Miller haben in aufwändiger Detailarbeit die Lebensgeschichten von Menschen aufgezeichnet, die sich von einem Moment zum nächsten tiefgreifend verändert haben. Ihr Verhalten, ihre Gefühlswelt und die Prioritäten wandelten sich nach einem beeindruckenden Ereignis oder aufgrund einer plötzlichen Einsicht. Einer der Studienteilnehmer erzählte, er habe eines Tages am Kamin gestanden und ins Feuer geschaut, als ihm plötzlich klar wurde, was er tun müsste, um glücklich zu sein: »Einfach das tun, woran ich wirklich glaube.« Ab diesem Moment sei er ehrlicher im Umgang mit anderen gewesen und habe aufmerksamer zugehört. Dieser Wandel veränderte letztlich auch sein Selbstbild, und das blieb in den letzten Jahrzehnten stabil.

So richtig einig ist sich die Wissenschaft in der Frage, wie lange wir uns noch grundlegend verändern können, also nicht. Bis die Experten verlässliche Aussagen machen können, sollten Sie nichts unversucht lassen, um ein stabiles Selbstbild als Grundlage für Ihr Wohlbefinden im Alter zu entwickeln. Der Münchener Psychoanalytiker Wolfgang Schmidbauer rät vor allem, sich bewusst von destruktiven Leitbildern zu distanzieren. Dazu gehöre zum einen die Idee eines »Forever Young«, also das krampfhafte Festhalten an einem jugendlichen Erscheinungsbild. Es bringt nichts, sich mit 60 neue Inliner zu kaufen, wenn das nur dem Wunsch entspringt, sich damit ein jugendliches Image zuzulegen und das Alter zu verleugnen. Aber Schmidbauer hat auch das resignative

»Ich bin jetzt alt und nutzlos« im Visier. Auch solche demotivierenden Gedankenformeln sollte man besser vermeiden. Weder Resignation und Selbstanklagen, noch das Surfen auf den wechselnden Anti-Aging-Wellen tragen letztlich zu einem positiven Selbstbild bei. Aber was dann?

»Agile Alte« statt »Seniorenteller«

Nutzen Sie im Alltag stattdessen alle Möglichkeiten, sich ein aufbauendes Selbstbild zu schaffen. Seien Sie nachsichtig mit sich selbst, lächeln Sie Ihrem Spiegelbild zu. Und: Schöpfen Sie gezielt aus allen Quellen, die das Alter in einem freundlichen Licht zeigen. Denn zurzeit findet ein Perspektivwechsel im öffentlichen Bewusstsein statt. Man besinnt sich in der öffentlichen Debatte, in Unternehmen und in den Medien wieder zunehmend auf die Vorteile und den Nutzen des Alters. Hüten Sie sich vor allem davor, Unwörter aus der politischen Debatte wie »Altenlast« oder »Seniorenlawine« in das eigene Selbstbild zu übernehmen. Solche Begriffe knabbern am Selbstbewusstsein. Das Bild einer Seniorenlawine, die die Jungen erstickt, wie schon Mitte der 90er Jahre in den Medien prophezeit wurde, hat im Bild vom eigenen Alter nichts verloren. Schauen wir doch einmal, welche Quellen für ein positives Selbstbild sich sonst noch anbieten:

Es gibt wohl kaum jemanden, der ab 60 plötzlich gerne einen »Seniorenteller« bestellt, während man ihm zwei Wochen vorher noch eine ganze Portion zugetraut hat. Und auch laut nach einer »Seniorenreise« im Reisebüro zu fragen, dürfte nicht jedermanns Sache sein. Denn solche Begriffe signalisieren: »Du gehörst nicht mehr dazu.« Ein positives Selbst- und Altersbild fängt also bei den Bezeichnungen für ältere Menschen an. In den USA ist viel stärker als bei uns im allgemeinen Bewusstsein verankert, dass Namen für bestimmte Gruppen von Menschen auch die Einstellungen zu ihnen prägen. Das treibt zwar manchmal seltsame Blüten, wenn zum Beispiel Dicke offiziell nicht mehr »dick« heißen, sondern »horizontal herausgefordert«. Aber solche freundlichen, euphemistischen Begriffe schützen letztlich das Selbstwertgefühl der Betroffenen. Und so ist man uns in den USA auch um eine Nasenlänge voraus, wenn es darum geht, originelle Bezeichnungen für ältere Menschen zu erfinden. Da heutzutage kaum jemand gerne als »Alte« oder »Oma« angesprochen werden möchte, erfinden die Amerikaner am laufenden Band neue Begriffe für ihre älteren Mitbürger. Die heißen dort nicht klinisch-steril »Senioren«, sondern: »Knowies« (die Wissenden), »Goldies«, »Classicals« oder »Best Agers«. Mit der enormen Finanzkraft dieser Generation im Blick nennt man sie dort auch »Woopies« (Well off older people, Wohlhabende ältere Leute) oder »Wollies« (Well income old leisure people, alte Menschen mit gutem Einkommen und viel Freizeit).

Zwar hinkt man in Deutschland bei dieser kreativen Etiketten-Suche noch hinterher, aber auch hierzulande bewegt sich etwas. »Generation plus« oder »Drittes Lebensalter« waren solche Versuche, aber es gibt noch mehr Ideen. Neulich waren die 45 000 Mitglieder von feierabend.com, einem Online-Club für Ältere, aufgerufen, Alternativen zu den gängigen, oft negativ besetzten, Begriffen wie »Senioren« oder »Alte« auszutüfteln. Dabei kamen witzige und kreative Vorschläge heraus wie: »Unruheständler«, »Herbstzeitlose«, »Agile Alte« oder »RIA« – »Rentner im Aufbruch«.

Und das renommierte Frankfurter Zukunftsinstitut des Trendforschers Matthias Horx hat jetzt noch einen weiteren Vorschlag beigesteuert: die »Power Ladys«. Gedacht ist die Bezeichnung für die heute »mittelalten« Frauen, die in Zukunft einen Großteil der älteren weiblichen Bevölkerung ausmachen werden. Vorstellen muss man sich das etwa so: Die etwa 50-Jährigen haben privat und beruflich ihren Platz im Leben gefunden. Sie wissen, wer sie sind und was sie wollen. Im Gegensatz zur Generation ihrer Mütter und Großmütter sind sie noch sehr aktiv – und verfügen über das nötige Budget, um am Leben teilzunehmen. Sie wollen noch etwas anderes tun, als ihren Partner mit häuslichen Dienstleistungen zu versorgen oder auf den Tod zu warten. Da sie kaum in die Betreuung von Enkeln oder anderen Familienangehörigen eingebunden sind, steht ihnen fast ihre komplette Zeit für Aktivitäten wie Reisen oder Weiterbildung zur Verfügung.

Ob und wie weit sich Begriffe wie »Power Ladys« oder »Best Agers« durchsetzen werden, steht in den Sternen. Aber bis es so weit ist, kann man sie zwecks Schaffung eines positiven Selbstbildes ja ruhig schon einmal in den eigenen Wortschatz übernehmen.

»50 zu sein ist wundervoll« – mit freundlicher Unterstützung der Werbeleute

Auch die Werbung könnte in Zukunft dabei helfen, die negativen Altersstereotypen von den Festplatten in unseren Köpfen zu löschen. Denn sie zeigt ältere Menschen nicht mehr vorwiegend gebrechlich, einsam und mit nachlassenden Fähigkeiten. Ausgerechnet diese Branche, in der es von jungen Kreativen wimmelt, könnte zu einem zunehmend positiven Bild älterer Menschen beitragen und damit auch das Selbstbild der Alten von morgen stützen. Blättert man durch Zeitschriften und Magazine, begegnet man heute einem durchaus positiven Altersbild: Ein älteres Paar schlendert im Sonnenuntergang am Strand entlang, genießt Wellness im Luxushotel. Andere feiern in geselliger Runde oder stehen im Beruf noch ihren Mann und ihre Frau. Während die politischen Medien Schreckensszenarien einer überalterten Gesellschaft verbreiten, scheint die Anzeigenwerbung lieber ein idyllisches

Bild älterer Menschen zu zeichnen. Die Models auf den Fotos sind meist attraktiv und vital, von Gebrechen, Beschwerden und grauem Einerlei im Seniorenheim keine Spur. Der Kosmetikhersteller *Dove* startete kürzlich sogar eine Werbekampagne mit einer 96-Jährigen. Sie soll eine »wirklichkeitsnähere Definition von Schönheit« transportieren.

Una Röhr-Sendlmeier ist Professorin am Psychologischen Institut der Universität Bonn und wollte diesem Eindruck einmal genauer auf den Grund gehen. Gemeinsam mit ihrer Mitarbeiterin Sarah Ueing schaute sie, ob sich das Bild älterer Menschen in der Anzeigenwerbung seit den 1970er und 80er Jahren tatsächlich gewandelt hat. Dafür verglichen sie die Ergebnisse früherer Studien mit Anzeigen von 1999/2000. Als Quelle dienten Illustrierte, Programm- und Frauenzeitschriften, die mit ihren hohen Auflagen sehr viele Leser – und vor allem Leserinnen – erreichen.

Und tatsächlich bestätigt die Statistik den subjektiven Eindruck. Das gilt sowohl für den Anzeigentext als auch für die verwendeten Bilder. Ältere Menschen werden überwiegend attraktiv, aktiv und sozial anerkannt dargestellt. Körperliche Beschwerden, geistiger und seelischer Abbau werden allenfalls noch in Anzeigen thematisiert, die sich direkt an Ältere richten und für Nahrungsergänzungsmittel, Medikamente oder Gesundheitsratgeber werben. Aber auch hier verzichtet man immer öfter auf die Darstellung gebrechlicher oder kranker Personen. Darüber hinaus werden heute viel häufiger gut situierte Ältere auch in luxuriösem Ambiente gezeigt, die ihr Leben genießen. Offensichtlich gehen die Werbemacher davon aus, dass solche Bilder mehr Wirkung erzielen. So wirbt etwa eine Kosmetikfirma mit dem Slogan: »50 zu sein ist wundervoll.«

Die Werbung zeigt also einen neuen Typus des älteren Menschen: finanziell abgesichert, vielfältig interessiert, mobil und gesundheitlich auf der Höhe. Diese Entwicklung sei sehr zu begrüßen, weil sie negativen Alters-Stereotypen in der Gesellschaft entgegenwirke, betont Una Röhr-Sendlmeier. Werbung bietet Orientierungsmuster, die das Selbstbild langfristig beeinflussen. »Und das in der Werbung vorherrschende Bild stützt Befunde der Altersforschung vom kompetenten älteren Menschen.« Nutzen wir also diese erfreulichen Vor-Bilder, um weiter an einem positiven Selbstbild zu feilen. Das erhöht langfristig die psychische Widerstandskraft, fördert Wohlbefinden und Gesundheit, ganz gratis.

Realistisch bleiben

Zu einem positiven Bild vom Alter gehört aber noch mehr, nämlich eine gute Portion Realismus und Nüchternheit. Denn ebenso wenig wie das Jagen nach der verlorenen Jugendlichkeit trägt das Verleugnen des Alters auf Dauer zu einem positiven Selbstbild bei. So ist etwa die Ansicht sehr verbreitet, alt seien immer nur die anderen. Meine Freundin, die kürzlich von einem Klassentreffen zurückkam, ließ sich ausgiebig darüber aus, wie alt ihre ehemaligen Mitschüler geworden seien. (»Du glaubst es nicht. Ich kam mir fast vor wie bei einer Senioren-Kaffeefahrt.«) Sich einzureden, man sei eine Insel der Jugendlichkeit in einem Meer des Alterns, untergräbt paradoxerweise auf Dauer unser Selbstbild. Auch wenn dieses »Phantom-Selbst«, das dem eigenen körperlichen Altern immer ein paar Jahre hinterherhinkt, eine Zeit lang unser jugendliches Selbstbild schützt. Denn irgendwann kommt man dahinter, dass die anderen das genau umgekehrt sehen. Wer dauernd hören möchte, wie jung und knackig er trotz seiner 50 und im Vergleich zu Gleichaltrigen noch sei, ramponiert letztlich sein Selbstbild.

Ein Anfang wäre, in kleinen Alltagssituationen den Zwang zur Jugendlichkeit zurückzuweisen, etwa die Konvention, im Gespräch mit Älteren erst einmal deren Jugendlichkeit zu preisen. Das schlägt die Kölner Paar- und Sexualberaterin Petra Otto vor. »Hier selbstbewussten Realitätssinn in Bezug auf sich selbst zu entwickeln und die Neigung zur Selbsttäuschung aufzugeben, wäre ein Fortschritt.« So könnte es beim nächsten Kaffeeklatsch dann vielleicht heißen: »Du bist aber grau geworden. Na ja, wir gehen halt auf die 50 zu.« Solche Bemerkungen nicht verletzend zu finden, ist ein Zeichen von gesundem Selbstbewusstsein und es begründet dieses Selbstbewusstsein überhaupt erst. Dieser Meinung ist auch der österreichische Philosoph und Altersforscher Leopold Rosenmayr von der Universität Wien, selbst Jahrgang 1925. Mit Blick auf die Zukunft des Alters ist er überzeugt: »Von der Überwindung der Altersangst und der Altersflucht, von einer achtsamen Entdeckungsreise in innere Welten wird die Verteilung von Licht und Schatten im späten Leben abhängen.«

Vielleicht mildern solche Akte der Ehrlichkeit langfristig das Hadern mit dem Alter. Wo offen und ehrlich über den Alterungsprozess geredet werden darf, hat die verbreitete Doppelmoral, wonach sich sogar 80-Jährige noch sagen lassen müssen, dass sie bei jedem Geburtstag jünger aussehen, keine Chance mehr. Ein schönes Beispiel für diese nüchterne, gelassene Art, mit dem Alter umzugehen, zeigte die Schauspielerin Hannelore Hoger, Darstellerin der Kommissarin Bella Block. Auf die Frage eines Journalisten, ob ihr um 25 Jahre jüngerer Freund sie verjüngt habe, antwortete sie trocken: »Die Zahlen bleiben stabil.«

Idole gefällig?

Haben Sie ein Vorbild für erfolgreiches Altern? Nein? Dann wird es Zeit. Die Welt ist voller Vorbilder für ein positives Selbstbild im Alter, für jeden Geschmack ist etwas dabei. Und

Großfamilie, Effie Meyer, Kollegen/innen, D. Bowie, Stones ...

wer im Glamourschein der Prominenz nicht fündig wird, kann auch einfach einen Menschen aus dem persönlichen Umfeld auf den Sockel heben: Eltern, den Nachbarn, die beeindruckend abgeklärte Kollegin. Solche Vorbilder dienen hervorragend als Projektionsfläche für das eigene Selbstbild. Und sie können ein Rollenmodell für den gelassenen Umgang mit dem Alter sein.

Psychologen sehen die Bewunderung von Vorbildern durchaus positiv, weil sie in schwierigen Lebensphasen die Selbstfindung erleichtern und die Persönlichkeit stützen. »Ein Star ist, wie das Wort schon andeutet, ein Licht am dunklen Himmel, der Orientierung und Hoffnung gibt«, findet der Hamburger Philosoph Wolfgang Ullrich. Das gilt auch für die privaten Vorbilder des Alterns. Es ist durchaus vernünftig, Menschen nachzueifern, die Dinge besser können als wir, die stärker, einfühlsamer, schöner, klüger oder erfolgreicher sind, davon ist auch die amerikanische Psychologin Lynn McCutcheon überzeugt. Warum sollte es da nicht sinnvoll sein, sich auch an Vorbildern des Alterns zu orientieren, um Unterstützung für das eigene Selbstbild zu finden? Halten Sie doch einfach einmal Ausschau nach Menschen, die einen gelassenen Umgang mit dem Alter vorleben und auch im Alter ein hohes Selbstwertgefühl ausstrahlen.

Einige Beispiele für gute Altersidole:

1. Die Journalistin und ehemalige Moskau-Korrespondentin der ARD Gabriele Krone-Schmalz ist inzwischen 55 Jahre alt und steht felsenfest hinter ihrem Alter. In einer Talk-Show bekannte sie sich zu ihrem »Truthahnlook«, gemeint waren die vielen Falten am Hals. Zu einem Schönheitschirurgen, so erklärte sie, würde sie nur gehen, wenn sie durch einen Unfall dermaßen entstellt wäre, dass sie sich nicht mehr im Spiegel anschauen könnte. Die normalen Altersfalten aber seien für sie dagegen absolut kein Grund, sich Gedanken über eine OP zu machen.

2. Brigitte Bardot feierte gerade ihren 70. Geburtstag und

gestand dem französischen Magazin *OHLA!* offenherzig: »Ich danke Gott, dieses Alter erreicht zu haben, zöge es allerdings doch vor, erst 30 zu sein.« Trotzdem lehnt die einstige Diva, anders als die meisten ihrer Kolleginnen, Sanierungsmaßnahmen wie Liftings ab. Es sei lächerlich, ewig jung aussehen zu wollen und deshalb zum Schönheitschirurgen zu rennen, sagte sie in dem Interview weiter: »Diese Frauen sehen sich alle so ähnlich. Perfektion ist fürchterlich langweilig.« Und an anderer Stelle erklärte sie selbstbewusst: »Ich bin stolz auf die Falten. Sie sind das Leben in meinem Gesicht.«

3. Natürlich ist der Umgang mit Falten nicht das einzige Problem beim Älterwerden. Man kann sich beispielsweise auch ein Idol in Sachen aktives Altern suchen. Hier bietet sich neben der bereits erwähnten Ursula Lehr auch Richard von Weizsäcker an. Er wurde 1984 zum deutschen Bundespräsidenten gewählt. Damals war er 64 Jahre alt, also in einem Alter, in dem sich andere längst im Ruhestand einrichten und sich möglichst aus allen Verpflichtungen zurückziehen. Aber auch heute noch, fast 20 Jahre nach seiner aktiven politischen Zeit, betreibt von Weizsäcker weiterhin seine Anwaltskanzlei und ist landauf, landab ein gefragter Berater. Von Altersmüdigkeit oder Rückzug keine Spur.

Den Fernseher abschalten

Vor allem Frauen, die sich ein dauerhaft positives Selbstbild schaffen wollen, sollten abends öfter mal ein gutes Buch lesen oder zum Sport gehen anstatt vor der Mattscheibe zu sitzen. Das fanden kürzlich kanadische Psychologen heraus. Sie untersuchten das Selbstbild von 341 Personen, die im Schnitt 26 Jahre alt waren. Je länger die Versuchsteilnehmer jeden Tag vor der Glotze verbrachten, für umso dicker und unattraktiver hielten sie sich – und zwar unabhängig von ihrem tatsächlichen Gewicht. Bei Frauen war dieser Effekt besonders ausgeprägt. Auch ihren Gesundheitszustand und ihre Fitness schätzten die Vielseherinnen negativer ein als Fernseh-Abstinente. Der Grund: In den Medien sind die Frauen stets ein bisschen schlanker, jugendlicher und sportlicher als in der Wirklichkeit. Zwecks Schaffung eines wohltuenden Selbstbildes sollte man deshalb ruhig öfter mal die Kiste links liegen lassen.

Ziele und Ansprüche anpassen

Die Arbeit am Selbstbild ist eine lebenslange Aufgabe. Und selbst wenn man in der Jugend noch einen recht guten Eindruck von sich hatte, fragt man sich irgendwann, wie man den angesichts zahlreicher Alterungsprozesse aufrechterhalten kann. Was kann uns, vor allem im höheren Alter jenseits der 60, bei vielen negativen Erfahrungen und enttäuschten Erwartungen helfen, ein positives Selbstwertgefühl zu bewahren? Dass man nicht mehr kann, wie man möchte, ist ja oft gerade *das* Problem des Älterwerdens. Die Leistungsfähigkeit ist eingeschränkt, man ist am Arbeitsmarkt häufig kaum noch gefragt und muss sich mit den typischen Altersbeschwerden herumschlagen. Da braucht es Ressourcen, auf die man zurückgreifen kann: Sinn finden, sich auf die positiven Aspekte konzentrieren? Was noch? Darüber zerbrechen sich Wissenschaftler seit einigen Jahren den Kopf.

Ein Weg kann sein, neue Prioritäten im Leben zu setzen, so manche Erwartung aufzugeben oder sie einfach an die aktuellen Möglichkeiten und Fähigkeiten anzugleichen. Die Psyche bleibt im Gleichgewicht, wenn wir fähig sind, unsere Ziele und Erwartungen an die Wirklichkeit anzupassen. Das gilt als besonders wichtiges psychisches Potenzial für die Lebenskunst im Alter. Studien haben gezeigt, dass es für das Wohlbefinden entscheidend sein kann, Lebensziele, die nicht mehr erreichbar sind, aufzugeben oder ihnen zumindest weniger Bedeutung beizumessen: Der Traum von der Weltreise, vom Medizinstudium, vom schwarzen Karategürtel oder von der späten Familiengründung, der in weite Ferne rückt, zwingt uns, die Bedeutung dieser Ziele neu zu definieren. Vielleicht reicht ja auch eine Heilpraktikerausbildung, vielleicht bringen Neffen und Nichten, die man für die Ferien einlädt, genug Familiengefühl in die Bude? Vielleicht reicht ja auch Tai Chi, wenn es mit dem Karate konditions- und kräftemäßig nicht mehr klappt?

Wer innerlich flexibel genug für ein solches Umdenken ist, sichert sich ein Stück Wohlbefinden und reduziert das Risiko für Depressionen. Umso besser, wenn Sie dann noch in der Lage sind, die momentane Situation positiv umzudeuten: Mit einer Heilpraktikerausbildung kann ich mich schneller selbständig machen als mit der langwierigen Medizinerausbildung; die verpasste Familiengründung lässt Raum für neue Hobbys, und im Tai Chi-Kurs finden sich ja vielleicht eher Leute mit derselben Wellenlänge als beim Karatetraining. Solche positiven Perspektivwechsel sind ein echter »Feel-Good-Faktor«, und je früher man diese Einstellung trainiert, umso besser, denn gerade im fortgeschrittenen Alter ist die Realität oft nicht mehr so leicht zu verändern wie in der Jugend, die noch viel Zeit für langfristige Planungen und Projekte bietet.

Ein schönes Beispiel für diese Einstellung war der damals 80-jährige Pianist Arthur Rubinstein. Auf die Frage, wie er in seinem Alter noch so beeindruckende Konzerte geben konnte, verriet er sein Geheimnis: »Erstens spiele ich weniger Stücke als früher. Zweitens übe ich die Stücke häufiger, und drittens setze ich größere Kontraste in den Geschwindigkeiten. Das lässt das Spiel schneller erscheinen als ich es noch zu spielen imstande bin.« Seine clevere Strategie ließ den Meister auch im hohen Alter noch Erfolge feiern und ein positives Selbstbild bewahren.

Es gilt also: Weniger das kalendarische Alter und die tatsächlichen Möglichkeiten bestimmen, wie wir unser Leben sehen und wie optimistisch wir in die Zukunft blicken, sondern vielmehr, wie wir unsere Lebenssituation im Alter einschätzen und wie gut wir darin sind, die Realität positiv umzudeuten.

10 Tipps für ein positives Selbstbild

1. Bemühen Sie sich um ein positives Selbstbild, denn das macht zufrieden und ist ein wichtiger Garant für glückliches Älterwerden. Man lebt umso länger, je positiver das Bild von sich selbst und vom eigenen Altern ist. Es steigert die Lebenserwartung um bis zu siebeneinhalb Jahre.

2. Optimistische und selbstbewusste Menschen nutzen ihre Lebenschancen besser, unabhängig davon, wie gut ihre objektive Situation tatsächlich aussieht. Und Erfolg zieht wiederum ein verbessertes Selbstbewusstsein nach sich.

3. Vermeiden Sie Gedanken wie: »Wenn ich älter werde, werde ich nutzloser« oder »Ach, bald gehöre ich zum alten Eisen«. Verabschieden Sie sich bewusst und so früh wie möglich von solchen tief eingeprägten negativen Altersstereotypen. Entziehen Sie sich den öden Klischees, wonach man im Alter plötzlich zum Mängelwesen mutiert.

4. Übernehmen Sie auch keine negativen Sammelbegriffe und Denkschablonen aus der politischen Debatte ins eigene Selbstbild wie »Rentnerschwemme«,

»Alterslast« oder »Seniorenlawine«. Überlassen Sie das den Politikern und den Journalisten, sollen die sich damit herumschlagen.

5. Eignen Sie sich kreative, neue und witzige Selbstbezeichnungen für das Alter an. Verbannen Sie das sterile »Senioren« aus dem Wortschatz, es sei denn, Sie kaufen gerade eine verbilligte Seniorenfahrkarte am Bahnschalter. Für alle anderen Fälle gilt: Lieber »Agile Alte«, die »Wissenden« oder »Classicals« als »Senioren«.

6. Zum Glücklich-altern-Programm gehört unbedingt auch, die Realität zum eigenen Vorteil zu deuten. Machen Sie sich regelmäßig die Vorteile bewusst, die der gegenwärtige Lebensabschnitt gerade mit sich bringt. Was ist besser als früher? Bedenken Sie: Junge Leute können sich weder einen guten Wein leisten, noch verfügen sie über 24 Stunden Freizeit am Tag, die sie al gusto gestalten können. Ihr Selbstwertgefühl ist meist noch unter- oder überentwickelt und sie haben auch keinen sicheren, über Jahre entwickelten Stil. Von einem Überblick über das Leben ganz zu schweigen.

7. Vor allem gebildete westdeutsche Männer haben ein gutes Selbstbewusstsein. Alle anderen müssen sich umso mehr darum bemühen. Frauen sollten weniger fernsehen, um ihr Selbstbild zu schützen.

8. Nutzen Sie das zunehmend positive Altersbild der Werbung fürs eigene Selbstbild. Blättern Sie durch die Magazine und betrachten Sie gezielt die positiven Altersbilder von heute. Machen Sie dafür Platz in Ihrem Stereotypenvorrat.

9. Bleiben Sie trotzdem nüchtern und realistisch, was das Alter angeht. Erwarten Sie von Ihren Mitmenschen nicht solche dümmlichen Sprüche wie: »Oh, du siehst ja jedes Jahr jünger aus« oder »Man sieht gar nicht, dass du wieder ein Jahr älter geworden bist«. Auch die Akzeptanz des eigenen Alters schafft auf Dauer ein stabiles Selbstbild.

10. Suchen Sie sich ein Alterns-Vorbild. Das kann jemand aus dem privaten Umfeld sein oder eine prominente Persönlichkeit, die einen beeindruckenden Umgang mit dem Altern an den Tag legt.

Ein positives Selbstbild ist auch die Grundlage für einen weiteren Aspekt der Lebenskunst im Alter, nämlich für das subjektive Gefühl gesund zu sein: Je positiver wir uns selbst sehen, umso stärker unterstützen wir damit unsere Gesundheit und das Wohlbefinden im Alter. Und je gesünder wir uns *fühlen*, umso aktiver sind wir und umso besser nutzen wir unsere Chancen. Dazu schreibt der Wiener Altersforscher Leopold Rosenmayr: »Lebensstil und Einstellungen zum Leben entfalten einen großen Einfluss auf die gesundheitliche Befindlichkeit. Die Forschung zeigt, dass man umso seltener krank ist, je erfüllter man – im Vergleich zu Gleichaltrigen – das eigene Leben bewertet und je weniger einsam man sich vorkommt.« Schauen wir also einmal im nächsten Kapitel, was es mit der subjektiven Gesundheit und dem erfolgreichen Altern auf sich hat.

4 Fühlen Sie sich gesund

*Gesundheit ist weniger ein Zustand als eine Haltung,
und sie gedeiht mit der Freude am Leben.*
Thomas von Aquin

Ein Tinnitus hier, eine Migräne da, und die erste Freundin berichtet bereits von Wechseljahrssymptomen. Ob man die Aromatherapie schon probiert habe, ob dieses oder jenes Medikament weiterhelfe, und was die Kassen noch für Massagen zuschießen? Wenn wir so ungefähr den 35. Geburtstag hinter uns gelassen haben, rücken über Nacht plötzlich Gesundheitsthemen ins Bewusstsein vor. Unaufhaltsam. Und so endet mancher Kneipen- oder Saunabesuch, der ganz unbelastet angefangen hatte, bei Vorsorgeuntersuchungen und homöopathischen Geheimtipps. Das scheint insbesondere für Frauen mittleren Alters eine verbreitete Freizeitbeschäftigung zu sein.

Mit 20 ist das noch ganz anders. In dem Alter interessiert uns das Thema Gesundheit kaum. Solange man jung ist, nimmt man die eigene Konstitution als etwas Selbstverständliches hin, über das man sich weiter keine Gedanken machen und schon gar nicht abends am Telefon stundenlang mit Freundinnen beratschlagen muss. Da stehen noch Themen wie Karriere, Familiengründung, neue Filme oder Modetrends auf dem Plan. Neigt sich diese Phase dem Ende zu, ertappt man sich immer häufiger bei Gesprächen über die ersten Zipperlein. Wie nervig fand man doch früher diese älteren Frauen, die fast zwanghaft jede Unterhaltung auf ihre Wassereinlagerungen, den Alterszucker oder die brüchigen Knochen lenkten. Wie ermüdend die ewige Jammerei! Und nun ist man offensichtlich selbst auf dem besten Wege dorthin.

Lauter kleine Mediziner

Wenn Sie das Gefühl haben, dass sich auch Ihre Gespräche zunehmend um das Thema Gesundheit drehen, habe ich eine beruhigende Nachricht: Das ist völlig normal und liegt nicht an Ihrem speziellen Bekannten- und Freundeskreis. Gesundheit und Krankheit sind nämlich *die* Themen des Alters. Für 97 Prozent aller Deutschen zwischen 40 und 85 Jahren gehört laut Umfragen »gute Gesundheit« zu den wichtigsten Lebenszielen, und je älter man wird, umso mehr. Verständlich also, dass das Thema mit den Jahren auch einen immer größeren Raum in unserem Denken und in den Gesprächen einnimmt. Die Literaturwissenschaftlerin Hannelore Schlaffer, die kürzlich ein Buch über den Traum von der Jugend veröffentlicht hat, schreibt treffend: »Kluge Alte mögen zwar ein paar Jahre Kunstgeschichte studieren, dann aber werden sie zunehmend zu kleinen Medizinern.« Mit den Jahren entwickeln wir uns fast zwangsläufig zu Experten in Sachen Gesundheit, weil das Thema in den Gedanken und Befürchtungen immer präsenter wird.

Dass das vor allem für Frauen gilt, liegt auch an der traditionellen Rollenverteilung. Denn die Gesundheit der lieben Familie befindet sich immer noch vorwiegend in Frauenhänden. Sie sind es, die in den meisten Fällen die alten Eltern pflegen, die bei Kinderkrankheiten die Liste bewährter Hausmittel hinauf- und herunterprobieren, die mit den Kleinen im Wartezimmer sitzen und auch ansonsten nebenberuflich die Krankenschwester geben.

Thomas Altgeld ist Psychologe und Geschäftsführer der niedersächsischen Landesvereinigung für Gesundheit. Auch er beobachtet diese nach wie vor aktuelle Arbeitsteilung zwischen den Geschlechtern: »Frauen sind in der gesellschaftlichen Arbeitsteilung für Gesundheit zuständig. Deshalb ist es ihnen auch eher erlaubt, über Schwächen, Krankheiten und Befindlichkeitsstörungen zu reden und diese auch zu zeigen.

Männern wird dies schon in der Kindheit abtrainiert. Ein richtiger Junge heult nicht und darf kaum Schwächen zeigen oder herumjammern. Durchschnittlich interessiert sich dann auch nur jeder vierte Mann für medizinische Fragen, bei Männern unter 35 ist es sogar nur jeder Siebte.« Aber auch die Daten der Männer zeigen: Ganz offensichtlich steigt mit zunehmendem Alter auch ihr Interesse an Cholesterin & Co.

Natürlich sollte sich jeder um die eigene Gesundheit kümmern und keine wichtige Vorsorgeuntersuchung verpassen. Es scheint allerdings, als wäre das übertriebene Grübeln und Sorgen um Blutwerte und Schmerzen nicht unbedingt vorteilhaft, wenn es um ein zufriedenes und erfolgreiches Altern geht. Denn: Sich gesund *fühlen*, selbst wenn man es objektiv nicht unbedingt ist, ist dem Wohlbefinden auf Dauer zuträglicher als sich unentwegt mit den eigenen Beschwerden zu beschäftigen oder – noch schlimmer – sich welche einzureden, die gar nicht da sind. Der Unterschied zwischen der objektiven und der subjektiven Gesundheit spielt eine enorme Rolle für das Wohlbefinden im Alter, zu diesem Ergebnis kommen neuere Studien aus der Klinischen Psychologie. Sie zeigen, dass insbesondere eine gute »gefühlte Gesundheit« zum glücklichen Altern beiträgt. Und die muss gar nicht unbedingt mit der objektiven Gesundheit übereinstimmen.

Gefühlte Gesundheit wichtiger als Laborwerte

Für Altersforscher ist Gesundheit also nicht gleich Gesundheit. Mehr als Daten, Diagnosen, Laborergebnisse und Röntgenbilder spielt der subjektive Gesundheitszustand für die Psyche eine Rolle. Nicht jeder, der körperlich fit und gesund ist, ist es auch in der eigenen Wahrnehmung. Das reicht bis hin zu extremen hypochondrischen Ängsten, die sich verheerend auf den Seelenhaushalt und das Wohlbefinden auswirken. Andererseits können sich Menschen gesund und leistungsfähig fühlen, selbst wenn der Hausarzt bei ihren Laborwerten die Stirn in tiefe Furchen zieht.

Auch die Wissenschaft interessiert sich für dieses Paradox. Forscher sind der Frage auf der Spur, wie beide Formen von Gesundheit unser Wohlgefühl und die Lebenszufriedenheit beeinflussen. Einen Anfang machte eine große Studie der Universität Bonn, die ältere Menschen über einen langen Zeitraum hinweg untersuchte, um herauszufinden, wie Einstellungen langfristig das Wohlergehen beeinflussen. Am Ende stand fest, dass diejenigen, die sich über die ganze Zeit hinweg subjektiv gesund fühlten, deutlich unbelasteter durchs Leben gingen. Sie waren sicherer im Auftreten, aktiver, besser anzuregen, und ihre Stimmungslage war merklich positiver. Kurz: Sie hatten alles, was dem Älterwerden nutzt. Denn wer sich gesund *fühlt*, gestaltet sein Leben aktiver und selbstbewusster. Er plant mehr und auch kühner als jemand, der in ständiger Sorge um seine Gesundheit von einem Arzt zum nächsten rennt und wertvolle Lebenszeit in Wartezimmern absitzt. Und dieses Ergebnis galt selbst dann noch, wenn die objektive Gesundheitsdiagnose der Studienteilnehmer schlechter war.

Umgekehrt galt: Wer sich krank fühlte, obwohl es ihm eigentlich objektiv gut ging, war eher schlechter Stimmung, hatte weniger Freizeitinteressen, langweilte sich öfter und litt auch häufiger an Einsamkeit. Eine gefühlte schlechte Gesundheit frisst also Lebensqualität und erschwert das Altern. Psychologische Studien mit vielen älteren Menschen haben gezeigt: Je schlechter wir unsere Gesundheit einschätzen, umso weniger Aktivitäten trauen wir uns zu und umso wahrscheinlicher erleben wir dann auch das eigene Altern als Verlust.

Was für die »jungen Alten« gilt, gilt noch viel stärker für die »alten Alten« über 80. Denn vor allem im hohen Alter wird die Bedeutung der tatsächlichen Verfassung seltsamerweise immer unwichtiger. Lebenszufriedenheit und Sorglosigkeit sind als Faktoren für Langlebigkeit dagegen nicht zu unterschätzen, wie die Bonner Studie zeigte. Wer sich gesund *fühlt*, reagiert auf Belastungen angemessener und gehört langfristig auch eher zu den »survivers«, die sehr alt werden. Wer andauernd überzeugt ist, krank zu sein, wird eher depressiv, verhält sich eher passiv und zählt häufiger zur Gruppe der »non-survivers«, also denen, die früher sterben. Auch eine Studie an 800 Amerikanern über 73 Jahren bestätigte diese Erkenntnis: Die Sterberate derjenigen, die ihre Gesundheit optimistisch bewerteten, war in den darauf folgenden drei Jahren geringer als die der sorgengebeutelten Pessimisten.

Interessanterweise ist gerade uralten Menschen dieser Zusammenhang oft klar. So zeigte eine Befragung von 100-Jährigen durch das Heidelberger Zentrum für Altersforschung, dass diese uralten Leute – anders als ihre jüngeren Angehörigen – die psychische und nicht so sehr die körperliche Situation als entscheidend für die gesundheitliche Gesamtbeurteilung betrachteten. Das ist ein äußerst cleverer Anpassungsprozess. Und vielleicht ist diese Haltung auch ein Teil des Geheimnisses, warum diese Menschen überhaupt so alt werden konnten.

Aber was auf dem Papier wissenschaftlicher Studien so plausibel, logisch und einfach klingt, ist im wirklichen Leben nicht immer leicht umzusetzen. Jemandem zu sagen: »Fühl dich einfach gesund«, ist etwa so aussichtslos, wie jemandem zu sagen: »Sei spontan!« Viele tanzen eben nicht unbeschwert durchs Leben, ohne einen Gedanken an mögliche Krankheiten zu verschwenden. Im Gegenteil: Gerade im Alter klappt die Schere zwischen objektiver und subjektiver Gesundheit sogar immer weiter auseinander. Die Einschätzung der eigenen Gesundheit verschlechtert sich fast automatisch, je älter wir werden, und das spiegelt nicht einmal unbedingt immer die objektive Gesundheit wider. Welche Faktoren helfen also dabei, uns zur Gruppe der Optimistisch-Gesunden zu schlagen, die zusätzliche Jahre auf ihrem Lebenszeitkonto verbuchen können?

Die Kontrolle behalten

Eine Frage vorweg: Wer ist Ihrer Meinung nach hauptsächlich für Ihre Gesundheit verantwortlich? Ihre Eltern, denen Sie die genetische Grundausstattung verdanken, die Medizin, die Umwelt, Ihre Nachbarn, der liebe Gott, Kollegen oder Sie selbst? Ganz ehrlich. Ein wichtiger Faktor der subjektiven Gesundheit sind die so genannten Kontrollüberzeugungen, also die Frage, wie stark Sie meinen, die eigene Gesundheit positiv beeinflussen zu können. Menschen wie Conny Controlletti sind in allen Lebenslagen überzeugt, durch ihren Willen und ihr Verhalten selbst in schwierigen Lebenslagen etwas ausrichten zu können. Wenn sie krank wird, ruft sie Freunde und Bekannte an, die ihr Tipps geben könnten, informiert sich und setzt dann alle Hebel in Bewegung, um zur Besserung ihrer Lage beizutragen.

Menschen mit kümmerlichen Kontrollüberzeugungen dagegen fühlen sich Zufällen ausgeliefert, die sie treffen wie ein unerwarteter Wirbelsturm. Und sie sind meist felsenfest überzeugt, »eh nichts ausrichten« zu können. Eine amerikanische Studie aus den 1990er Jahren zeigte aber: Je überzeugter Menschen sind, dass sie Kontrolle über ihre Gesundheit haben, umso wahrscheinlicher lebten die Befragten zwölf Jahre später noch. Insbesondere im hohen Alter wirken sich solche Kontrollüberzeugungen enorm positiv auf die subjektive Gesundheit aus. Auch der Schweizer Altersforscher François Höpflinger von der Universität Zürich, der viele schweizerische Altersstudien auf diesen Zusammenhang hin abklopfte, fand bestätigt, dass Zuversichtlichkeit und Kontrollüberzeu-

61

gungen wichtige psychische Ressourcen sind, die Wohlbefinden und Lebenszufriedenheit ermöglichen.

Conny Controllettis Aussichten sind also gar nicht so schlecht, noch ein paar Jährchen zu leben, denn je sicherer wir uns der eigenen Kontrolle sind, umso mehr bemühen wir uns um Unterstützung durch andere. Und auch bei diesem Thema müssen sich Frauen wieder besondere Mühe geben, weil ihr Gefühl für Kontrolle in der Regel schwächer ausgeprägt ist als das der Männer.

Nach allem, was die Wissenschaft über die Bedeutung der gefühlten Gesundheit herausgefunden hat, sollte man sich den folgenden Satz von Kurt Hahn, der die Internatsschule Salem gründete, zu Herzen nehmen: »Es gibt nicht nur ansteckende Krankheiten, es gibt auch ansteckende Gesundheit.« Üben Sie sich im gelassenen Umgang mit Krankheit und Gesundheit, und versuchen Sie, ein Gefühl der Kontrolle zu entwickeln. Vor aber allem gilt:

Nicht in Krankheitsängste hineinsteigern!

Hand aufs Herz: Dachten Sie bei Knieschmerzen auch schon einmal an eine Arthrose, bei Kopfschmerzen an einen Hirntumor? Bleibt nach Arztbesuchen oft ein Misstrauen zurück? Überprüfen Sie Ihren Körper häufiger auf Krankheitszeichen? Oder vermeiden Sie im Gegenteil, überhaupt etwas über Krankheiten zu lesen, aus Angst, sich anschließend in die Furcht davor hineinzusteigern? Wer das alles mit Ja beantwortet, befindet sich in guter Gesellschaft: Otto von Bismarck, Florence Nightingale und König George IV. – sie alle sollen hypochondrische Züge gehabt haben. Die englische Königin Viktoria soll ihren Hofarzt bis zu sechsmal am Tag zu sich gerufen haben. Sogar in seine Flitterwochen telegrafierte sie ihm hinterher, dass sie »kräftigen Stuhlgang gehabt«

habe. Und vom amerikanischen Erfinder und Filmproduzenten Howard Hughes, jetzt hinreißend gespielt von Leonardo diCaprio in *Aviator*, wird berichtet, er habe seine Urinproben in Einmachgläsern aufbewahrt, nummeriert und katalogisiert – für alle Fälle. Auch Entertainer Harald Schmidt bekennt sich offen zu seinem Hypochonder-Dasein. In einem Werbespot verulkte er diese Marotte genüsslich: »Eigentlich geht es mir ja gut, aber diese Kopfschmerzen …«

Denn nicht nur tatsächliche und gefühlte, auch lediglich befürchtete Beschwerden mindern die Lebensqualität und stehlen Lebensfreude, die wir für erfolgreiches Altern brauchen. Hüten Sie sich deshalb davor, sich in Gesundheitsängste hineinzusteigern. »Die eingebildeten Übel sind die unheilbarsten«, davon war schon die österreichische Schriftstellerin Marie von Ebner-Eschenbach überzeugt und riet ihren Lesern, sich nicht allzu viele Gedanken über Malaisen zu machen.

Welche Entwicklung »eingebildete Übel« nehmen können, zeigt die Geschichte eines 54-jährigen Hamburgers. Als er Ende 2004 in die Praxis seines Hausarztes kam, meinte er die Diagnose bereits zu kennen: Hirntumor. Das sei der Grund für seine Kopfschmerzen und die Gefühllosigkeit in der linken Gesichtshälfte, erklärte er und verlangte, für eine Computertomografie sofort ins Krankenhaus überwiesen zu werden. Zwei Monate zuvor wollte er mit einer Magenspiegelung dem Verdacht auf Krebs nachgehen. Und im Jahr davor fürchtete er nach Brustschmerzen monatelang einen Herzinfarkt. Aber die Ärzte fanden keine Erkrankung, was den Unternehmer nicht wirklich beruhigte. »Im Gegenteil«, erklärt er, »sobald ein Verdacht ausgeräumt ist, suche ich einen neuen Spezialisten oder konzentriere mich auf andere Symptome.« Mit den Jahren ist er zum Experten für ernste Erkrankungen geworden. Der Fachmann für Wohlbefinden blieb dabei auf der Strecke.

Angst vor Krankheit ist eigentlich völlig normal. Bedenklich ist aber, wenn sie bestehen bleibt, auch nachdem ein Arzt Entwarnung gegeben hat. Winfried Rief, Professor für Klinische Psychologie und Psychotherapie an der Universität Marburg, kam nach einer Studie zu dem Schluss, dass acht Prozent aller Deutschen unbegründete Gesundheitsängste haben und drei bis vier Prozent an einer klinisch relevanten Gesundheitsangst leiden, die organisch nicht begründet ist. Und eine Befragung von 1600 Menschen im Raum Mainz ergab, dass wir – leider – mit zunehmendem Alter auch immer hypochondrischer werden.

In Maßen praktiziert hat die Hypochondrie zwar durchaus Vorteile, da Hypochonder Vorsorgeuntersuchungen eher in Anspruch nehmen und sich auch sonst aktiv um ihre Gesundheit kümmern. Aber wer beim Thema Krankheit dermaßen von der Rolle gerät, braucht psychologische Hilfe, denn er verkürzt mit der ständigen Krankheitsfurcht die eigene Lebenserwartung. Mit Blick auf die Ergebnisse der Bonner Studie sollte man daher Krankheitsängste möglichst rasch fachkundig behandeln lassen. Es gibt mittlerweile erprobte Therapien mit Medikamenten, aber vor allem die Verhaltenstherapie wirkt in vielen Fällen Wunder.

Vom richtigen Umgang mit Krankheit

Natürlich bringt auch das andere Extrem Nachteile. Wer sich gar nicht mit seinen Gesundheitsrisiken beschäftigt, hartnäckig alle Beschwerden ignoriert und nie zu Vorsorgeuntersuchungen geht, wird unter Umständen auch nicht sehr alt. Aus Sicht von Psychologen ist es aber durchaus vorteilhaft, sich lieber mit anderen Themen zu beschäftigen. Erstaunlicherweise schaffen es recht viele Menschen, mit zunehmendem Alter trotz eines sich verschlechternden Gesundheitszustandes eine relativ gute Einschätzung ihrer Gesundheit zu erhalten. Dazu gehört auch die Fähigkeit, mit den Einschränkungen des Alters umzugehen. Je besser wir in der Lage sind, gesundheitliche Belastungen rational zu managen, umso mehr Punkte sammeln wir auf unserem »Glücklich-altern-Konto«.

Wie schon beim stabilen Selbstbild sprechen auch bei der subjektiven Gesundheit verschiedene Faktoren ein Wörtchen darüber mit, wie wir auf die kleinen und großen Unpässlichkeiten im Leben reagieren. Es gibt mittlerweile eine regelrechte »Bewältigungsforschung« in Medizin und Psychologie, die versucht herauszufinden, wie Menschen mit Krankheiten und den damit verbundenen Belastungen umgehen, und welche Strategien für das psychische Wohlergehen die besten sind. Eine Studie an der Leipziger Klinik für Psychotherapie und Psychosomatische Medizin zeigte beispielsweise, dass ältere Menschen mit einer subjektiv schlechten Gesundheit, mit hohen sozialen Belastungen und einer geringen Bildung am schlechtesten auf Krankheiten reagieren, nämlich mit Klagen, Grübeln oder Resignation.

Besser ergeht es denjenigen, die zwar krank sind und auch sozial belastet, die aber Hilfe von anderen Menschen bekommen. Diese Gruppe versucht, Beschwerden durch Ablenkung wie Arbeit oder Hobbys zu bewältigen und sucht auch stärker nach menschlicher Zuwendung. Am besten stehen diejenigen da, die sich subjektiv gering belastet fühlen, emotionale Unterstützung durch andere bekommen und dazu auch noch gebildet sind. Sie schaffen es, die krankheitsbedingten Belastungen zu mildern, indem sie sich mit dem Thema auseinander setzen und sich bemühen, ihr Verhalten rational zu steuern.

Eine Studie der Universität Leipzig, für die 165 kranke Menschen zwischen 61 und 96 Jahren eingehend befragt wurden, kristallisierte drei Typen heraus, die ganz unterschiedliche Umgangsweisen mit ihren Krankheiten an den Tag legen:

Der *bedrohungsmindernde Typ* zeichnet sich aus durch Reaktionen wie Akzeptieren, Haltung bewahren, die eigenen Beschwerden relativieren, optimistisch bleiben und Hilfe annehmen. Dieses Verhalten vermindert die Belastungen, die durch eine Krankheit entstehen und fördert damit auch das Wohlbefinden beim Älterwerden.

Der *zuwendungsorientierte Typ* sucht nach jeder Art von Unterstützung von außen und stärkt damit sein Selbst. Für diese Menschen sind Dinge wichtig wie Kraft schöpfen, Erholung, menschliche Zuwendung, spirituelle Stärkung und kleine Belohnungen für sich selbst sowie Ersatzbefriedigungen, die Freude ins Leben bringen.

Der *bedrohungsfokussierte Typ* dagegen reagiert mit Wut, Angst, Trauer, Scham oder Verzweiflung. Menschen mit diesem Verhaltensmuster neigen zu Selbstmitleid, endlosen Grübeleien und Resignation. Sie versuchen es mit Schuldzuweisungen und – besonders schädlich für die Psyche – Selbstbeschuldigungen.

Dass Typ 1 und 2 aller Voraussicht nach glücklicher altern werden als Typ 3, liegt auf der Hand. Ein Tipp aus der Gesundheitsforschung lautet also: Bemühen Sie sich um die Perspektive des *bedrohungsmindernden* oder des *zuwendungsorientierten* Typs und konzentrieren Sie sich nicht auf die mögliche Bedrohung durch Krankheiten. Suchen Sie nach sozialer Unterstützung. Und falls Sie ein eher introvertierter Typ sind, der ungern mit anderen über Beschwerden redet, bemühen Sie sich um eine rationale Herangehensweise mit seriösen Informationen. Versuchen Sie, einen klaren Kopf zu behalten, eine Erkrankung zunächst einmal grundsätzlich zu akzeptieren und dann zu sehen, wie Sie selbst zur Heilung beitragen können. Das schafft eine sehr wichtige Voraussetzung für glückliches Altern.

10 Tipps, um sich subjektiv gesund zu fühlen

1. Es ist völlig normal, dass Krankheit und Gesundheit mit zunehmendem Alter eine immer größere Rolle im Alltag und im Denken spielen. Je älter wir werden, umso mehr tritt das Thema in den Vordergrund. Machen Sie sich darüber weiter keine Gedanken.

2. Mehr als Labordaten und ärztliche Diagnosen spielt der subjektive Gesundheitszustand eine Rolle für glückliches Altern. Menschen, die sich gesund fühlen, sind sicherer im Auftreten, aktiver, und ihre Stimmungslage ist deutlich positiver, selbst wenn sie objektiv betrachtet krank sind. Wer sich gesund fühlt, reagiert auf Belastungen angemessener, kann also besser mit Stress umgehen. Und solche Menschen zählen dann auch eher zu denen, die sehr alt werden.

3. Umgekehrt gilt: Wer sich krank fühlt, auch wenn es ihm objektiv gut geht, ist eher schlechter Stimmung, hat weniger Freizeitinteressen, langweilt sich öfter und ist auch häufiger einsam. Lassen Sie sich also nicht nur von Krankheiten anstecken, sondern auch von Gesundheit.

4. Beugen Sie vor: Kümmern Sie sich möglichst früh um Ihre subjektive Gesundheit und schöpfen Sie aus allen Quellen, die das ermöglichen.

5. Entwickeln Sie ein Bewusstsein davon, wie groß Ihre Kontrolle über die eigene Gesundheit ist. Es wirkt lebensverlängernd, wenn Sie sich Erkrankungen gegenüber nicht ausgeliefert fühlen. Statt sich in dieser Situation völlig der Medizin zu überlassen, schalten Sie den eigenen kritischen Verstand ein und analysieren Sie – auch gemeinsam mit den Ärzten oder Heilpraktikern –, was Sie selbst für Ihre Gesundheit tun können.

6. Da Bildung ein weiterer Faktor für die subjektive Gesundheit ist, sollte man keine Gelegenheit auslassen, um sich fortzubilden, im Allgemeinen, aber auch über Gesundheit im Besonderen. Bildung heißt nicht nur, über Alexander den Großen oder Aktienkurse Bescheid zu wissen, sondern auch darüber, wie der eigene Körper funktioniert: Wo liegen welche Organe, was ist ihre Aufgabe, was brauchen sie, um gut zu funktionieren?

7. Wer andauernd überzeugt ist, krank zu sein, ohne dafür einen objektiven Beweis zu haben, sollte sich mit einem Psychologen oder einem Arzt seines Vertrauens über diese Marotte unterhalten.

8. Ausgewachsene hypochondrische Ängste stören auf Dauer die psychische Gesundheit und machen glückliches Älterwerden praktisch unmöglich. Wenn Sie herausfinden möchten, ob Sie zu übertriebenen Gesundheitsängsten neigen, können Sie im Internet unter www.netdoktor.at einen Selbsttest machen.

9. Ein stabiles soziales Netzwerk ist ein wichtiger Faktor für den gelassenen Umgang mit dem Thema Gesundheit. Kümmern Sie sich deshalb schon früh um einen guten Freundeskreis, mit dem Sie auch über gesundheitliche Themen reden können. *!! auch*

10. Versuchen Sie, die eigene Gesundheit nicht zum Thema Nr. 1 im Leben zu machen. Sie altern dann nicht nur glücklicher, auch Ihre Mitmenschen werden es Ihnen danken.

Mit einem positiven Selbstbild und einer stabilen subjektiven Gesundheit sind Sie jetzt schon einen großen Schritt zu einem Älterwerden in Wohlergehen vorangekommen. Aber es gibt noch mehr: Beginnen wir doch einfach beim wichtigsten Thema der Welt, der Liebe und an einem der liebsten

Orte der Deutschen, im eigenen Bett. Und da geht es nicht nur um den gesunden Entspannungsschlaf, von dem später noch die Rede sein wird, sondern um Zärtlichkeit und Sexualität. Auch im Alter trägt eine erfüllte Sexualität, wie wir sehen werden, trotz mancher Probleme, zum körperlichen Wohlbefinden bei und ist überdies Balsam für die Seele. Davon sollen jetzt nicht nur Sexualforscher mit ihren Statistiken und Studien berichten, sondern auch Frauen und Männer, die erfahren haben, wie wichtig Sex im Alter ist. Schauen wir also im nächsten Kapitel einmal, wie Liebe, Lust und Leidenschaft, aber auch eine stabile Beziehung zum Wohlbefinden im Alter beitragen.

5 Nutzen Sie Liebe, Lust und Leidenschaft fürs Happy Aging

Alter schützt vor Liebe nicht,
aber Liebe schützt bis zu einem
gewissen Maße vor Alter.
Jeanne Moreau

Das Credo der 1928 geborenen französischen Schauspielerin Jeanne Moreau würden auch viele Deutsche auf Anhieb unterschreiben. Welchen hohen Stellenwert die erotische Leidenschaft jenseits der Lebensmitte hierzulande hat, zeigte eine Befragung von rund 250 Frauen und Männern, die zum Zeitpunkt der Umfrage genau 60 Jahre alt waren. Gefragt hatte Gunter Schmidt von der Psychiatrischen Klinik der Universität Hamburg. Er wollte von diesen »jungen Alten« wissen, welche Bedeutung Sex in ihrem Leben hat und zwar zum gegenwärtigen Zeitpunkt, nicht etwa in früheren Jahren. Viele Antworten, die er auf seine Frage bekam, zeigen, dass Sexualität für die seelische Ausgeglichenheit im Alter zentral ist. So erzählte eine Frau, die seit 29 Jahren in einer festen Beziehung lebt: »Sexualität erlebe ich als sehr erfüllend und ausgleichend bei Problemen. Im Alter ist sie erfüllender als in der Jugend.« Für eine andere bereichert »Sexualität auch in unserem Alter das Zusammenleben. Sie hat einen anderen Stellenwert als vorher, ist nicht mehr so impulsiv und heftig, sie gehört mit der Liebe zusammen. Das hat etwas mit dem Glücklichsein zu tun.« Und ein männlicher Teilnehmer, immerhin seit 42 Jahren verheiratet, berichtete: »Die Zärtlichkeit, das ist eine besondere Art von Nähe, die dann auch nachwirkt und den Alltag gleichsam ein wenig erleuchtet.«

So weit die Erfahrungen dieser 60-Jährigen, die sie mit vielen Altersgenossen und -genossinnen teilen. Anders als das

Klischee von der allmählich verlöschenden Sexualität im Alter jahrhundertelang suggerierte, haben Ältere sie längst als Beitrag zum Wohlbefinden erschlossen. Viele entdecken sie sogar wieder ganz neu, wenn sie endlich keine Angst mehr davor haben müssen, dass die Kinder hinter der Tür stehen. Ein Aufruf des Seniorenmagazins Lenz an seine Leser, von ihren Erlebnissen zu berichten, brachte ein ähnliches Bild: Sex ist im Alter eine beglückende Erfahrung, die sich natürlich mit den Jahren verändert, aber dennoch unverändert wichtig bleibt. In dieselbe Kerbe schlägt jetzt auch eine weltweite Umfrage des Pharmakonzerns Pfizer, Hersteller der Potenzpille Viagra, unter 26 000 Menschen zwischen 40 bis 80 Jahren: 83 Prozent der Männer und 63 Prozent der Frauen stimmten der Aussage zu, dass Sexualität in diesem Alter nach wie vor »sehr wichtig« sei.

Sex, rein wissenschaftlich

Aber wie sieht es eigentlich mit dem handfesten, nachweisbaren Nutzen aus? Kann Sex unser Leben verlängern und vielleicht sogar dabei helfen, glücklich alt zu werden? Was weiß die Forschung heute über die positiven Effekte der Sexualität? Werfen wir doch einmal einen Blick in die Labore der Sexualforscher. Die versuchen nämlich durchaus herauszufinden, welche biologischen und psychologischen Nachwirkungen regelmäßiger Sex im Leben der Geschlechter hat.

Fangen wir bei den Männern an. Für sie ist jeder Orgasmus nicht nur eine Quelle der Lebensfreude, sondern auch ein wirkungsvolles Mittel zur Krebsprophylaxe. Eine große amerikanische Studie an rund 30 000 Männern im Alter von 46 bis 81 Jahren zeigte 2003, dass eine hohe monatliche Ejakulationsfrequenz vor Prostatakrebs schützt. Die Befragten mussten den Wissenschaftlern Auskunft darüber geben, auf wie viele Orgasmen sie es im Monat brachten. Danach verfolgten die Forscher neugierig, wie sich ihr Gesundheitszustand entwickelte. Nach acht Jahren stand fest: Männer, die mehr als 21-mal pro Monat ejakulierten, hatten gegenüber dem Durchschnitt ein um 33 Prozent geringeres Risiko, an Prostatakrebs zu erkranken. 13 bis 20 Orgasmen im Monat reichten immerhin noch für ein um 14 Prozent vermindertes Risiko. Eine niedrigere Zahl fiel in Sachen Krebsverhütung kaum mehr ins Gewicht. Wie die Ejakulationen dabei zustande kamen, war für die gesundheitsfördernde Wirkung nebensächlich. Zu ähnlichen Ergebnissen kam auch eine australische Forschergruppe um Graham Gilles. Damit wäre Sex also zunächst einmal eine preiswerte und überdies vergnügliche Krebsvorsorge. Das gibt den ersten Pluspunkt. Aber es gibt noch mehr positive Effekte.

Tillmann Krüger ist Arzt und forscht an der Medizinischen Hochschule Hannover sowie am Institut für Verhaltensimmunbiologie in Zürich. Er interessiert sich vor allem dafür, welche gesundheitsfördernden Wirkungen sexuelle Aktivitäten bei Männern und Frauen haben, etwa wie sexuelle Stimulation das Hormon- und Nervensystem beeinflusst. In einer Studie entdeckte er, dass Sex nicht nur das Herz-Kreislauf-System ankurbelt, sondern auch Hormone wie Adrenalin, Noradrenalin und Prolaktin in Schwung bringt und dass die Konzentration der natürlichen Killerzellen im Blut ansteigt. Und die sind enorm wichtig für die Gesundheit, weil sie die erste Abwehrfront gegen Krankheitserreger bilden.

Diese Reaktionen des Körpers dienen unserer Gesundheit nicht nur kurzfristig, sondern erweisen uns auch langfristig einen guten Dienst. Das zeigte eine britische Studie, derzufolge Männer mit einem ausgefüllten Sexualleben eine höhere Lebenserwartung haben als sexuell Abstinente. Regelmäßiger Sex verringert das Risiko, an einer koronaren Herzerkrankung zu sterben. Was genau die Gründe dafür sind, wird man in den nächsten Jahren noch genauer erforschen müssen, räumt Tillmann Krüger ein. Aber gerade im Alter scheint ein reges Sexualleben gesundheitsfördernde Effekte zu haben. Zweiter Pluspunkt. Und es kommt noch besser, diesmal für die Frauen:

Balsam für die Seele?

Ist Sex möglicherweise nicht nur ein Mittel gegen allerlei körperliche Beschwerden, sondern auch Balsam für die Seele und damit ein taugliches Mittel für psychisches Wohlbefinden im Alter? Das fragen sich Sexualforscher schon seit längerem. Allerdings gibt es über solche seelischen Auswirkungen bislang leider nur wenige überzeugende Studien. Aber es tut sich allmählich etwas, wie Tillmann Krüger berichtet. Dazu gehören interessante Untersuchungen über das Hormon Oxytocin. Dieser Stoff wird im Gehirn von Frauen bei Berührungen, bei einer Stimulation der Brustwarzen oder nach dem Orgasmus vermehrt ausgeschüttet. Für das Erleben positiver Gefühle spielen solche Substanzen eine bedeutende Rolle. »Wir konnten auch zeigen, dass das Hormon Prolaktin deutlich und lang anhaltend nach einem Orgasmus ansteigt«, berichtet Krüger. Neben Effekten auf einzelne Organe werden in diesem Zusammenhang auch psychische Auswirkungen diskutiert. So sollen die gestiegenen Hormonwerte beruhigend auf die Psyche wirken – gerade bei Stress ein willkommener Effekt. Dritter Pluspunkt.

Auch eine andere Untersuchung förderte Erstaunliches zutage: Gordon Gallup vom Psychologischen Institut der Universität von New York fragte sich vor einiger Zeit, ob Sperma möglicherweise antidepressive Effekte haben könnte. Und es gelang Gallup tatsächlich zu beweisen, dass Frauen, die selten oder nie mit Kondomen verhüten, im Allgemeinen besserer Stimmung sind. Ihre Depressionswerte sind geringer, und sie haben auch weniger Selbstmordversuche hinter sich als der Durchschnitt. Je länger bei den untersuchten Studentinnen, die keine Kondome benutzen, der letzte Geschlechtsverkehr zurücklag, desto mehr verdüsterte sich ihre Stimmung. Die kleinen schwimmenden Glibberdinger könnten also tatsächlich für gute Laune sorgen – jedenfalls solange sie keine ungewollte Schwangerschaft anrichten. In Zeiten von Aids sollte man mit derlei Glücklichmachern allerdings vorsichtig sein!

Der Zusammenhang zwischen der gehobenen Stimmungslage und den Spermien müsse biologisch noch weiter untersucht werden, sagt Tillmann Krüger. Seiner Meinung nach hat aber Sexualität an sich schon immens positive Effekte auf unser Wohlbefinden: »Frauen könnten zwar von den Bestandteilen des Samens, etwa verschiedenen Hormonen, durchaus profitieren. Letztlich haben aber Vertrauen und Berührungen in einer sexuellen Beziehung ebenso wichtige positive Auswirkungen auf den Organismus«, betont der Forscher. Will heißen: Man kann ruhig auch Kondome benutzen und wird trotzdem froh und das selbst ohne Orgasmus. Denn schon allein der Austausch von Zärtlichkeiten, Körperkontakt und die liebevolle Zuwendung, also die »intime Kommunikation« schaffen Wohlbefinden in jedem Alter. Das findet auch der Pflegewissenschaftler Helmut Stolz: »Sympathie zum geliebten Menschen, das Gefühl der Behaglichkeit und Geborgenheit in seiner Nähe, das Vertrautsein mit seinem Denken und Handeln, die gegenseitige Hilfe und Aufmerksamkeit, das Füreinander-Dasein treten im Alter viel stärker in den Vordergrund.« All das trägt nach den Erfahrungen von Paarpsychologen oft mehr zu Glück und Wohlbefinden bei als die bloße Anzahl an Orgasmen. Und das ist einen weiteren Pluspunkt wert.

Leistungsdenken in Sachen Sex dagegen schmälert den psychologischen Gewinn und stört letztlich das Wohlbefinden. Insbesondere für ältere Frauen, aber auch für Männer erschwert dieser Druck eine unbekümmerte Sexualität. Fitness und Höchstleistungen zwischen den Bettlaken sind keine unabdingbaren Voraussetzungen für ein erfolgreiches Altern, das betont auch Thomas Bucher. Er ist wissenschaftlicher Mitarbeiter am Psychologischen Institut der Universität Zürich: »Sicher trägt ein aktives Sexualleben zu einem gelungenen Altern bei, es ist aber keine Bedingung dafür«, sagt Bucher. »Sexualität im Alter ist sehr differenziert und eher durch Vielfalt als durch ein Einheitsgrau gekennzeichnet.« Zu diesem Ergebnis kommt Bucher nach einer Studie über das Sexualleben von 45- bis 91-jährigen Schweizerinnen und Schweizern.

»Manche erleben nach der Menopause einen zweiten Frühling«

Die Gretchenfrage bei der ganzen Angelegenheit lautet: »Sprich, wie hältst du es mit dem Altern generell?« Denn jemand, der ständig mit seinem alternden Körper hadert, ihn am liebsten hinter blickdichten Vorhängen verstecken möchte, dürfte kaum eine erfüllte Sexualität als Quell von Lebensfreude erleben. Die Kölner Paar- und Sexualtherapeutin Petra Otto beobachtet in ihrer Praxis täglich, wie stark Sexualität mit der allgemeinen Haltung zum Älterwerden verknüpft ist. Der Druck, das eigene Alter zu vertuschen, sei problematisch und verhindere letztlich Wohlbefinden. Auch hier gilt wieder: Ein gutes Selbstbild und das Ja-Sagen-Können zu sich selbst erschließen uns weitere Reservoirs des Wohlbefindens. Arbeiten Sie deshalb immer wieder an einem positiven Selbst- und Altersbild.

Ein schönes Beispiel für die enge Verbindung von Selbstbild und genussvoller Sexualität ist Familienministerin Renate Schmidt. Sie erzählte in einem Interview mit der Fotografin Ute-Karen Seggelke: »Das körperliche Älterwerden empfinde ich nicht als negativ. Ich habe keine Angst vor Falten, und ich werde mich nicht liften lassen, will aber auch nicht älter aussehen als ich es bin – klar, es wird schon eifrig gesalbt und getupft. Sex ist und war immer und bleibt sehr wichtig für mich. Eine Beziehung ohne sexuelle Übereinstimmung kann ich mir nicht vorstellen. Heute bin ich auch sexuell gelassener und erfahrener, kann besser über Dinge sprechen.«

Es ist klar: Sex tut Psyche und Körper gut, auch und vor allem beim Älterwerden. Keine Frage also, dass er in jede Hausapotheke für psychisches Wohlbefinden gehört. Die Sexualität älterer und alter Menschen wird heute zum Glück sehr viel stärker akzeptiert als noch vor 30 Jahren. Das Bild der Alten, die zunehmend bedürfnis- und irgendwie auch geschlechtslos werden, gilt nicht mehr. Was der oder die Einzelne tatsächlich fühlt, welchen Stellenwert Sexualität hat und wie sich die Bedürfnisse mit dem Älterwerden verändern, ist zwar noch weitgehend unerforscht. Aber was ältere Frauen für eine erfüllte Sexualität brauchen, darüber weiß man dank neuer Studien heute einiges. Mit solchen Fragen beschäftigt sich zum Beispiel Beate Schultz-Zehden. Sie ist Wissenschaftliche Mitarbeiterin am Institut für Medizinische Psychologie der Berliner Charité. Die Psychologin befragte 521 Frauen im Alter zwischen 50 und 70 Jahren aus der gesamten Republik nach ihrem sexuellen Verhalten und Erleben sowie nach den Veränderungen ihrer gelebten Sexualität. Dabei zeigte sich, dass die Einstellungen und Bedürfnisse älterer Frauen in Sachen Sex sehr vielfältig sind und sich nicht auf einen einfachen Nenner bringen lassen. Im folgenden Interview erzählt die Wissenschaftlerin, wie eine als positiv erlebte Sexualität zum Wohlergehen älterer Frauen beiträgt:

Frau Schultz-Zehden, wie ist es heute um die Sexualität älterer Frauen bestellt?

Wir haben einen neuen Trend festgestellt: Das Sexualverhalten älterer Frauen wandelt sich langsam. Es gibt inzwischen eine kleinere Gruppe so genannter »sexuell emanzipierter« Frauen zwischen 50 und 65 Jahren, die über ein äußerst erfülltes und befriedigendes Sexualleben berichten. Sie sind sexuell besonders rege und ergreifen häufiger die Initiative. Darüber hinaus sind sie offen und kommunikativ und übernehmen – im Gegensatz zu früher – immer öfter eine aktive Rolle. Diese Frauen erlebten die Einführung der Pille und die sexuelle Liberalisierung. Sie waren häufiger berufstätig und damit auch unabhängiger als frühere Frauengenerationen.

Fördert ein reges Sexualleben das seelische Wohlbefinden im Alter?

Ja. Meine andere aktuelle Studie über »Lust, Leid und Lebensqualität von Frauen« zeigt, dass hier tatsächlich ein enger Zusammenhang besteht. Für die Studie wurden 10 000 Frauen zwischen 18 und 65 Jahren befragt. Und dort zeigte sich, dass Frauen, die ihre Sexualität positiver und zufriedenstellender erleben, auch ihre gesamte gesundheitsbezogene Lebensqualität besser beurteilen. Und dazu gehört auch das psychische Wohlbefinden. Dieses Ergebnis gilt unabhängig vom Alter, also auch für die älteren Frauen, die ich befragt habe. Dabei bleibt allerdings offen, inwieweit diejenigen Frauen, die sich körperlich und psychisch fit fühlen, auch mehr Lust auf Sex haben und ihre Sexualität mehr genießen können oder ob die Sexualität letztlich die klare Ursache für das Wohlbefinden ist.

Wie groß ist das Spektrum der sexuellen Bedürfnisse von älteren Frauen?

Das Spektrum der sexuellen Bedürfnisse ist weit und reicht vom täglichen Wunsch der Frauen in diesem Alter nach sexuellem Kontakt bis zur völligen Ablehnung. Zwischen dem

50. und 60. Lebensjahr wünschen sich die Befragten durchschnittlich mehrmals im Monat Sex. Zwischen 65 und 70 Jahren dagegen möchte schon die Hälfte aller Frauen gar keine sexuelle Beziehung mehr. Etwa ein Viertel der 50- bis 55-Jährigen erlebt heute keine aktive Sexualität mehr, bei den 65- bis 70-Jährigen sind es sogar 66 Prozent. Nur etwa jede dritte Frau in diesem Alter ist noch sexuell aktiv.

Was sind die Hauptgründe für den Rückgang weiblicher Lust im Alter?

Die nichtbiologischen Gründe überwiegen. Der häufigste Grund ist der nicht mehr verfügbare Partner. Männer sterben in der Regel früher, und nur rund ein Drittel der Witwen ist bereit, eine neue Beziehung einzugehen. Die Gründe können allerdings auch beim Partner liegen, wie Erkrankungen oder Potenzschwierigkeiten. Ein weiterer Hauptgrund sind Abnutzungserscheinungen in lang andauernden Partnerschaften, wenn vielleicht schon Jahre zuvor ohne Lust sexuell verkehrt wurde. Verbreitete Meinungen über weibliche Attraktivität, gemeint ist das Schönheitsideal der jungen Frau, spielen dagegen nur dann eine Rolle, wenn es zu Kränkungen kommt, indem der Partner sich beispielsweise einer jüngeren Frau zuwendet oder die Frau selbst sich dadurch in ihrer Lust befangen und gehemmt fühlt. Allerdings neigen Frauen dazu, die Gründe für sexuelle Probleme zunächst bei sich selbst und nicht beim Partner zu suchen.

Wie verändert sich die Qualität der Sexualität im Alter, gewinnt beispielsweise Zärtlichkeit mehr an Bedeutung?

Sexuelle Lust und ein befriedigendes Sexualleben ergeben sich im höheren Erwachsenenalter nicht aus der Häufigkeit des sexuellen Verkehrs, sondern aus der Qualität der sexuellen Begegnung. Zärtlichkeit ist dabei tatsächlich von zentraler Bedeutung.

Welche Unterschiede gibt es in puncto Sexualität zwischen älteren Frauen und Männern?

Es gibt Studien, die zeigen, dass für ältere Frauen Sexualität stärker an Bedeutung verliert als für ältere Männer. Der Mann will mehr und ist initiativer. Es wird sicher noch mehr Unterschiede geben, doch hängen diese meines Erachtens sehr stark von der individuellen Sexualerfahrung des jeweiligen Paares und den unterschiedlichen Erfahrungen von Frauen und Männern im Leben ab. Aus diesem Grund lassen sich generelle Unterschiede nur schwer beschreiben.

Mit welchen Ängsten und Tabus sind ältere Frauen beim Thema Sex konfrontiert?

Es gibt eine ganze Reihe von Ängsten und Tabus, zum Beispiel tief sitzende Vorstellungen, Sexualität habe ab einem bestimmten Alter nicht mehr stattzufinden, weil es »gesellschaftlich unnütz« ist. Auch Angst und Scham vor dem eigenen weiblichen Begehren spielt eine wichtige Rolle, aber natürlich auch die Angst vor Liebesverlust. Ich glaube aber, dass die neue Frauengeneration, die jetzt in das mittlere und höhere Lebensalter vorrückt, sich erfolgreich von veralteten Rollenvorstellungen distanzieren konnte und sich zukünftig auch sexuell selbstbestimmter verhalten wird. Dazu gehört auch, keine Kompromisse eingehen zu wollen und möglicherweise ein Single-Leben zu bevorzugen.

Bringt das Alter für Frauen auch Vorteile?

Das Alter bringt durchaus Vorteile. Einige Frauen erleben nach der Menopause so etwas wie einen zweiten Frühling. Sie fühlen sich freier in der Sexualität und genießen mehr Zeit und Spontaneität, weil sie nicht mehr verhüten und keine Rücksicht mehr auf ihre Kinder nehmen müssen. Die Frauen haben mehr Zeit und genießen die neuen Möglichkeiten.

Was ist zu beachten, wenn man auch im Alter eine erfüllte Sexualität haben möchte? Lässt sich dafür beispielsweise in früheren Jahren vorsorgen?

Sexuelle Freuden im Alter haben insbesondere diejenigen Frauen, die schon in früheren Lebensabschnitten eine positive Einstellung zur Sexualität und Interesse an sexuellen

Aktivitäten zeigten. Außerdem sind diejenigen im Vorteil, die dem eigenen Körper auch mit zunehmendem Alter noch eine positive Haltung entgegenbringen. Es gibt einen starken Zusammenhang zwischen einem stabilen Selbstbewusstsein und einer als befriedigend erlebten Sexualität. Dazu gehört auch ein Partner, der die Frau und ihren Körper wertschätzt. Bei diesen Punkten lässt sich vorsorgen. Bei Dingen, die die Partnerschaft betreffen wie partnerschaftliche Veränderungen (Verlust oder Krankheiten des Partners), lässt sich freilich nicht »vorsorgen«, diese müssen immer wieder neu verarbeitet werden.

Ehe und Partnerschaft als Glücksquellen im Alter

Eine erfüllte Sexualität, die im Alter dauerhaft das Lebensgefühl hebt, braucht auch zu Beginn des 21. Jahrhunderts noch eine vertrauensvolle Paarbeziehung als Grundlage, trotz kultivierter »One-Night-Stands« und aller Trends zum »Cyber-Sex«. Zwar werden auch die Ehen von Paaren über 65 heutzutage immer häufiger geschieden. Die Zahl der Ehen, die nach der Silberhochzeit auseinander brechen, hat sich seit 1975 verdoppelt. Fast zehn Prozent aller Ehen, die heute geschieden werden, haben bis dahin 26 Jahre gehalten. Zwar lästerte der englische Schriftsteller Oscar Wilde, die Ehe sei nur der Versuch, zu zweit mindestens halb so glücklich zu werden, wie man es vorher alleine war. Aber Wilde wurde auch nur 46 und stand nie vor der Aufgabe, sich Gedanken über ein erfülltes Alter machen zu müssen, geschweige denn Modell dafür zu sein.

Die Alternsforschung ist da ganz anderer Meinung als Wilde. Eine stabile Beziehung hat immer noch einen hohen Stellenwert für Gesundheit und Wohlgefühl. Studien zeigen nämlich, dass sich eine harmonische Beziehung langfristig auf dem Glückskonto auszahlt. Zu diesem Ergebnis kam etwa die große Harvard-Altersstudie, eine der umfangreichsten Untersuchungen weltweit über die Entwicklung von 824 Männern und Frauen über einen Zeitraum von 60 Jahren hinweg. Die Mammutstudie bewies eindeutig, dass sich die »glücklich-gesunden« Teilnehmer sechsmal häufiger einer funktionierenden Partnerschaft erfreuten als die »traurig-kranken« Teilnehmer. Auch der Schweizer Altersforscher François Höpflinger, der eine Reihe von Altersstudien durchgeackert hat, kam jüngst zu dem Schluss, dass Personen in einer Paarbeziehung höhere Zufriedenheitswerte aufweisen als Alleinstehende.

Auch die Mediziner scheinen sich zunehmend für diese Frage zu interessieren. So wurde auf der Jahrestagung der Amerikanischen Herz-Vereinigung in New Orleans Ende 2004 eine Studie vorgestellt, die belegt hat, dass ein netter Ehepartner langfristig den Kardiologen auf Distanz hält. Der Grund: Verheiratete haben niedrigere Cholesterol-Werte, weniger Übergewicht, und sie rauchen auch weniger als Nichtverheiratete. Das gilt für Männer und Frauen gleichermaßen, und alle drei Faktoren senken das Risiko für Herzerkrankungen. Verheiratete Männer wiesen zusätzlich einen niedrigeren Blutdruck auf als Alleinstehende. Das heißt im Klartext: Eine solide, tragfähige Partnerschaft verbessert unser Wohlbefinden im Alter und erhöht die Wahrscheinlichkeit, dass wir körperlich und psychisch gesünder alt werden. An einer harmonischen Beziehung zu arbeiten, zahlt sich langfristig auf jeden Fall aus.

10 Tipps für lustvolles Happy Aging

1. Sex fördert die Gesundheit, steigert die Lebenserwartung und tut über das Hormonsystem auch der

Seele gut. Glückshormone werden ausgeschüttet und sorgen für Wohlbefinden. Spermien wirken antidepressiv. Bauen Sie also Sexualität fest in Ihr Happy Aging-Programm ein.

2. Geben Sie auch der Zärtlichkeit eine Chance. Eine Partnerschaft, in der beide Partner Zärtlichkeit und Nähe genießen, trägt zur Zufriedenheit und zu körperlichem Wohlbefinden bei. Lassen Sie sich nicht durch Menschen verunsichern, die meinen, dass Alter und Zärtlichkeit nicht zusammenpassen.

3. Es geht beim Thema nicht um: »Viermal pro Woche Sex lässt Sie zehn Jahre jünger aussehen« oder »Fitnessprogramm Sex verhindert das Alter«. Solche Ideen lassen durch die Hintertür dann doch nur wieder den Anti-Aging-Wettbewerb herein. Das führt letztlich zu Versagensängsten, Leistungsfixierung und in den Viagra-Wahn, samt allen negativen Auswirkungen für das Selbstbild von Männern und Frauen.

4. Sexueller »Erfolg« ergibt sich gerade im Alter nicht aus der Häufigkeit, sondern aus der Qualität der gesamten Beziehung. Auch liebevolle Zuwendung, Körperkontakt und Zärtlichkeiten steigern das Wohlbefinden ungemein, räumen Sie ihnen viel Platz im Alltag ein.

5. Für eine erfüllte Sexualität im Alter raten Therapeuten vor allem Frauen, sich von verbreiteten Vorstellungen über Attraktivität zu lösen. Man muss nicht aussehen wie Julia Roberts, um eine erfüllte Sexualität zu leben.

6. Für Männer gilt: Befreien Sie sich vom Leistungsdenken in Sachen Sex. Eine Sexualität, die das Wohlbefinden im Alter steigert, ist kein Fitnesstest mit Erfolgsquoten.

7. Je positiver Ihre Haltung gegenüber dem Alter generell ist, umso positiver können Sie auch Sexualität erleben. Ein Grund mehr, an einem positiven Selbstbild zu arbeiten.

8. Genießen Sie die neuen Möglichkeiten, die das Älterwerden in Sachen Sex mit sich bringt: Die Kinder sind endlich aus dem Haus, die leidige Verhütungsfrage entfällt und mit viel Lebenserfahrung im Gepäck weiß man viel besser als früher, was man will und was nicht. Anstatt der verlorenen Jugend nachzutrauern, sollte man sich lieber auf die gegenwärtigen Vorteile konzentrieren.

9. Damit möglichst viele Ältere ihre Sexualität als Quelle der Lebensfreude nutzen können und bei Problemen gut beraten werden, unterhält in Deutschland Pro Familia ein Netz von Beraterinnen. Probleme lassen sich auch mit der Frauenärztin oder spezialisierten Therapeuten besprechen, wenn die Beziehung vertrauensvoll ist.

10. Eine harmonische Partnerschaft ist gerade im Alter eine wichtige Grundlage für erfüllte Sexualität. Dafür lässt sich schon in frühen Jahren vorsorgen. Je positiver die Erfahrungen mit der eigenen Sexualität während des Lebens, umso weniger Probleme schafft das Älterwerden. Investieren Sie auch im Alter immer wieder viel Zeit in eine harmonische Paarbeziehung.

Nicht nur ein fester Partner verschönert das Leben und erhöht die Wahrscheinlichkeit, dass wir alt und glücklich werden. Auch gute Freunde, Familie und Bekannte erfüllen diese Funktion. Eines der wichtigsten Happy Aging-Mittel ist deshalb Geselligkeit, der rege Gedankenaustausch mit anderen, vielfältige Kontakte zu Gleichaltrigen, aber auch zu Menschen aus der Generation vor und nach uns. Studien haben gezeigt, dass soziale Kontakte für die körperliche und seelische Gesundheit mindestens so wichtig sind wie Sport. Im nächsten Kapitel erfahren Sie, warum.

6 Gesellig altert es sich besser

*Ein wahrer Freund trägt mehr
zu unserem Glück bei
als tausend Feinde
zu unserem Unglück.*
Marie von Ebner-Eschenbach

Haben Sie heute schon mit jemandem gesprochen, Gedanken, Sorgen und Freuden ausgetauscht, Witze gerissen oder einen Konflikt gelöst? War das gestern auch so und vorgestern? Und wird das aller Wahrscheinlichkeit nach auch morgen und nächste Woche der Fall sein? Haben Sie drei, vier enge Freunde oder Freundinnen, die mit Ihnen durch Dick und Dünn gehen? Haben Sie guten Kontakt zu Familienangehörigen, zu Eltern, Kindern, Geschwistern, Neffen, Tanten? Und tauschen Sie mit Ihren Nachbarn mehr aus als ein »Hallo!«? Gratulation! Wenn Sie diese Kontakte in den nächsten Jahren beibehalten, stehen die Chancen gut, dass Sie eine wichtige Hürde für glückliches Altern genommen haben. Denn Vereinsamung gilt als eine der größten psychischen Gefahren des Älterwerdens. Wer sich zu früh zur Ruhe setzt, wenig Kontakte pflegt und keine Hobbys hat, ist besonders gefährdet, allein zu bleiben und dadurch an Lebensqualität einzubüßen. Kulturelle Veranstaltungen, Sport und Ehrenämter, Familienfeste oder langjährige Freundschaften, die regelmäßig gepflegt werden, schützen vor Vereinsamung. Egal ob eigene Kinder, gute Freunde, nette Kollegen – das soziale Netzwerk ist letztlich entscheidend, denn es hat eindeutig mortalitätssenkende Effekte. Wir leben länger und besser, je mehr Kontakte wir zu anderen Menschen aufbauen und ein Leben lang aufrechterhalten können. So lautet das Fazit medizinischer und psychologischer Studien.

Im Folgenden erfahren Sie, warum Geselligkeit für glückliches Altern so wichtig ist, wie sich für ein gesellig-glückliches Alter vorsorgen lässt, welcher Geselligkeitstyp Sie sind und ob Sie eventuell noch mehr in puncto Kontakte tun sollten – oder ob Sie sich in dieser Beziehung bereits entspannt zurücklehnen können.

So wichtig wie Sport

Erstaunlicherweise scheint ein geselliges Leben im Alter ebenso fit zu halten wie Sport. Soziale Aktivitäten sind offensichtlich so viel wert wie regelmäßige Bewegung, wenn es darum geht, glücklich und gesund alt zu werden. Zu diesem Ergebnis kam vor wenigen Jahren eine Studie, die im angesehenen Fachblatt *British Medical Journal* veröffentlicht wurde: Thomas Glass von der Universität in Harvard und seine Kollegen beobachteten 13 Jahre lang 2700 Senioren über 65 Jahren und machte dabei eine überraschende Entdeckung: Die Goldies bewiesen, dass sich Kartenspielen, Kino- und Theaterbesuche oder Klönabende mit Freunden genauso positiv auswirken wie leichte sportliche Betätigung oder Gartenarbeit. Die Versuchspersonen mit regen Sozialkontakten lebten genauso gut, gesund und lange wie ihre sportlichen Altersgenossen. Litten die Teilnehmer dagegen unter Einsamkeit, verkürzte sich ihr Leben um durchschnittlich vier bis fünf Jahre. Einsamkeit ist also eine gefährliche Stelle im Minenfeld des Alterns. Dem stimmt auch Georg Adler vom Mannheimer Zentralinstitut für Gesundheit zu. Er hat untersucht, wie sich die soziale Situation auf die Lebenszufriedenheit auswirkt: »Die Lebenszeit älterer Menschen, die sozial isoliert leben und keinen Hobbys nachgehen, ist deutlich verkürzt.«

Das heißt nun natürlich *nicht*, dass es unnötig wäre, Sport zu treiben und besser, regelmäßig in die Kneipe zu gehen. Kombinieren Sie einfach beides und potenzieren Sie damit die positiven Effekte für Ihr eigenes Altern. Sport *und* Geselligkeit lautet die Devise für ein optimales Ergebnis. Wie wichtig nämlich auch Bewegung für ein erfolgreiches Altern ist, erfahren Sie im nächsten Kapitel noch genauer.

Männer oft besonders einsam

In puncto Geselligkeit sind diesmal die Frauen im Vorteil, denn es sind vor allem Männer, die im Alter von Einsamkeit bedroht sind, wie Psychologen aufgedeckt haben. Anders als beim positiven Selbstbild können sich die Damen also erst einmal zurücklehnen. Zwar haben Männer während ihres Berufslebens in der Regel ausreichend soziale Kontakte zu Kollegen und Freunden. Nach dieser Zeit allerdings fängt es oft an zu bröckeln. Eine Untersuchung der australischen Griffith University an 400 Personen über 65 Jahren zeigte: Ältere Frauen haben stärkere soziale Netzwerke, und sie pflegen mehr Kontakte nach außen als ihre Männer. Nach dem Tod der Lebenspartnerin haben die dann oft große Schwierigkeiten, wieder Anschluss an andere Menschen zu finden: »Während sich verheiratete Männer beim Aufbau und bei der Pflege sozialer Kontakte meist auf ihre Frauen verlassen können, bekommen Witwer hier in der Regel große Schwierigkeiten. Und es gibt noch ein weiteres Problem – viele ältere Männer nehmen keine Hilfe an«, berichtet Nerina Vecchio, die die Untersuchung leitete.

Nicht nur in Australien, auch in Deutschland leiden ältere Männer häufiger unter Einsamkeit und fehlenden zwischenmenschlichen Kontakten. Ihre Selbstmordrate beispielsweise ist fast dreimal so hoch wie die der Frauen, was nicht zuletzt daran liegt, dass sie im Falle einer Verwitwung weniger gut von einem Netz sozialer Beziehungen aufgefangen werden. Besonders ab dem 75. Lebensjahr geht die Kurve männlicher

Selbstmorde steil nach oben. Gleichaltrige Frauen sind im Allgemeinen psychosozial besser integriert und haben auch intensivere emotionale Kontakte.

Hier einmal in aller Kürze, was Psychologen herausgefunden haben:

- Über 75-Jährige fühlen sich häufiger einsam als 65- bis 74-Jährige. Wir müssen uns also umso aktiver um Geselligkeit bemühen, je älter wir werden.
- Personen, denen es gesundheitlich schlecht geht, klagen mehr über Einsamkeit als jene, denen es gut geht.
- Je inaktiver, je »langweiliger« das Leben ist und je weniger Selbstvertrauen jemand hat, umso einsamer ist er oder sie im Alter.
- Je weniger Interessen wir im Alter haben und je weniger unser Denken auf die Zukunft hin ausgerichtet ist, umso einsamer werden wir später sein.
- Je besser das Verhältnis zu den eigenen Kindern ist, umso seltener klagen ältere Menschen über Einsamkeit.
- Allein stehende Männer weisen eine höhere Sterberate auf als verheiratete Altersgenossen.
- Je höher das Einkommen, die Bildung und die soziale Schicht, der man angehört, umso mehr Kontakte bestehen in der Regel zu anderen Menschen.

Freunde verlängern das Leben

»Ein Freund, ein guter Freund, das ist das Beste, was es gibt auf der Welt«, sangen die Comedian Harmonists und hatten damit Recht. Denn nicht nur der eigene Partner steigert die Lebensqualität und wirkt lebensverlängernd. Auch gute Freunde, Nachbarn und Kollegen beeinflussen unsere Lebenserwartung. Wie machen sie das? Eine Forschergruppe mehrerer deutscher Universitäten untersuchte an über 7000

Menschen den Zusammenhang zwischen sozialen Kontakten und der Sterblichkeit im Alter. Das Ergebnis war verblüffend: Mit jeder Person, auf die man sich verlassen kann, der man sich verbunden fühlt und mit der man seine Probleme und Freuden teilen kann, sinkt das Sterberisiko Stück für Stück. Die Geselligen profitieren vor allem von Wertschätzung, Bestätigung, Intimität, Hilfe im Haushalt, bei Krankheit und in Notfällen. Mangelt es an dieser Unterstützung, steigt das Risiko für Ängste und Depressionen, die letztlich auch die körperliche Gesundheit untergraben.

Die liebe Familie

Der Schauspieler Sir Peter Ustinov hat einmal eine interessante Feststellung über den Wert der Familie im Alter gemacht, die mehr als viele wissenschaftlichen Studien etwas darüber aussagt, was Familie im Alter ausmacht. Auf die Frage, welche Bedeutung eigene Kinder im Leben hätten, antwortete er: »Ein Kind ist eine Art Lebensversicherung – die einzige Art der Unsterblichkeit, derer wir sicher sein können.« Und die liebe Familie scheint auch eine effektive Versicherung gegen Einsamkeit im Alter zu sein. Denn eine der wichtigsten Ursachen für Alterseinsamkeit sind – neben der Verwitwung – mangelnde Familienbeziehungen. Sie sind die am leichtesten herzustellende Form des Sozialkontaktes, denn man wird quasi hineingeboren. Wie wichtig das in der Lebenswirklichkeit ist, zeigen die folgenden Zahlen: 70 Prozent der heute alten Menschen in Deutschland leben in der Nähe ihrer Kinder oder sogar mit ihnen zusammen, 90 Prozent der sehr Alten werden auf irgendeine Art von den Kindern mit versorgt. Die meisten Älteren wünschen hier die so genannte »Intimität auf Abstand«, also einerseits Nähe, aber auch die Möglichkeit zur Distanz.

Das klingt erstaunlich, werden jetzt vor allem diejenigen denken, die gerade heftige Auseinandersetzungen mit ihren alt werdenden Eltern, ihren pubertierenden oder erwachsenen Kindern ausfechten. Familie stresst. Finanzen, Marotten, nervende Besuche zum Sonntagskaffee, lästige Erwartungen und die immer gleichen Sticheleien – es gibt viele Ursachen für Konflikte zwischen den Generationen. Aber obwohl die Beziehungen alter Eltern zu ihren erwachsenen Kindern häufig Ärger und Streit mit sich bringen, scheinen sie letztlich doch eher hilfreich für ein glückliches Altern zu sein. Zu dieser Diagnose kommen Forscher vom Deutschen Zentrum für Altersfragen in Berlin. Sie befragten im April 2000 gut 1700 Menschen über 75 Jahren in vier Ländern nach ihren Kontakten zu den eigenen Kindern. Gleichzeitig wurden ihre subjektive Lebensqualität und ihre Lebenszufriedenheit gemessen. Die Ergebnisse zeigen, dass familiäre Netzwerke vor allem in solchen Ländern wichtig sind, die erst seit kurzem eine hoch entwickelte Infrastruktur von Unterstützungsdiensten haben, wie etwa Israel oder Deutschland seit der Einführung der Pflegeversicherung 1995. »Für die subjektive Lebensqualität älterer Menschen ist die Tatsache bedeutsam, mindestens ein lebendes erwachsenes Kind zu haben; die Zahl der Kinder ist zweitrangig«, berichtet Clemens Tesch-Römer vom Zentrum für Altersfragen. Dies gilt allerdings mit Einschränkungen: In Norwegen, das seit längerem eine beispielhafte Infrastruktur von Altendiensten hat, ist es offensichtlich möglich, Kinderlosigkeit zu kompensieren. Dort geht es Älteren auch ohne Kinder gut. Wer also im Alter nicht nach Norwegen umziehen möchte, sollte sich rechtzeitig um gute Beziehungen zur lieben Familie bemühen.

Eine Ursache für Einsamkeit im Alter ist außerdem die Verwitwung, die viel mehr Frauen betrifft als Männer. Denn für Ältere ist der Verlust eines Ehepartners schwerer zu bewältigen als für Jüngere, da es an »Ersetzbarkeit« und oft auch am Willen mangelt. Ein fantastisches Beispiel, wie man auch nach einer Verwitwung noch wertvolle Kontakte aufbauen kann, die die Lebensqualität steigern, ist eine ältere Dame aus unserer Verwandtschaft, nennen wir sie Gesine Gesellig: Nach dem Tod ihres Mannes entwickelte sie erst zögerlich, dann mit zunehmender Power vielfältige Aktivitäten. Sie trat einem Malkreis und einem Schreibzirkel bei, besuchte Internetkurse für Senioren und besuchte Freunde und Verwandte von Südafrika bis Kanada. Inzwischen ist die 69-Jährige in Sachen Internet so fit, dass sie selbst Kurse für Altersgenossen geben kann. Im Netz hat sie viele Kontakte zu ehemaligen Mitschülern aus Internatszeiten geknüpft. Ohne diese vielfältigen Kontakte kann sie sich ihr Leben nicht mehr vorstellen: »Sie sind wie eine große Familie für mich geworden«, erzählt sie stolz. Und entsprechend schwierig ist es, sie einmal auf einen Kaffee zu erwischen.

Dass selbst sehr alte und sogar demenzkranke Menschen noch von zwischenmenschlichen Kontakten profitieren, fand ein Wissenschaftlerteam der Universität Zürich mit einer etwas ungewöhnlichen Methode heraus. Die Altersforscher baten freiwillige Helfer, einige demente Bewohner eines Altenheims regelmäßig zu besuchen. Sie wollten herausfinden, ob die Besuche über zehn Wochen hinweg irgendeinen Effekt auf die vergesslichen, häufig kranken und einsamen Menschen haben würden. Und natürlich interessierte die Forscher auch, ob dadurch möglicherweise die negativen Folgen des geistigen Abbaus gemildert werden können. Und es sieht tatsächlich ganz so aus: »Wir haben Verbesserungen im psychischen, körperlichen und auch im sozialen Wohlbefinden festgestellt. Zudem minderte sich das durch Krankheiten bedingte Leiden. Und die Besuche schwächten auch die Auswirkungen des geistigen Abbaus ab«, berichtet Sandra Oppikofer vom Psychologischen Institut der Uni Zürich. Die besuchten Alten waren aufgeschlossener als ihre nicht besuchten Zimmergenossen, weniger aggressiv, weniger depressiv, sie entwickelten einen stärkeren Bezug zur Umwelt und fühlten sich viel weniger einsam und verloren. Auch dem Pflegepersonal fiel die bessere Stimmung auf. Es scheint also nie zu spät zu sein, um gesellige Kontakte, selbst zu ganz fremden Menschen, aufzubauen.

Welcher Geselligkeitstyp sind Sie?

Psychologen unterscheiden verschiedene Temperamente in Sachen Geselligkeit. Finden Sie heraus, welcher Typ Sie sind, ob Sie eher eine Gesine Gesellig oder vielleicht ein Konrad Kontaktarm sind. Die Einordnung in die Geselligkeitskategorien zeigt Ihnen, ob Sie sich eventuell noch etwas stärker um Kontakte bemühen sollten oder ob Sie bereits ausreichend versorgt sind:

Die Geselligen stehen recht gut da. Sie sind sozial aktiv und gut in ihr Umfeld eingebunden. Meist sind sie mit ihren sozialen Kontakten vollauf zufrieden und verspüren keinen Wunsch nach einer Ausweitung ihrer Beziehungen. Sie haben das geringste Risiko, im Alter unter Einsamkeit zu leiden.

Die Kosmopoliten sind sozial interessiert, aber emotional weitgehend unabhängig von engeren Beziehungen. Man wohnt mal zu Hause, mal auf Lanzarote, reist herum und pflegt viele, meist nicht sehr tief gehende Kontakte zu anderen Menschen.

Ganz anders leben die *Unersättlichen*. Sie sind sozial ausgesprochen aktiv und ständig darum bemüht, neue Leute kennen zu lernen, egal ob Kollegen, Nachbarn oder auch wildfremde Menschen in Cafés und auf der Straße. Bei ihnen ergibt sich aus zufälligen Bekanntschaften oft ein engerer Kontakt. Solange Sie die Gefahr der Oberflächlichkeit umschiffen, können Sie im Alter hervorragend von ihren vielfältigen Kontakten zehren.

Die Phlegmatiker dagegen sind sozial weniger interessiert

und eher gleichgültig gegenüber engeren Kontakten zur Umgebung. Sie sind sich selbst oft genug und bemühen sich kaum aktiv um neue Bekanntschaften. Solange sich in diese Form der Geselligkeit keine Unzufriedenheit einschleicht, sind später keine gravierenden Einbußen in puncto Lebensqualität zu erwarten.

Die *Isolierten* schließlich sind die wohl bedauernswertesten unter allen Geselligkeitstypen. Denn sie haben zwar den brennenden Wunsch nach Sozialkontakten, schaffen es aber aus den verschiedensten Gründen nicht, ihn zu realisieren. In der Regel braucht diese Gruppe öfter einen Anstoß und Hilfestellungen von außen. Ideal ist es, wenn die Isolation durch andere aktiv aufgebrochen wird. Man sollte diese Menschen einfach mal zu Aktivitäten mitnehmen, denn oft bringen sie den Mut dazu nicht auf.

Sich selbst treu bleiben

Wer sich also zu früh zur Ruhe setzt, wenig Kontakte hat, keine Familie hat und seine Hobbys nicht pflegt, wird mit großer Wahrscheinlichkeit nicht glücklich alt. Wie viele Aktivitäten wir allerdings jenseits der 60 noch pflegen, ist wiederum ein »Päckchen«, das wir aus der Jugend und dem mittleren Erwachsenenalter mitbringen. Die Berliner Altersstudie zeigte, dass Extravertierte und geistig fitte Menschen auch im Alter aktiver sind. Und man ist umso aktiver, je mehr man es ein Leben lang war, zu diesem Schluss kommt Altersforscher Paul Baltes: »Es gibt eine Kontinuität der gesellschaftlichen Beteiligung.« Dabei spielt auch die gesellschaftliche Position eine wichtige Rolle, denn je besser ausgebildet jemand ist und je höher sein Status, umso mehr beteiligt er sich schon in der Jugend am öffentlichen Leben. Letztlich kann man also für ein geselliges Alter schon früh vorsorgen, indem man sozialen Aktivitäten einen möglichst großen Raum einräumt.

Auch hier stellt sich freilich die Frage nach dem richtigen Maß. Denn ebenso, wie man seine sportlichen Aktivitäten individuell dosieren muss, so sollte man auch bei den sozialen Aktivitäten die eigenen Vorlieben und Charakterzüge berücksichtigen. Wenn Sie ein eher häuslicher und zurückgezogener Mensch sind, der mit sich selbst und einigen wenigen Kontakten zufrieden ist, müssen Sie im Alter nicht plötzlich in hektische Aktivitäten ausbrechen. Nicht alle Menschen brauchen gleich viel Trubel. Eine Studiengruppe am Mannheimer Zentralinstitut für Gesundheit fand an 60 zufällig ausgewählten Männern und Frauen heraus, dass manche Menschen sogar zufriedener sind, wenn sie sich im Alter aus sozialen Beziehungen zurückziehen können. Das gilt vor allem für diejenigen, die schon früher eher häuslich-zentriert lebten und beispielsweise durch ihre Berufstätigkeit gezwungen waren, viele Kontakte zu pflegen, während sie sich insgeheim danach sehnten, zu Hause in Ruhe im Garten sitzen zu können. Umgekehrt sind ältere Menschen mit einem nach außen gewandten Lebensstil zufriedener, wenn sie ihre sozialen Kontakte und die aktive Lebensweise aufrechterhalten können.

Geselligkeitsbedürfnisse im Alter hängen also stark davon ab, welcher Typ man während des gesamten Lebens war. Entsprechend hoch ist das individuelle Bedürfnis nach Geselligkeit im Alter. Wer 50 Jahre lang als Geselligkeits-Phlegmatiker lebte, braucht nicht dieselben Kontakte wie einer aus der Unersättlichen-Gruppe.

Als Faustregel gilt: Wer in seiner Jugend viele Menschen brauchte, sollte sich auch im Alter darum kümmern, unter die Leute zu kommen. Wer immer schon mit weniger Kontakten auskam, muss auch im Alter nicht dauernd im Mittelpunkt der Aufmerksamkeit stehen, um glücklich zu sein. Bleiben Sie sich selbst treu.

Für alle Typen aber gilt: Soziale Isolation sorgt *immer* für weniger Lebenszufriedenheit und stört *immer* das Wohlbefinden. Einsamkeit und Isolation sind nämlich nicht dasselbe. Unter Einsamkeit ist die subjektive Beurteilung der eigenen sozialen Situation zu verstehen: Einsam ist, wer sagt, er sei einsam, sich also einsam fühlt. Dieses Gefühl kann man trotz vieler netter Freunde und auch auf turbulenten Partys haben. Isolation dagegen ist der tatsächliche, objektiv fassbare Mangel an Sozialkontakten. Isoliert ist ein Mensch, dessen Sozialkontakte sich auf bloße Begrüßungsfloskeln und Smalltalk beim Friseur beschränken, und der ansonsten keinen gedanklichen Austausch mit anderen hat. Rund fünf Prozent der Deutschen über 65 Jahre stellten sich in einer Befragung als sozial isoliert heraus. Und eine Studie des Bamberger Staatsinstituts für Familienforschung unter der Leitung von Harald Rost zeigte, dass es hier vor allem eine Risikogruppe gibt, nämlich ältere Singles. Von ihnen lebt rund jeder Fünfte völlig isoliert. Das sind Menschen, die nie verheiratet waren und keine eigene Familie haben, Menschen, die zurückgezogen leben und nur sporadische Sozialkontakte haben. Diese isolierte Lebensform wirft praktisch immer einen Schatten auf den Alterungsprozess. »Dazu kommen Singles mit gesundheitlichen und seelischen Problemen, einer schwierigen sozialen und wirtschaftlichen Lage, Zukunftsängsten oder einer unzureichenden Altersvorsorge«, berichtet Rost. Die Einbußen im Wohlbefinden gelten allerdings nicht für die freiwilligen Singles, die ganz bewusst allein geblieben sind, weil ihnen diese Lebensform einfach mehr zusagt. Von ihnen gaben 75 Prozent an, sich rundum glücklich zu fühlen.

Großzügig sein

Geben ist seliger denn Nehmen, das ist nicht nur ein Grundsatz christlicher Nächstenliebe aus dem Konfirmandenunterricht, sondern auch ein wichtiger Punkt für Ihr Happy Aging-Programm. Wer länger glücklich leben will, sollte sich tatsächlich lieber um andere kümmern, als ständig nur darauf bedacht zu sein, was er von anderen bekommen und wie er von Beziehungen profitieren kann. Ältere Menschen, die ihre wertvolle Zeit, ihr Wissen und ihr Engagement anderen Menschen zur Verfügung stellen, können dadurch ihr Leben im Vergleich zu Egoisten verlängern. Das fand die Psychologin Stephanie Brown mit einer Befragung von rund 400 älteren Paaren heraus, wie die Zeitschrift *Psychologie Heute* berichtete. Die zufällig ausgewählten Goldies wurden 1987 zum ersten Mal interviewt und fünf Jahre später noch einmal. Die Forscherin wollte herausfinden, wie gut die Paare die mit dem Altern verbundenen Schwierigkeiten anpacken und bewältigen. Im Mittelpunkt stand dabei die Frage, ob die Versuchspersonen Verwandten, Freunden und Nachbarn gerne und oft halfen. Darunter fiel zum Beispiel praktische Hilfe im Haushalt oder bei der Kinderbetreuung, aber auch emotionale Zuwendung.

Das Ergebnis: Die Paare lebten länger, wenn sie andere unterstützten. Es kommt also nicht unbedingt nur darauf an, wie viel Unterstützung und Anerkennung wir von anderen bekommen, sondern auch darauf, dass wir sie selbst geben. Großzügigkeit, Interesse an Mitmenschen und soziales Engagement sind hervorragende Anti-Aging-Mittel. Je mehr emotionale Zuwendung man Bekannten und Freunden gibt, ihnen bei Problemen zuhört und Trost spendet, umso länger lebt man letztlich selbst. Kombiniert mit Unterstützung, die einem selbst zuteil wird, ergibt das eine unschlagbare Mischung.

10 Tipps für geselliges Altern

1. Psychologische Studien zeigen: Je zufriedener alte Menschen mit ihrer Partnerschaft, mit dem Verhältnis zu Freunden, Familienangehörigen und Bekannten und mit ihrer Freizeitgestaltung sind, umso wohler fühlen sie sich. Wichtig für erfolgreiches Altern sind die emotionale und materielle Unterstützung, aber auch Wertschätzung, Bestätigung und Intimität, die vertraute Menschen geben.

2. Mit jeder Person, auf die man sich verlassen kann, der man sich verbunden fühlt und mit der man seine Probleme und Freuden teilen kann, sinkt das Risiko, früh zu sterben. Mangelt es an diesen Faktoren, steigt das Risiko für Ängste und Depressionen. Und die untergraben irgendwann auch die körperliche Gesundheit und beschleunigen Alterungsprozesse.

3. Kontakte zu Kindern und Enkeln erhöhen die Lebensqualität und die Lebenszufriedenheit. Für die Lebensqualität älterer Menschen ist es wichtig, mindestens ein erwachsenes Kind zu haben; die Zahl der Kinder ist zweitrangig. Obwohl die Beziehungen alter Eltern zu ihren erwachsenen Kindern häufig Konflikte mit sich bringen, zeigen Studien, dass sie letztlich mehr helfen als schaden. Kümmern Sie sich also rechtzeitig um gute Familienbeziehungen zur Generation vor und nach Ihnen.

4. Warum nicht einmal die Neffen, Nichten oder Enkel einladen, mit ihnen in den Zoo gehen und hinterher ein Eis essen? Wenn die Kleinen aus ihrem Leben erzählen, behält man Kontakt zur Welt der Jüngeren.

5. Theater, Museen, Tanzen, Konzerte und Kino bringen neue Ideen und Erfahrungen ins Leben – und auch die eine oder andere neue Bekanntschaft.

6. Vielleicht wartet eine Freundin oder ein Bekannter schon seit Wochen auf einen Anruf? Ein ausgiebiger Plausch mit alten Freunden tut den Personen an beiden Enden der Leitung gut. Wer anderen Menschen nahe ist, hat höhere Chancen, mit sich selbst im Einklang zu sein, als jemand, der sich niemandem verbunden fühlt.

7. Gestalten Sie Ihre Beziehungen aktiv und warten Sie nicht ab, bis andere die Initiative ergreifen. Je aktiver Sie schon frühzeitig sind, umso mehr können Sie Ihre Beziehungen selbst gestalten.

8. Vereinsamung gilt als eine der größten psychischen Gefahren des Älterwerdens. Vor allem Männer müssen vorsorgen. Während sich verheiratete, berufstätige Männer bei der Pflege mitmenschlicher Kontakte häufig auf ihre Frauen und die Kollegen verlassen können, bekommen Witwer und Ruheständler oft Schwierigkeiten. Sie sollten sich besonders aktiv um Geselligkeit bemühen.

9. Seien Sie großzügig, das verschönert und verlängert Ihr Leben. Überraschen Sie zum Beispiel mit einer Einladung ins Kino. Aber scheuen Sie sich auch nicht, Hilfe von anderen anzunehmen, von Kindern, Nachbarn, Freunden oder Verwandten. Man muss ja nicht immer alles alleine schaffen. Hilfe ermöglicht eine Revanche, das festigt die sozialen Kontakte auf Dauer und vergrößert das unterstützende Netzwerk.

10. Soziale Kontakte sind nur förderlich, wenn sie positiv, erfreulich und anregend sind. Unerfreuliche Kontakte zu Mitmenschen beeinträchtigen die Lebenszufriedenheit und erschweren das Älterwerden, weil sie negativen Stress verursachen. Meiden Sie deshalb Menschen, die Ihnen unangenehm sind und auf Dauer Ihre Stimmung »runterziehen«.

Zwar zeigte die Studie von Thomas Glass, dass Geselligkeit fast ebenso wichtig ist wie regelmäßige Bewegung. Aber Altersmediziner und Psychologen sind sich in kaum einem Punkt so einig wie darin, dass Sport ein unerlässlicher Faktor für erfolgreiches Altern ist. Es gibt kaum einen Weg, mehr für seine körperliche und seelische Gesundheit zu tun, und es gibt kaum ein wirkungsvolleres Anti-Aging als Bewegung. Wer Sport treibt, bleibt allerdings nicht nur biologisch jünger, er sieht auch jünger aus und wird in der Regel gelassener und psychisch gesünder alt. Wie das im Detail funktioniert, sehen Sie im nächsten Kapitel.

7 Das Älterwerden sportlich nehmen

*Der Mensch bewegt sich
nicht weniger, weil er alt wird.
Er wird alt, weil sich weniger bewegt.*
Gustav-Adolf Schur

Gustav Adolf Schur war *das* Sportidol der DDR. Heute ist er 73 und setzt sich immer noch für den Radrennsport ein. Seinem Zitat über das bewegte Alter würden auch viele Ärzte auf Anhieb zustimmen. Einer von ihnen ist Thomas Suermann, Präventionsbeauftragter der Ärztekammer Niedersachsen. Er ist der Meinung, dass viele Veränderungen in der körperlichen und geistigen Leistungsfähigkeit, die oft ausschließlich dem Alter in die Schuhe geschoben werden, eher die Folge von Versäumnissen in früheren Lebensabschnitten sind. Und zwar vor allem eine Folge des Verzichts auf die Nutzung vorhandener Fähigkeiten. Wenn sich jemand jahrelang nicht ausreichend bewegt, wird er rascher und mit mehr Beschwerden altern als sein Nachbar, der sich regelmäßig in die Laufschuhe gezwängt und ein paar Runden gedreht hat.

Natürlich gibt es absolute Sportmuffel, die gesund und glücklich 90 werden. Ausnahmen bestätigen die Regel. Aber mal ehrlich, kennen Sie so einen oder so eine? Haben Sie einen fitten 80-Jährigen in der Familie oder im Bekanntenkreis, der sich nie recht bewegt hat? Als Modell dient Sportverächtern gerne Winston Churchill, Urheber der Parole »No sports!«. Kaum ein anderes Zitat von Churchill wird so oft und inbrünstig benutzt, wenn es darum geht, die eigene sportliche Untätigkeit zu rechtfertigen. Der zigarrenrauchende Whisky- und Champagnerliebhaber muss immer noch als Kronzeuge dafür herhalten, dass man gedeihlich bis zum 90. Geburtstag sündigen kann. Weniger bekannt ist: Der junge Churchill war ein Sport-As und seine berühmt gewordene Antwort auf die Frage »Wie wurden Sie so alt?« war ironisch gemeint.

Der Deutsche Sportärztebund ist der Biographie Churchills einmal auf den Grund gegangen und hat dabei festgestellt, dass der Mann in seiner Jugend und auch als Erwachsener sehr aktiv war: Als eher fauler Schüler war er ein sportliches Multitalent, gewann im Fechten, Reiten, Schwimmen und Polo einige Meisterschaften. Davon zehrte er noch als über 70-Jähriger bei Fuchsjagden querfeldein. Auch seine abenteuerliche, strapaziöse Flucht zu Fuß aus der Gefangenschaft der Buren 1899 galt Zeitgenossen als körperliche Glanzleistung. Der Sportärztebund vermutet daher, dass die außergewöhnliche Kondition, die für die 18-Stunden-Tage als Politiker nötig war, nicht nur auf sein genetisches Erbe, sondern auch auf die im Sport erworbene Fitness zurückzuführen ist. Vom vermeintlichen Sportmuffel ist übrigens noch ein anderes, viel weniger bekanntes Zitat überliefert, das besser erklärt, wie er so gut alt werden konnte: »Keine Stunde, die man mit Sport verbringt, ist verloren.« Trotzdem orientieren sich bis heute viele Menschen lieber an der No-sports-Devise.

Wissenschaftliche Studien zeigen allen Bewegungsverächtern zum Trotz, dass regelmäßiges leichtes Training das Risiko für Herz-Kreislauf-Krankheiten, Krebs und Diabetes senkt. Sport verlangsamt den Abbau von Muskeln und Knochen. Diese Effekte sind bis ins hohe Alter eindeutig nachzuweisen. Zwar war man bis in die 1980er Jahre überzeugt, dass nach dem 70. Geburtstag durch Sport keine wesentlichen Trainingseffekte mehr zu erzielen sind. Heute weiß man, dass diese Annahme falsch war. Der Körper lässt sich durch Bewegung in jedem Alter positiv beeinflussen. Und Kraft, Ausdauer und Beweglichkeit, intakte Organe und Körperfunktionen sind eine wichtige Voraussetzung für Vitalität und die wiederum für Lebenslust im Alter. Diese Erfahrung machte auch Gräfin Bernadotte von der Insel Mainau, Jahrgang 1944. Die Mutter von fünf Kindern verwaltet die Insel und ist nebenbei noch in vielen Ehrenämtern aktiv. In einem Interview zum Älterwerden befragt sagte sie: »Ich halte mich fit, gehe gerne zur Kosmetik, denn dabei tue ich auch etwas für meine Seele.«

Das Altern des Körpers – nicht nur eine Frage der Gene ...

Die ersten körperlichen Abbauprozesse setzen bereits mit dem 20. Geburtstag ein. Die Haut beginnt an Elastizität zu verlieren, das Anpassungsvermögen der Augen wird geringer, und die Knochendichte beginnt abzunehmen. Zehn Jahre später fangen Muskeln, Leber und Nieren an, sich langsam zurückzubilden, in den Arterien tauchen erste Schäden auf. Ab 40 sinkt die Hormonproduktion, Frauen werden allmählich unfruchtbar, die Leistungsfähigkeit des Gehirns lässt nach. Es bröckelt an allen Ecken und Enden. Das Einzige, was im Alter bisweilen noch wächst, ist das Knorpelgewebe – der Grund, warum vor allem Männer auf ihre alten Tage manchmal ansehnliche Knollennasen und Ohrmuscheln bekommen. Der Rest des Körpers aber baut stetig ab, die biologische Uhr tickt immer lauter – es sei denn, man tut etwas, um diese Prozesse zu verlangsamen. Und wie Sie in diesem Kapitel sehen werden, tun Sie damit auch eine Menge Gutes für Ihr seelisches Wohlbefinden.

Unsere Abstammung spielt beim körperlichen Altern eine wichtige Rolle. So haben Brüder von 100-Jährigen statistisch gesehen eine 17-fach höhere Chance, ebenfalls ihren hundertsten Geburtstag zu erleben. Es gibt in der Tat Gene, die die Lebensspanne beeinflussen. Der Altersforscher Paul Baltes stellt allerdings fest: »Der rapide Anstieg der Lebenserwartung im 20. Jahrhundert lässt sich nicht mit Veränderungen im menschlichen Genom begründen. Dass die Menschen heute viel länger leben, liegt an den verbesserten Lebensumständen.« Welchen Anteil die Gene am Alterungsprozess haben, war lange Zeit unklar, bis schwedische Forscher 1998 auf die Idee kamen, die einzige Gruppe von Menschen zu untersuchen, die ein identisches Erbgut haben, aber nicht den gleichen Lebensstil: eineiige Zwillinge, die nach der Geburt getrennt und von unterschiedlichen Eltern aufgezogen wurden. Wären die Gene alleine ausschlaggebend, müssten solche Zwillinge etwa im selben Alter sterben. Das tun sie aber nicht, stellten die Wissenschaftler überrascht fest. Das Erbgut hat demnach höchstens einen Einfluss von 20 bis 30 Prozent auf unsere Lebensdauer. Ausschlaggebend ist viel mehr, wie wir mit unserem Körper umgehen. Selbst die langlebigsten Gene bringen nämlich kein Mehr an Lebensjahren, wenn der Körper jahrzehntelang nicht gepflegt wird.

Wie wir körperlich altern, ist also nur zum Teil eine Frage unseres genetischen Erbes, das ohnehin eine Art Lotterie ist. Viel wichtiger ist die Frage, *wie* wir gelebt haben. Die Alternsforschung hat nachgewiesen, dass wir zu einem bedeutenden Teil selbst in der Hand haben, wie schnell der individuelle Alterungsprozess abläuft. Was wir unserem Körper in Form von Nahrung zuführen, wie oft wir ihm Bewegung, frische Luft, Erholung und ausreichend Schlaf gönnen, beschleunigt das Altern oder verzögert es, darin sind sich Forscher heute einig. Heinz Zeier ist Professor am Institut für Verhaltenswissenschaft der Eidgenössischen Technischen Hochschule Zürich. Er vergleicht die Pflege des Körpers mit der eines Autos: »Ein Auto übersteht normalerweise die Garantiezeit, auch wenn man grob und unsachgemäß damit umgeht. Je älter es dann wird, desto empfindlicher reagiert es auf unsachgemäßen Umgang. Hingegen lässt es sich sehr lange benutzen, wenn es gehegt und gepflegt wird. Ähnlich verhält sich unser Körper.« Zeier ist überzeugt, dass ein junger Körper zwar jahrelangen Raubbau in Form einer falschen Lebensweise erträgt. Im Alter kann das allerdings schnell zum Knockout führen. Das weiß jeder jenseits der 40, der nach einer durchzechten Nacht die geschwollenen Lider geöffnet hat und den schmerzenden Kopf aus dem Kissen hob. Was mit 20 noch zur verlässlichen Grundkonstitution zählt, bereitet uns mit 40 schon deutlich mehr Probleme. Mit 60 braucht man dann nach einer durchtanzten Nacht einen Tag Urlaub, um sich wieder zu erholen.

… auch eine Frage des Lebensstils

Im Alter wird der Körper zunehmend zum bestimmenden Faktor des Lebens. Viele Tätigkeiten, Reisen und Sport fallen zunehmend schwer. Alterspsychologen berichten aus ihrer Praxis, dass es gerade Männern oft schwer fällt, sich mit ihrem alternden Körper zu arrangieren. Zwischen dem dreißigsten Lebensjahr bis zum Lebensende geht die Muskelleistung auf weniger als die Hälfte zurück. Aber auch Frauen haben oft ihre liebe Not mit den ersten grauen Haaren und der Erfahrung, weniger fit und leistungsfähig zu sein. Da wird auch schon mal eifersüchtig beäugt, ob die neue Praktikantin nicht ein wenig zu knackig daherkommt, während man sich selbst mit Speckröllchen herumplagt und das Fitnessstudio nur noch von der Jahresabrechnung auf dem Kontoauszug kennt.

Aber diese Phase kann heute entspannter und befriedigender verlaufen als für alle Generationen vor uns. Noch gute 30 Jahre können 60-Jährige heute vor sich haben – wenn Körper und Geist fit genug sind. Eines steht für Alternsforscher fest: Wie lange ein Mensch von körperlichen und geistigen Gebrechen verschont bleibt, ist vor allem eine Frage seines Lebensstils. Man muss nicht unbedingt Porsche-Gene haben, wenn man seinen Körper mit den Fiat-Genen gut pflegt. (Nichts gegen Fiat, mein Cinquecento hat lange brav seinen Dienst getan.) Vor allem mäßige, aber regelmäßige Bewegung verjüngt sicht- und fühlbar. Trainierte 60-Jährige erzielen nicht selten medizinische Werte von untrainierten 30-Jährigen. Wer sich jünger fühlt, hat eine positivere Einstellung zum Altern und zum Leben insgesamt. Und das stützt wiederum ein positives Selbstbild.

Sport ist das wirksamste Anti-Aging

Ludger Pientka ist Professor und Chefarzt der Klinik für Altersmedizin und Frührehabilitation der Universität Bochum und ein ausgewiesener Fachmann für den alternden Körper. Der Psychologe und Mediziner erklärte im Oktober 2004 auf einem Kongress in Bremen, dass Bewegung und gesunde Ernährung seiner Erfahrung nach die wichtigsten und letztlich einzig wirksamen Anti-Aging-Mittel sind: »Die Muskelkraft der Beine beispielsweise ist ein klarer Indikator dafür, wie viel sich jemand körperlich betätigt. Und diese Kraft sagt viel besser als alle anderen Werte voraus, wie wahrscheinlich jemand einmal an Herz-Kreislauf-Krankheiten leiden und wie gesund er altern wird.« Man sollte, so Pientka weiter, den Faktor Bewegung deshalb nicht auf die leichte Schulter nehmen. »Wenn man überlegt, dass die Sterblichkeit beispielsweise nach einem Schenkelhalsbruch um den Faktor drei bis vier erhöht ist, wird klar, dass Sport unverzichtbar für ein gesundes und glückliches Alter ist. Betroffene kommen früher ins Pflegeheim und werden auch eher bettlägerig.«

Vor einem exponenziellen Ansteigen von Hüftgelenksfrakturen aufgrund der demographischen Entwicklung warnt die Europäische Kommission bereits seit Jahren. Derzeit rechnet man allein in Deutschland mit Folgekosten von jährlich 2,5 bis 3 Milliarden Euro. Vermeiden lassen sich solche typischen Altersknochenbrüche nur auf zwei Weisen: Entweder wir legen uns mit 60 ins Bett und verlassen es nicht mehr. Oder wir trainieren schon Jahre vorher Muskelkraft, Gleichgewichtssinn und Ausdauer. Der Körper dankt und ermöglicht damit ein Plus an Lebensqualität.

Ludger Pientka weiß aus seiner langjährigen Praxis, welche zentrale Rolle Bewegung in einem wirksamen Anti- und Happy Aging-Programm spielt. »Als Mediziner muss ich sagen, dass es im Alter nicht auf das kosmetische Anti-Aging ankommt, das ist letztlich nur ein kostenpflichtiges Falten-Bügeln durch Ärzte«, sagte er in einem Vortrag während des Kongresses. »Das wichtigste Anti-Aging ist neben einer ausgewogenen, gesunden Ernährung die Bewegung.« Es gibt, so betont er, bis heute kaum einen Beweis dafür, dass beispielsweise die beliebten und massenhaft verabreichten Anti-Aging-Hormone wie DHEA oder Wachstumshormon unsere Knochen und Adern stärken oder die Lebensqualität im Alter auf irgendeine andere Weise verbessern. »Aber es gibt massig Studien, die gezeigt haben, dass Bewegung und gute Ernährung uns diesen wertvollen Dienst erweisen. Sie sind die Hauptstützen einer erfolgreichen Altersmedizin«, ist Pientka überzeugt. Dem stimmt auch der 77-jährige Kölner Sportmediziner Wildor Hollmann zu, der als Arzt mehrere Nationalmannschaften betreute: »Beim älteren und alten Menschen ist körperliche Aktivität die einzige wissenschaftlich gesicherte Möglichkeit, sich funktionell jünger zu erhalten, als es dem Geburtsschein entspricht.«

Je fitter wir im Alter sind, umso mehr Aktivitäten sind noch drin, und umso seltener müssen wir wertvolle Zeit in den Wartezimmern von Ärzten zubringen. »Wir müssen uns nicht den Kopf über eine teure und hochkomplexe Anti-Aging-Medizin zerbrechen, wenn wir all das ausschöpfen, was uns an Bewegung und gesunden Nahrungsmitteln täglich zur Verfügung steht. Dann braucht es auch keine Phantasien mehr für chemische oder chirurgische Jungbrunnen«, sagt Pientka.

Ein dauerhafter Verjüngungseffekt wird allerdings nur erzielt, wenn die Lebensweise über viele Jahre hinweg entsprechend gestaltet wird. Wer beispielsweise dick ist und dann mit 50 oder 60 durch exzessives Ausdauertraining stark abnimmt, hat zwar Gutes für seine Gesundheit getan, wird im Endeffekt aber älter aussehen als vorher, weil die Haut, der das polsternde Fett entzogen wurde, nun faltig herunterhängt. Es nutzt also nicht unbedingt, mit dem 60. Geburtstag in hektische Aktivitäten zu verfallen und all das wie ein Leistungssportler im Zeitraffer nachholen zu wollen, was man vorher jahrelang versäumt hat. Der frühe Vogel fängt den Wurm, lautet hier die Devise. Aber besser später als gar nicht.

Sport verzögert das Altern nicht nur in Sachen Adern, Blutwerte und Idealgewicht. Regelmäßige Bewegung lässt uns schon rein optisch jünger wirken. Der Trick funktioniert ganz einfach: Fitnesstraining erhöht die Fähigkeit der Muskeln, den Körper mit minimalem Energieaufwand in Bewegung zu setzen. Deshalb gehen trainierte Menschen aufrechter, sie zeigen eher einen beschwingten, kraftvollen Gang, und sie sehen weniger müde und angestrengt aus. Ausdauertraining setzt außerdem Glückshormone frei. Die gute Laune ist im Gesicht und an der Gestik zu erkennen. Alle diese Faktoren zusammen lassen uns jünger aussehen – und uns tatsächlich auch jünger fühlen. Und eben dieses »gefühlte Alter« trägt auf Dauer zu einem positiven Selbstbild bei, das wiederum wichtig für erfolgreiches Altern ist. Wer sich nur mühsam vom Lieblingssessel in die Küche und zurück schleppt und dann den Rest des Abends vor dem Fernseher verbringt, dürfte unabhängig von seinem kalendarischen Alter kaum einen jugendlich-frischen Eindruck hinterlassen. Das gilt bereits für übergewichtige, unsportliche 20-Jährige, die aus der Ferne betrachtet schon meist viel älter wirken als sie laut Personalausweis sind.

Muskeltraining macht unabhängig

In dem Fitness-Studio, das ich regelmäßig, aber zugegeben leider viel zu selten besuche, hing eine Zeit lang ein Werbeplakat. Es zeigte einen alten, dünnen und sehr zerbrechlich wirkenden Mann. Neben ihm stand ein Pfleger, der versuchte, ihm beim Aufstehen zu helfen. Unter dem Bild stand: »Kraft schafft Unabhängigkeit.« Man mag das als bloßen Werbespruch einer »Muckibude« abtun, aber eigentlich bringt dieser Satz kurz und knapp zum Ausdruck, was viele Sportpsychologen in ihren Studien mit Tausenden von Testpersonen nachgewiesen haben: Sport verbessert die Alltagskompetenzen, wirkt sich positiv auf die Stimmung aus und erhöht die Lebenszufriedenheit.

Was verbirgt sich eigentlich hinter diesen Alltagskompetenzen? Und warum sind sie so wichtig? Eine Antwort finden Sie, wenn Sie Ihren Altersängsten auf den Grund gehen. Für die meisten Menschen ist es nämlich eine Horrorvorstellung, im Alter bei den intimsten Verrichtungen auf fremde Hilfe angewiesen zu sein. Studien zeigen, dass viele Ältere sogar mehr Angst vor dem Verlust der Selbständigkeit haben als vor dem Tod. Und auch viele Gespräche mit meinen Bekannten und Freundinnen, die um die 40 sind, münden in den Satz: »Alt sein an sich ist ja nicht schlimm. Aber ich möchte mich nie von einem fremden Menschen waschen, füttern oder anziehen lassen müssen.« Der Gedanke, nicht mehr für sich selbst sorgen zu können, bedeutet für die meisten das Gegenteil von erfolgreichem Altern. Und der Clou ist, dass es eine furchtbar einfache und überdies günstige Methode gibt, diesen Alltagsaufgaben gewachsen zu bleiben: Bewegung und gezieltes Training. Je besser wir über Jahre hinweg gelernt haben, unsere Bewegungen zu koordinieren und die Muskeln zu betätigen, umso größer ist die Wahrscheinlichkeit, dass wir uns bis ins hohe Alter selbst versorgen können. Wir brauchen starke Muskeln, Gelenke und Knochen, um möglichst lange unabhängig zu bleiben. Der Wert für die Zufriedenheit im Alter ist gar nicht hoch genug einzuschätzen.

Viele Studien zeigen die Wirkungen von Ausdauer, Kraft und Koordination. Sportwissenschaftler werden deshalb nicht müde zu erklären, dass es für ein funktionelles Training nie zu spät ist, auch nach dem Umzug ins Altersheim oder in die Alten-WG nicht. Selbst gebrechliche Alte erleben bei einem altersangemessenen Krafttraining einen deutlichen Kraftzuwachs und verbessern viele Funktionen, die im Alltag wichtig sind. Als Wissenschaftliche Mitarbeiterin am Arbeitsbereich Gesundheitspsychologie der Freien Universität Berlin nahm die Psychologin Sonia Kippke das Sportverhalten der Deutschen genau unter die Lupe: »Der funktionelle Abbau kann durch regelmäßige körperliche Aktivität selbst jenseits der 70 noch aufgehalten werden. In Bezug auf die Leistungsfähigkeit konnte gezeigt werden, dass bei Menschen zwischen 71 und 100 die Muskelkraft durch ein achtwöchiges Krafttraining zunahm«, berichtet sie. Das bedeutet auch: weniger Stürze und Knochenbrüche, weniger Ängste, Unsicherheiten und das Gefühl, alt und unbrauchbar geworden zu sein. Das schafft mehr Unabhängigkeit und ein positiveres Selbstbild, das wir so nötig für glückliches Altern brauchen.

Thorsten Nikolaus, Professor an der Geriatrischen Klinik der Universität Ulm ist überzeugt: »Eine längere Lebenserwartung erscheint nur dann erstrebenswert, wenn der Vitalitätsverlust erst kurz vor dem Ende des Lebens eintritt.« Das heißt: möglichst viele Jahre, in denen man sich selbst versorgen, waschen und anziehen kann. Nikolaus berichtet von einer großen Beobachtungsstudie an rund 1000 Menschen über 65 Jahren: »Die Wahrscheinlichkeit, nicht behindert zu sterben, war unter den körperlich Aktiven fast doppelt so hoch wie unter den Inaktiven. Auch eine 25-jährige Beobachtungsstudie an etwa 1700 Universitäts-Absolventen in den USA zeigte: Ein gesunder Lebensstil verzögert das Auftreten von Behinderungen im Alter um fünf Jahre. Und wer nicht den geringsten Sport macht, also nicht einmal ab und zu spazieren geht oder Rad fährt, läuft Gefahr, dass seine Leistungsfähigkeit mit etwa 80 Jahren endgültig unter die Schwelle sinkt, die für elementare Alltagsaktivitäten wie aufstehen, gehen, eine Einkaufstasche nach Hause tragen, noch nötig ist.

Geistige Fitness

Lenkt man den Blick von Muskeln und Knochen mehr in Richtung des Kopfes, fällt auf, dass auch hier Sport-Asse wie Churchill punkten. Dass Sport letztlich auch den Geist fit macht, wiesen Forscher der Universität Illinois im Februar 2004 nach. Sie schauten mit einem so genannten Magnetresonanztomographen in die Gehirne von Couch-Potatoes einerseits, die unter Bewegung allenfalls den Gang zum Kühlschrank verstehen, und sportlichen Altersgenossen auf der anderen Seite. Die durchleuchteten Frauen und Männer waren zwischen 55 und 79 Jahre alt. Die dreidimensionalen Abbildungen ihrer Gehirne zeigten Erstaunliches: Bei den körperlich Fitten waren wichtige Hirnareale besser durchblutet als bei den trägen Kandidaten, und zwar besonders diejenigen Hirnregionen, die für das Lern- und Erinnerungsvermögen zuständig sind. Ein paar Runden beim Nordic Walking regen also nicht nur den Kreislauf an, sondern bringen auch die grauen Zellen auf Trab. Wie sich das Mehr an Gehirnschmalz bemerkbar macht, zeigten anschließende Konzentrationstests, bei denen die Versuchspersonen Symbole rasch und richtig zuordnen mussten. Hier waren – wer hätte es gedacht – die Reaktionszeiten der Fitten durchweg besser als die der Faulen, und auch ihre Fehlerquote war deutlich niedriger. Sport erhöht also auch die mentale Leistungsfähigkeit, und das ist für ein erfolgreiches Altern ausgesprochen wichtig, weil Grundlage für Lernen, Erleben und die aktive Teilnahme

110

an der Welt. Ein besser durchblutetes Gehirn kann erwiesenermaßen Informationen besser verarbeiten, es denkt kreativer und schafft mehr synaptische Verbindungen. Regelmäßige Bewegung steigert nach einer Untersuchung von Henner Ertel, Professor für Neuropsychologie an der Uni St. Gallen, auf Dauer die Intelligenz. Und je länger man geistig fit ist, umso länger entscheidet man über seine Finanzen, seinen Wohnort und die täglichen Alltagsdinge selbst.

Bewegtes Happy Aging

Sport tut auch der Seele gut. Bewegung macht zufrieden und ausgeglichen, denn wie in der Jugend trägt auch im Alter ein gutes Körpergefühl zu einem positiveren Selbstbild und zu mehr Selbstbewusstsein bei. Bewegung ist eine gute Methode, um Stress und Spannungen abzubauen und sich mit den körperlichen Veränderungen im Laufe des Lebens auszusöhnen. Gerade davon können wir im manchmal schwierig zu akzeptierenden Alterungsprozess gar nicht genug haben. Über diesen Zusammenhang hat die Altersforschung einige interessante Fakten zu Tage gefördert:

Die große, über viele Jahre dauernde Studie des Amerikaners George Vaillant an 824 Männern und Frauen zeigte, dass die meisten der Versuchspersonen, die sich zur Gruppe der »Glücklich-Gesunden« schlagen konnten, im Laufe ihres Lebens wenigstens hin und wieder Sport getrieben hatten. Leistungssport war dafür nicht nötig, moderates Training reichte völlig aus, um zu denen zu gehören, die länger und glücklicher lebten. Vaillant betont, dass die regelmäßige Bewegung nicht nur die Fitness verbesserte und der körperlichen Gesundheit diente, auch beim seelischen Wohlbefinden schnitten die bewegungsfreudigen Teilnehmer besser ab. Eine Erklärung dafür hat Sonia Kippke anzubieten: »Körperliche

Aktivität verbessert die Gedächtnisleistungen und hilft nicht zuletzt auch gegen Depressionen und Angstzustände.« Auch der Sportmediziner Wildor Hollmann berichtet: »Wir unterscheiden heute in der Gehirnforschung ganz verschiedene biochemische Wege, auf denen durch Veränderung des Stoffwechsels die Psyche, vulgo: die Stimmung, verbessert wird. Darum wird mit Wohlgefühl belohnt, wer sich körperlich betätigt, egal in welcher Form. Hinterher sieht er Probleme, die vorher riesig erscheinen, in verkleinerten Dimensionen – auch das hängt mit bestimmten chemischen Vorgängen zusammen.«

Ulfilas Meyer ist Psychologe und Psychotherapeut und propagiert langsames, bewusstes Laufen, um Wohlbefinden zu erzielen. Er geht seit vielen Jahren praktisch und theoretisch der Frage nach, wie Bewegung und speziell entspanntes Laufen zum Wohlbefinden beiträgt: »Durch genussvolles Laufen können wir lernen, heitere Gelassenheit zu entwickeln. Es hätte eine wahre Revolution unseres Gesundheitssystems zur Folge, wenn jeder fast jeden Tag eine Stunde langsam und bewusst laufen würde, so wie er es kann und will. Das würde unsere Selbstverantwortung und unser Selbstbewusstsein sowie unsere gesundheitliche Widerstandskraft grundlegend verändern.« Seiner Erfahrung nach ist einfaches Laufen ohne Leistungsdruck und Mode-Schnick-Schnack bis ins hohe Alter ein wunderbares Mittel für Stressabbau. Und auch schon dreimal die Woche 20 Minuten bringen natürlich etwas.

Ich will so bleiben, wie ich bin!

Damit wäre die Liste der positiven Auswirkungen immer noch nicht erschöpft. Denn Wissenschaftler kamen überdies zu dem Schluss, dass Sport auch die allgemeinen Einstellungen zum Alter und die Lebenszufriedenheit verbessert.

Menschen, die regelmäßig körperlich aktiv sind, schätzen die eigene Gesundheit deutlich positiver ein als Inaktive. Zu diesem Ergebnis kam die ILSE-Studie, eine interdisziplinäre Langzeitstudie über die Bedingungen zufriedenen und gesunden Alterns. Dafür wurden in Leipzig, Heidelberg, Bonn und Rostock knapp 700 Menschen der Jahrgänge 1930/32 befragt. Die Sportlichen waren gesünder und leistungsfähiger, aber wer mehr als zwei Stunden in der Woche sportlich war, hatte auch eine deutlich positivere Einstellung zum Alter und war mit seinem Leben insgesamt zufriedener als die unsportlichen Altersgenossen. Die durchweg günstigere Selbsteinschätzung der Aktiven wurde anschließend durch medizinische Tests bestätigt. Bewegung verbessert also das Selbstbild, stabilisiert die Psyche und hilft damit beim erfolgreichen Altern. Als Gründe für den Wohlfühleffekt gaben die Sportlichen an: Geselligkeit, geistige Beweglichkeit, Selbstbestätigung, Anerkennung und eine höhere psychische Belastbarkeit, die der Sport mit sich bringt.

Glückspille Sport?

Aber Sport kann möglicherweise noch mehr, nämlich sogar ernste psychische Schieflagen ausgleichen, für die ansonsten langwierige und teure Therapien nötig sind. Das belegen mittlerweile viele Studien aus mehreren Ländern. Zwei kanadische Forscher haben sich einmal die Mühe gemacht, alle verfügbaren Studien genau zu überprüfen und die Ergebnisse zu sammeln. Dabei kam heraus, dass Bewegung alle psychischen Erkrankungen auf den Weg der Besserung bringt. Egal ob Depressionen, Ängste, Panikstörungen oder chronische Schmerzen. Und selbst die Halluzinationen schizophrener Patienten bessern sich, wenn man sie wiederkehrend zum Joggen antreten lässt.

113

Alle Studien zeigen, dass Sport, richtig und regelmäßig angewandt, damit ebenso gute Resultate bei psychischen Störungen zeigt wie psychotherapeutische Verfahren oder die Behandlung mit Medikamenten. So besserten sich bei einer Gruppe von 150 depressiven Senioren die Symptome unabhängig davon, ob sie sich einer Sportgruppe anschlossen oder brav ihre Medikamente schluckten. Bedenkt man, dass viele Psychopharmaka unerwünschte Nebenwirkungen haben und teuer sind, dürfte es kaum eine Frage sein, welches letztlich die bessere Wahl ist. Hier alle sportlichen Vorteile auf einen Blick:

1. Sport schützt vor Bluthochdruck, Herzinfarkt, Schlaganfall,
2. verbessert die Cholesterinwerte und senkt den Blutzucker,
3. hilft beim Abnehmen,
4. stärkt das Immunsystem,
5. reduziert das Risiko für Brust-, Eierstock-, Prostata- und Darmkrebs,
6. verjüngt optisch durch die Straffung von Muskeln und Bindegewebe, vermindert Rückenschmerzen und Nackenverspannungen,
7. verbessert Figur, Ausstrahlung, Gang und Haltung,
8. stärkt das Selbstbewusstsein, baut Ängste und Depressionen ab, hinterher fühlt man sich meist zufriedener und ausgeglichener,
9. fördert Konzentration und Gedächtnis,
10. baut Stress ab, entspannt und hebt die Stimmung und verbessert damit die Lebensqualität.

Aber Achtung: Ein Zuviel an körperlicher Aktivität bewirkt nicht selten das Gegenteil. Leistungssport ist Stress pur für den Körper. Er muss dann seine Stoffwechselaktivität erhöhen, produziert mehr Freie Radikale. Die Folge: Der Alterungsprozess wird beschleunigt. Deshalb: Bewegung ja, aber immer in Maßen.

Glücklichmacher von Slow Fox bis Tango

Nicht jeder hat jenseits der 50 noch Lust, durch den Wald zu rennen, Gewichte im Fitnessstudio zu stemmen oder zu hämmernden Aerobic-Rhythmen herumzuzappeln. Und das ist auch gar nicht unbedingt nötig, denn es gibt andere Bewegungsformen, von denen positive emotionale und soziale Wirkungen ausgehen. So lassen sich beispielsweise mit dem Tanzen Fitness und Lebensqualität nachhaltig steigern. Diese Bewegungsform hat bis ins hohe Alter gute Wirkungen auf Motorik und Koordination.

Schon der Bischof und Kirchenlehrer Augustinus riet seinen Mitmenschen Folgendes: »O Mensch, lerne tanzen, sonst wissen die Engel im Himmel mit dir nichts anzufangen. Ich lobe den Tanz, denn er befreit die Menschen von der Schwere der Dinge, bindet Vereinzelte zu Gemeinschaft. Ich lobe den Tanz, denn er fordert und fördert Gesundheit und klaren Geist und eine beschwingte Seele.« Treffender können auch moderne sportwissenschaftliche Studien kaum auf den Punkt bringen, welche Bedeutung das Tanzen für ein erfolgreiches und glückliches Altern haben kann. Aber da wir im Zeitalter der Wissenschaftsgläubigkeit leben, gibt es inzwischen auch Studien darüber. Man weiß heute, dass das Tanzen selbst mit gemächlichen Rhythmen wie Langsamer Walzer oder Menuett den Kreislauf älterer Menschen so gut auf Trab bringt wie ein flotter Schritt auf dem Parkett.

Selbst relativ entspanntes Tanzen reicht aus, um Körper und Seele zu unterstützen, man muss gar nicht einen schweißtreibenden Rock 'n' Roll oder lateinamerikanische Tänze hinlegen, um davon zu profitieren. Schon dreimal zehn Minuten pro Woche mit einem gemächlichen Tanzstil sind genug, das fanden Sportwissenschaftler der Universitäten Bonn und Düsseldorf heraus. Hannelore Oschütz und Hans-Jürgen Schaller ließen ihre Testtänzerinnen – zwölf Frauen zwischen 59 und 77 Jahren – drei Wochen lang je dreimal zu schneller und zu langsamer Musik das Tanzbein schwingen. Währenddessen wurde die Pulsfrequenz gemessen, um herauszufinden, ob auch die langsamen Varianten das Herz-Kreislauf-System ausreichend anregen und damit Werte erreicht werden, die eine gesundheitsfördernde Wirkung haben, also als präventives Training sinnvoll sind. Das ist eine wichtige Frage, da Ärzte oft monieren, dass viele Angebote des Altensports unterhalb einer Schwelle bleiben, die für ein wirksames Training erreicht werden müsste. Doch es reichte tatsächlich. Das Training kann ruhig kürzer dauern und ruhiger sein, wenn es öfter stattfindet – die Regelmäßigkeit macht's. Ein täglicher zwangloser Spaziergang im Park bringt mehr als ein hektischer Dauerlauf pro Halbjahr. Natürlich erfüllen auch andere gemächliche Sportarten wie Wassergymnastik diesen Zweck.

Der Geist ist willig …

Fast jeder, den man auf der Straße fragen würde, weiß, dass Sport wichtig und gesund ist. *Aber.* Mediziner und Sportpsychologen sind sich darin einig, dass ältere Menschen in Deutschland viel zu selten aktiv sind. Wir werden von Holländern, Schweizern und Finnen leichtfüßig abgehängt, die allesamt mehr Sport treiben als wir, wie eine europäische Vergleichsstudie zeigte. Obwohl das Wissen über den Nutzen von Bewegung hierzulande weit verbreitet ist, setzen immer noch zu wenige dieses Wissen auch praktisch um. »Eine gute Absicht alleine reicht nicht aus – sie muss auch umgesetzt werden«, mahnt Sonia Lippke. Sie ist der Frage nachgegangen, wie es ältere Menschen in Deutschland denn mit dem Sport so halten. Die Bilanz ist ernüchternd: Während nur rund ein Viertel der 18-jährigen Frauen in Deutschland sportlich völlig untätig sind, sind es bei den 70- bis 79-Jährigen bereits 75 Prozent. Bei den Männern sieht es nur mäßig besser aus, erst recht wenn es um häufigen Sport geht. Kaum noch zehn Prozent von ihnen erheben sich mindestens dreimal pro Woche für eine halbe Stunde zum Walking, Schwimmen oder Gewichtstraining. Bereits bei den jungen Erwachsenen beginnt mit 20, 30 Jahren die aktive Sportbegeisterung nachzulassen. Die Gründe (und Ausreden) sind vielfältig: Berufstätige sind abends oft müde, haben familiäre Verpflichtungen, anderen fehlen angemessene Sportplätze, Waldwege oder Fitnesszentren in der Nähe, und wieder andere wissen gar nicht recht, welche Sportart ihnen Spaß machen könnte. Je älter wir werden, umso bequemer also? Damit das nicht so bleibt, hier ein paar praktische Tipps:

10 lockere Bewegungstipps

Die Deutsche Gesellschaft für Sportmedizin und Prävention hat die folgenden goldenen Regeln für gesunde Bewegung bis ins hohe Alter erarbeitet. Wer sie beherzigt, kann auf Trab bleiben und damit viel für eine glückliche zweite Lebenshälfte tun:

1. Vor dem Sport zur Gesundheitsprüfung: Besonders Anfänger und Wiedereinsteiger über 35 Jahre oder Menschen mit Beschwerden wie Bluthochdruck, erhöhten Blutfettwerten, Diabetes, Übergewicht sollten mit dem Arzt sprechen, bevor sie sich die Sportschuhe anziehen.

2. Sportbeginn mit Augenmaß: Langsam beginnen und die Belastung allmählich steigern (Intensität, Häufigkeit und Dauer), möglichst unter Anleitung (Verein, Lauftreff, Fitnessstudio). Sport möglichst drei- bis viermal in der Woche für 20 bis 40 Minuten betreiben.

3. Überbelastung vermeiden: Nach dem Sport darf eine »angenehme« Erschöpfung vorliegen, keine totale. Laufen ohne (starkes) Schnaufen. Sport soll Spaß, keine Qualen bereiten. Sport ist besser »länger und locker« als »kurz und heftig«.

4. Nach einer Belastung für ausreichend Erholung sorgen, auf Regeneration und Schlaf achten. Nach intensivem Training »lockere« Trainingseinheiten einplanen.

5. Sportpause bei Erkältung und Krankheit: Bei »Husten, Schnupfen, Heiserkeit«, Fieber oder Gliederschmerzen, Grippe oder sonstigen akuten Erkrankungen eine Sportpause einlegen. Anschließend allmählich wieder beginnen.

6. Verletzungen vorbeugen und ausheilen: Aufwärmen und Dehnen nicht vergessen. Schmerzen sind Warnzeichen des Körpers (keine Spritzen zum Fitmachen!). Zum Ausgleich vorübergehend eine andere Sportart betreiben. Regelmäßige, auch sportärztliche, Vorsorgeuntersuchungen helfen, Schäden zu vermeiden.

7. Sport an Klima und Umgebung anpassen, die Kleidung soll angemessen, funktionell, nicht unbedingt modisch sein. Luftaustausch beachten, an Witterung anpassen. Bei Kälte: warme Kleidung, windabweisend, durchlässig für Feuchtigkeit (Schweiß) nach außen. Bei Hitze: Training reduzieren, Flüssigkeitszufuhr beachten.

8. Sport im Alter ist sinnvoll und notwendig, er sollte möglichst vielseitig sein (Ausdauer, Kraft, Beweglichkeit, Koordination).

9. Wie beim Sex gilt: Lassen Sie sich auf keinen Fall von negativen Altersstereotypen einschüchtern. Sprüche wie »In meinem Alter ist Sport nichts mehr für mich« gehören in die Mottenkiste.

10. Sport soll Spaß machen. Wechseln Sie deshalb gelegentlich die Sportart, Abwechslung ist wichtig. Noch mehr Spaß bringt Sport in der Gruppe oder im Verein. Und denken Sie auch an Sport im Alltag: Treppen steigen statt Aufzug, zu Fuß zum Bäcker, auch schnelles Gehen ist Sport! Wer weitere Informationen und Anregungen sucht, wird fündig unter: www.richtigfit-ab50.de

Der Altersmediziner Ludger Pientka sprach von zwei Säulen des natürlichen Anti-Aging. Die erste – der Sport – wäre jetzt abgehakt. Die zweite ist eine gesunde Ernährung. Im folgenden Kapitel sollen deshalb Ernährungswissenschaftler gemeinsam mit Psychologen erklären, warum nicht nur Bewegung der Psyche im Alter hilft, sondern auch richtige Ernährung. Denn die Frage, was wir den lieben langen Tag essen, trinken, rauchen, spielt nicht nur für die körperliche Gesundheit eine wichtige Rolle. Es kann interessanterweise auch beeinflussen, wie (un)glücklich wir älter werden. Deshalb dreht sich das nächste Kapitel darum, was täglich auf den Tisch kommt.

8 Anti-Aging-Ernährung – auch die Seele isst mit

Nach einem trefflichen Mittagessen
ist man geneigt, allen zu verzeihen.
Oscar Wilde

Das maximal mögliche Alter des Menschen ist genetisch vorgegeben und liegt bei etwa 120 Jahren. Allerdings feiert kaum ein Prozent aller Menschen hierzulande mehr als 100 Geburtstage. Was also verkürzt die Lebensspanne der meisten um so viele Jahre? Experten schätzen, dass die Ursachen zu mindestens 80 Prozent in der individuellen Lebensweise zu finden sind. Nicht nur Sport, Sex und Geselligkeit, auch das, was wir dem Körper als Nahrung zuführen, beeinflusst, wie wir altern: wie schnell, mit welchen Beschwerden und in welcher Stimmung. Was täglich auf den Tisch kommt, verlängert oder verkürzt die Lebenszeit, und es beeinflusst auch die Lebensqualität.

Zwar gibt es noch nicht die Anti- oder Happy Aging-Diät, die wissenschaftlich hieb- und stichfest festlegen kann, was in unseren Kühlschrank hineingehört und was wir besser im Supermarktregal stehen lassen sollten. Es gibt kein Anti-Aging-Kochbuch, das uns mit jedem Gericht verlässlich auch ein paar Lebensjahre und eine Portion Lebenslust zaubern kann. Aber Altersforscher haben in vielen Studien gezeigt, wie sich Ernährungsgewohnheiten auf das Altern auswirken. Bestimmte Nahrungs- und Genussmittel beschleunigen den Prozess. In diesem Kapitel erfahren Sie deshalb, welchen Einfluss Übergewicht, Fast Food, Zucker, Alkohol und einseitige Diäten auf das Älterwerden und unsere Psyche haben.

Viele typische Alterskrankheiten, die die zweite Lebenshälfte oft so beschwerlich machen, aber auch Falten und psychische Probleme sind nicht zuletzt die Folge einer jahrelangen Über- und Fehlernährung. Die gilt inzwischen als eine der wichtigsten Ursachen für frühzeitiges Altern. Man weiß, dass Zuckerkrankheit, Bluthochdruck, Arterienverkalkung, Herzinfarkt oder Schlaganfall und Gelenkschäden unter anderem durch Übergewicht und eine falsche Ernährung entstehen. Stark Übergewichtige leiden häufiger als Normalgewichtige an Stoffwechsel- und Skeleterkrankungen, an Fettleber oder Herz-Kreislauf-Problemen. Außerdem zeigte eine 2004 veröffentlichte schwedische Langzeitstudie, dass Fettleibigkeit bei Frauen mit einem erhöhten Risiko für Altersdemenz einhergeht. Die Mediziner hatten 260 Frauen über 24 Jahre lang beobachtet. Dann durchleuchteten sie die Gehirne der inzwischen 70- bis 84-jährigen Teilnehmerinnen. Frauen mit einem Body-Mass-Index über 30 hatten ein sehr viel höheres Risiko für zerstörte Gehirnzellen. Aber Übergewichtige bekommen langfristig auch psychische Probleme, haben oft Schwierigkeiten bei der Partnersuche, ein vermindertes Selbstwertgefühl und – entgegen dem Klischee von den fröhlichen Dicken – auch eine geringere Lebenszufriedenheit. Jüngste Studien legen nahe, dass, wer glücklich altern will, vor allem ein starkes Übergewicht vermeiden sollte.

Die Mär von den fröhlichen Dicken

Dicke sind lustig, immer gut drauf, mit sich und der Welt zufrieden – leider stimmt das nicht. Amerikanische Wissenschaftler haben nach Untersuchungen an vielen Kaliforniern das Bild von den fröhlichen Dicken jetzt entkräftet, so berichten sie im Fachmagazin *Annals of Behaviorial Medicine*. Und es gilt auch nicht für ältere Dicke, die die Phase der Partnerwahl erfolgreich abgeschlossen haben und deshalb eigentlich keinen jugendlichen Schönheitsidealen mehr hinterherrennen müssen. Robert E. Roberts vom Texas Health Science Center untersuchte zwischen 1994 und 1999 rund 1700 über 50-jährige Schwergewichte. Sie wurden nach Fröhlichkeit, Lebensumständen, privaten Beziehungen und Zukunftsaussichten befragt, fünf Jahre später noch einmal. Dann stand fest, dass Dicke ebenso an psychischen Problemen leiden wie der Rest der Bevölkerung und keineswegs »besser drauf« sind. Viele litten sogar zusätzlich an Schwierigkeiten im Zusammenhang mit ihrem Übergewicht. Die Berechnung verschiedener psychischer Indikatoren ergab, dass es den Übergewichtigen unter dem Strich schlechter ging als Normalgewichtigen – keine gute Voraussetzung also für erfolgreiches Altern.

Der Mensch ist, was er isst

Diese Volksweisheit drückt treffend aus, was inzwischen auch wissenschaftlich erwiesen ist: Eine gesunde Ernährung sorgt für einen leistungsfähigen Körper, der den Ansprüchen des alltäglichen Lebens standhalten kann, ohne sofort Ermüdungserscheinungen zu zeigen. Über die Nahrung nehmen wir lebensnotwendige Stoffe wie Vitamine, Mineralien und Spurenelemente auf. Enthält die Nahrung keine ausgewogene Balance, kann der Stoffwechsel nicht reibungslos funktionieren. Die Folge: weniger Leistungsfähigkeit, Gesundheit und Lebensfreude. Kombiniert mit zu wenig Bewegung nimmt der Körper rasch an Gewicht zu, gesundheitliche Folgeprobleme drohen. Und: Der Alterungsprozess legt an Tempo zu.

Dass Übergewichtige früher sterben, konnte man an knapp 3500 Teilnehmern einer amerikanischen Untersuchung beobachten, die anhand des Body-Mass-Index in drei Gruppen eingeteilt wurden: Normalgewichtige bildeten Gruppe 1, Übergewichtige kamen in Gruppe 2 und Fettsüchtige in Gruppe 3. Alle waren Nichtraucher. Diese Gruppen wurden mehr als 40 Jahre lang beobachtet. Das Ergebnis: Frauen kostete ihr Übergewicht mehr als drei Lebensjahre, übergewichtige Männer verloren genau drei Jahre. Bei den Adipösen waren die Ergebnisse noch deutlicher: Extrem übergewichtige Frauen hatten eine um sieben Jahre verkürzte Lebenserwartung, Männer aus dieser Gruppe büßten immerhin noch knapp sechs Jahre ihrer Lebenszeit ein. Was und wie viel wir essen, beeinflusst also unmittelbar unsere Lebenserwartung und den Verlauf von Alterungsprozessen.

Jeder Mensch ist im Laufe seines Lebens normalen Verschleiß- und Alterungsprozessen des Körpers ausgesetzt. Äußere Einflüsse beschleunigen das zusätzlich. Sieht man sich einmal genauer an, was Zucker, Fast Food, Alkohol und Zigaretten mit unserem Körper – und auch mit der Psyche – anrichten, wird deutlich, dass der Einfluss der Ernährung auf das Altern nicht zu unterschätzen ist.

Bestimmte Lebensmittel lassen uns bisweilen ganz schön alt aussehen, das fanden kalifornische Wissenschaftler kürzlich mit einer aufsehenerregenden Studie heraus, wie der Online-Dienst Ego Net berichtete: Eine Gruppe von Studenten durfte sechs Wochen lang ausschließlich Fast Food essen. Eigentlich wollten die Forscher lediglich beobachten, ob Burger, Fritten und Softgetränke die Stressresistenz verändern. Aber alle Beteiligten erlebten eine Überraschung. Zwar zeigte sich tatsächlich eine verminderte Stresstoleranz, die Studenten wurden unruhiger und aggressiver. Erstaunlicher noch war ein unerwarteter Nebeneffekt: Den Teilnehmern ging das jugendlich-frische Aussehen verloren. Von Beobachtern wurden die Fast Food Freaks nach der Burger-und-Cola-Kur älter geschätzt als sie tatsächlich waren, im Extremfall bis zu 14 Jahre. Zwei anschließende Wochen mit einer sehr vitaminreichen Kost machten die optische Alterung nicht nur rückgängig, sondern erzeugten sogar einen zusätzlichen Verjüngungseffekt. Jetzt wurden die Vitaminköstler einige Jahre jünger geschätzt als sie laut Geburtsurkunde waren. Lässt sich die Lebensuhr also beliebig hin und her drehen, je nach dem, was auf unserem Speisezettel steht? Dafür gibt es tatsächlich einige Hinweise:

Ein Damoklesschwert, das ständig über dem Alter schwebt und immer mehr Ältere, aber auch fehlernährte Jugendliche und sogar schon Kinder trifft, ist der so genannte »Alterszucker« oder Typ-2-Diabetes. Der kann die Lebensqualität im Alter erheblich verschlechtern. Aber er ist kein unausweichliches Schicksal, man kann die Risiken frühzeitig eindämmen. So berichtete die *American Diabetes Association* kürzlich von einer Studie, die zeigte, dass sich das Auftreten des Typ-2-Diabetes durch eine Umstellung der Lebensgewohnheiten verhindern oder zumindest deutlich hinauszögern lässt: Bewegung, richtige Ernährung und bei Übergewicht eine Abnahme von 15 Pfund senken das Risiko um gut 70 Prozent. Untersucht wurden dafür rund 3000 Menschen mit einem erhöhtem Risiko für den »Alterszucker«. Alle der 25- bis 85-Jährigen hatten Übergewicht mit einem durchschnittlichen Body-Mass-Index von 34.

Sie wurden in drei Gruppen unterteilt. Die Lifestyle-Gruppe bekam eine intensive Schulung zu Ernährung und Sport. Mit Hilfe von gesunder Ernährung und wöchentlich 150 Minuten moderater Bewegung sollten sie ihr Gewicht senken. Die Teilnehmer der zweiten Gruppe nahmen täglich ein Antidiabetikum ein. Der Kontrollgruppe wurde ein Placebo verabreicht. In der Lifestyle-Gruppe konnte das Risiko für Diabetes um 58 Prozent reduziert werden. In der Gruppe der Patienten, die 60 Jahre oder älter waren, fiel es sogar um über 70 Prozent und lag damit deutlich niedriger als bei der Gruppe, die nur das Medikament einnahm. In der Gruppe ohne Bewegung, Ernährungsumstellung und Medikamente reduzierte sich das Risiko nicht. Jedes Jahr entwickelten zehn Prozent dieser Teilnehmer einen Typ-2-Diabetes. »Die Studie belegt eindeutig, dass der Altersdiabetes kein unabwendbares Schicksal ist«, betonte Christopher Saudek, ehemaliger Präsident der Amerikanischen Diabetes Gesellschaft und Direktor des Diabetes Zentrums der Johns Hopkins Universität, der die Studie initiiert hatte.

Alt durch Süßigkeiten?

Linus Pauling ist eines der besten Beispiele für gesundes und produktives Altern. Der Wissenschaftler wurde 93 Jahre alt und war bis kurz vor seinem Tod geistig und körperlich aktiv. Die meisten bringen den Nobelpreisträger mit Vitaminen in Überdosis in Verbindung, denn er propagierte vor allem extreme Dosen an Vitamin C zur Krebsverhütung. Weniger bekannt ist, dass er auch großen Wert auf eine zuckerarme Ernährung legte. Und aktuelle Untersuchungen geben ihm Recht. Sie zeigen nämlich, dass der Hauptenergielieferant unseres Körpers, die Glukose, die Alterung beschleunigt. Der Grund: Die im Blut vorhandenen Zuckermoleküle können das Gewebe vieler Organe regelrecht »verkleben«. Der Zucker verursacht Schäden an den so genannten kollagenen Fasern des Bindegewebes. Und die sind wichtig für die Festigkeit, Dehnbarkeit und Funktion des Bindegewebes unter anderem im Herzmuskel, in den Gefäßen und in der Haut. Arterienverkalkungen, Herzschwäche, Nierenschädigung, Verhärtungen des Bindegewebes, Falten und nachlassende Nervenfunktionen sind bei Zuckerliebhabern häufiger als bei zuckerabstinenten Menschen. Ein Grund, warum die Perricone-Diät des Yale-Dermatologen Nicholas Perricone vor allem den Verzicht auf Zucker predigt, um länger faltenfrei und gesund zu bleiben.

Kohlenhydrate werden vom Körper unterschiedlich schnell aufgenommen und in Energie umgesetzt. Je schneller Zucker aus der Nahrung ins Blut gelangt, umso höher ist der glykämische Index des Nahrungsmittels. Und je schneller der Zucker aufgespalten wird, umso rascher gelangt er ins Blut und umso schädlicher wirkt er sich auf den Organismus aus. Außerdem wird das blutzuckersenkende Hormon Insulin, das die Bildung unschöner Fettdepots im Körper fördert, beim Genuss von Nahrungsmitteln mit einem hohen glykämischen Index vermehrt ausgeschüttet. Und ein langfristig erhöhter Blutzuckerspiegel beschleunigt die Zellalterung. Der Tipp von Ernährungswissenschaftlern lautet deshalb: Bevorzugen Sie Nahrungsmittel mit einem niedrigen glykämischen Index (GI) wie Vollkornbrot, Haferflocken, Vollkornnudeln, Gemüse, Obst, ungesüßten Joghurt, Quark, Hüttenkäse, ungesüßte Säfte und Tee. Meiden Sie Nahrungsmittel mit einem hohen GI, wie weißen Reis, Weißmehlprodukte, Cornflakes, Kuchen, gesüßte Milchprodukte, Limonade, gesüßte Säfte, Bier, hochprozentige alkoholische Getränke und natürlich Zucker, Honig und Süßigkeiten.

Alt durch Freie Radikale?

Auch Freie Radikale beschleunigen normale Alterungsprozesse. Diese Theorie basiert auf der Annahme, dass Freie Radikale Moleküle im Organismus schädigen. Die Freien Radikale sind aggressive Sauerstoffverbindungen, die bei normalen Stoffwechselvorgängen anfallen und vom Körper abgebaut werden müssen. Entstehen zu viele Freie Radikale oder sind zu wenige Antioxidantien vorhanden, ist »oxidativer Stress« die Folge: Der Körper ist mit der Bekämpfung der Freien Radikale beschäftigt und vernachlässigt wichtige Regenerations- und Reparationsvorgänge – der Mensch altert schneller. Die Häufung oxidativer Schäden in der Zelle führt schließlich zum allmählichen Verfall. Viele Faktoren begünstigen die vermehrte Produktion von Freien Radikalen und verstärken damit diesen Prozess wie vitaminarme Ernährung, Zigaretten, Stress oder UV-Licht.

Da hilft nur zweierlei: Entweder die Stressoren ausschalten, also nicht rauchen, die Sonne meiden und stressfrei leben. Oder Antioxidantien zu sich nehmen. Als wichtigste Radikalenfänger gelten die Vitamine C und E, Vitalstoffe wie Selen, Co-Enzym Q10 und Alpha-Liponsäure. Besonders ältere Menschen, Sportler und chronisch Kranke haben einen größeren Bedarf an Antioxidantien. Aber auch fettreiche und einseitige Ernährung, Stress, Rauchen, Alkohol, Sonneneinstrahlung, körperliche Anstrengung und die Umweltverschmutzung erhöhen den Bedarf an Radikalenfängern.

Faltenreich durch falsche Ernährung?

Die richtige Ernährung scheint nicht nur das Geheimnis stabiler Gesundheit, sondern auch einer glatten, jugendlichen Haut zu sein. Australische, griechische und schwedische Forscher haben nämlich herausgefunden, dass Menschen, die häufig Fisch, Gemüse, Obst, Hülsenfrüchte und fettarme Milchprodukte essen, weniger Falten haben als Liebhaber von Braten, Sahnestückchen und Weißbrot. Das berichtete das Wissenschaftsblatt *New Scientist*. Für die Studie wurden etwa 450 Menschen über 70 Jahre nach ihren Essgewohnheiten befragt. Zusätzlich wurden die Menge und die Tiefe ihrer Falten im Gesicht und an den Händen mit der so genannten Mikrofotografie dokumentiert, die selbst kleinste Vertiefungen zeigt. Studienteilnehmer, die häufig Süßes, Fleisch und Butter verzehrten, hatten die meisten Falten. Eine einfallsreiche Studie am Londoner Imperial College kam übrigens zu einem ähnlichen Ergebnis: Dort sollten sich rund 400 Verwaltungsangestellte zwischen 38 und 57 Jahren altersmäßig schätzen lassen. Zwei Krankenschwestern und ein Arzt bildeten die Jury und lagen bei den meisten Teilnehmern ganz gut, trafen deren Alter also recht genau. Interessanterweise verschätzten sie sich aber bei den Männern und Frauen, die einen hohen Cholesterinspiegel im Blut aufwiesen. Die sahen alle älter aus, als sie waren.

Wirksam gegen Falten scheinen demnach vor allem die Substanzen Kalzium, Zink, Vitamin C, Magnesium, Phosphor und Eisen aus der Nahrung zu sein. Wer also rechtzeitig seinen Speiseplan umstellt, kann so manche Botox-Spritze oder ein Lifting einsparen und von dem Geld besser in Urlaub fahren.

Ängstlich und depressiv durch Zigaretten?

Zigaretten erhöhen nicht nur den oxidativen Stress, sie können auch das Wohlbefinden dauerhaft stören. Jeder Griff weniger zur Zigarette verlängert nicht nur das Leben und hält länger faltenfrei, er trägt langfristig auch zum seelischen Wohlbefinden bei. Denn Glimmstängel können die Psyche aus dem Gleichgewicht bringen und so glückliches Altern erschweren.

Dass die Zigarettenpause entspannt, beruhigt, in Stresssituationen hilft und die Stimmung aufhellt, würden viele Raucher auf Anhieb unterschreiben. Nicht selten greifen sie zur Packung, um Nervosität, Niedergeschlagenheit oder Angst zu bekämpfen. Auch die Werbung zeigt mit Vorliebe lässige, entspannte Raucher, die irgendwie über den Dingen stehen (»Wer wird denn gleich in die Luft gehen?«). Aber entgegen der landläufigen Meinung bringt Tabakqualm auf Dauer keineswegs die pure Entspannung. Es könnte sogar sein, dass Rauchen langfristig die psychischen Probleme auslöst, die es eigentlich ausgleichen soll: Ängste, Panikattacken und Depressionen. Diese These scheint jetzt von mehreren großen Studien bestätigt zu werden.

Naomi Breslau, Forschungsdirektorin am Henry Ford Health System in Detroit, fand vor einigen Jahren in einer Studie an 1000 Personen heraus, dass Raucher verglichen mit Nichtrauchern doppelt so häufig an Depressionen leiden. Sie entdeckte auch, dass Raucher eine vierfach erhöhte Wahrscheinlichkeit haben, eine Panikattacke zu erleiden, und dreimal häufiger mit Panikstörungen kämpfen. Auch Hans-Ulrich Wittchen vom Max-Planck-Institut für Psychiatrie in München zeigte in einer Studie an über 3000 Jugendlichen, dass Raucher ein größeres Risiko für Panikattacken haben.

Einige Mediziner sind überzeugt, dass Tabakrauch den Stoffwechsel im Gehirn dermaßen stören kann, dass daraus Depressionen und Ängste entstehen. Aufschlussreich sind vor allem Langzeituntersuchungen. Elizabeth Goodman, Kinderärztin am Medical Center Cincinnati, verfolgte bei 8700 Jugendlichen ohne Depressionen die Auswirkungen des Rauchens: Wer aus der zunächst mental gesunden Gruppe anfing, stark zu rauchen, entwickelte viermal häufiger eine schwere Depression als die Teenager der nichtrauchenden Kontrollgruppe. Und auch Jeffrey Johnson vom Psychiatrischen Institut der Columbia-Universität fand heraus, dass Menschen in guter psychischer Verfassung, die als Teenager begannen, etwa eine Packung am Tag zu rauchen, ein 16-fach erhöhtes Risiko für eine Panikattacke hatten. Das Risiko für eine Agoraphobie war um das Siebenfache und für eine Generalisierte Angststörung um das Fünffache erhöht.

Aus diesen Ergebnissen schließen Forscher, dass Rauchen die Ursache von Ängsten sein kann. Eine mögliche Erklärung sehen sie in Atemproblemen: Das Kohlenmonoxid im Zigarettenrauch schafft Atemprobleme bis hin zum so genannten »falschen Ersticken«, das das Risiko für Panikattacken erhöhen kann. Auch die schnellere Atmung und der höhere

Blutdruck könnten dazu beitragen. Rauchen behindert die Sauerstoffzufuhr zum Gehirn und zum Herzen, wodurch angina-pectorisartige Anfälle auftreten können. Das kann durchaus Ängste auslösen, warnen Psychologen.

Aber selbst wenn man die möglichen psychischen Folgen des Rauchens außer Acht lässt, spricht noch ein anderes wichtiges Argument dagegen: Rauchen verkürzt die Lebenszeit. Nicht nur, was auf dem Teller landet, auch ob wir rauchen, trinken oder abstinent bleiben, beeinflusst unsere Lebenserwartung. Rauchen erhöht den Blutdruck und ist für zahlreiche Herz- und Kreislauferkrankungen verantwortlich. Raucher sind zu 30 bis 40 Prozent öfter krank als Nichtraucher. Frauen sind besonders anfällig für die negativen Auswirkungen: Bereits ab der dritten Zigarette pro Tag verdoppelt sich ihr Herzinfarktrisiko. Bei den Lungenkrebsraten haben sie mit den Männern fast gleichgezogen. All das frisst Lebenszeit.

Die große Langzeitstudie von George Vaillant zeigte, dass starke Raucher aus einer Gruppe von rund 800 Personen zehnmal häufiger zu den vorzeitig Verstorbenen gehörten als zur Gruppe der »Glücklich-Gesunden«. Der Wissenschaftler warnt deshalb, dass Rauchen wahrscheinlich der wichtigste Risikofaktor für die körperliche Gesundheit im Alter und damit auch für die Lebenserwartung sei. Vor knapp zehn Jahren wurde auch am Institut für Suchtforschung der Universität Zürich die Auswirkung von Zigarettenkonsum auf die Lebenserwartung von etwa 1600 Männern und Frauen untersucht. Auch diese Studie zeigte, dass Raucher im Vergleich zu Nichtrauchern ein höheres Sterblichkeitsrisiko haben.

Aber selbst wenn uns der blaue Dunst nicht gleich das Licht ausbläst – er lässt uns ganz schön alt aussehen. Denn Rauchen produziert nachweislich ein unschönes Hautbild. Die Haut wird schlechter durchblutet und legt sich dadurch früher in Falten. Und zu allem Übel führt die regelmäßige Zigarette auch noch ein paar Jährchen eher in die Wechseljahre.

Gibt es ein besseres Anti-Aging-Mittel, als die Kippen in den Müll zu werfen?

Ähnliches gilt übrigens für übermäßigen Alkoholgenuss. Nichts gegen ein Gläschen Rotwein ab und an, aber zu viel Alkohol ist Stress pur für die Zellen. Der Abbau von Alkohol fordert dem Körper einen erhöhten Energieeinsatz ab. Dabei entstehen, wie bei allen Stoffwechselvorgängen im Körper, schädliche Zwischenprodukte. Übermäßiger Alkoholgenuss schädigt neben der Leber auch die Mitochondrien. Diese Zellorgane verbrennen Nährstoffe und erzeugen damit Energie – sie sind die Kraftwerke unserer Zellen. Bei hohem Alkoholkonsum konzentriert sich die körperliche Aktivität auf die Reparatur der Schäden. Das beschleunigt den Alterungsprozess und erhöht das Risiko für altersbedingte Leiden. Abstinente Volksgruppen wie die Mormonen in den USA haben eine höhere Lebenserwartung als der Bevölkerungsschnitt. Alkoholabhängigkeit schafft körperliches und seelisches Leid. Beispielsweise gehen die Partnerschaften alkoholabhängiger Teilnehmer überdurchschnittlich schnell in die Brüche. Auch das ist keine gute Voraussetzung für Wohlbefinden im Alter.

Stress und Depressionen durch einseitige Diäten

Hat man dann also das Rauchen aufgegeben, auf den allabendlichen Gin-Tonic verzichtet und sich auch noch entschieden, etwas abzuspecken, empfehlen Mediziner, Ernährungswissenschaftler und Psychologen zunehmend, auch die Finger von einseitigen Diäten zu lassen. Denn die können auf Dauer der Psyche schaden, selbst wenn sie ein paar Pfunde purzeln lassen. In diesem Verdacht stehen neuerdings Kuren mit einer strikten Vermeidung von Kohlenhydraten. Denn durch sie entgehen dem Körper wichtige Stoffe, die das Gehirn zur Produktion von Glücksstoffen braucht. Die

Folge: Trotz der Freude darüber, dass die Hose wieder passt, stellt sich nicht unbedingt auch psychisches Wohlbefinden ein. Ein Beispiel für diese mögliche seelische Abwärtsspirale ist die beliebte Fleischdiät: 50 Millionen meist übergewichtige Amerikaner folgen bereits der Devise »Low carb or no carb«, essen also wenig oder keine Kohlenhydrate. Sie meiden Lebensmittel wie Nudeln, Reis, Kartoffeln oder Brot, stattdessen essen sie massenweise Fisch, Fleisch, Käse und Eier in der Hoffnung, dadurch schlank und gesund zu werden. Eine Anti-Kohlenhydrat-Lobby (»Carbohydrate-Awareness-Council«) versucht, Industrie und Politik für die Idee zu gewinnen. In vielen Restaurants bilden »low carb«-Gerichte wie zum Beispiel fetttriefende Schweinerippchen schon eine eigene Sparte.

Vorreiter dieser Welle war der Arzt und Diät-Guru Robert Atkins. Er war überzeugt, dass eiweißreiche Lebensmittel Übergewicht abbauen und die Gesundheit fördern. Ziel seiner »Diät-Revolution« ist deshalb ein Kohlenhydratmangel im Körper. Dass Studien die Kohlenhydrat-Hysterie kaum stützen, stört seine Anhänger nicht. Aber es gibt ein anderes Argument dagegen: die Psyche. Ernährungswissenschaftler und Psychologen haben nämlich Hinweise gefunden, dass gerade kohlenhydratreiche Nahrungsmittel die Stimmung depressiver und stressanfälliger Menschen stabilisieren. Man sollte also gerade nicht darauf verzichten, wenn man mit Stresssymptomen zu kämpfen hat oder sich niedergeschlagen fühlt.

Dr. Alexandra Schek ist Ernährungswissenschaftlerin und hat die Studien zu dem Thema gesichtet. Sie kommt zu dem Schluss, dass eine kohlenhydratreiche und eiweißarme Kost positive Wirkungen auf die Stimmung hat. »Depressive Personen sollten deshalb den Eiweißanteil in der Kost zugunsten des Kohlenhydratanteils reduzieren«, rät Schek.

Rob Markus, Psychologe an der Universität von Maastricht, fand außerdem in einem Laborexperiment heraus, dass kohlenhydratreiche Lebensmittel die Stressresistenz anfälliger Menschen erhöhen. Dafür ermittelte er aus einer Gruppe von rund 300 Probanden die stressanfälligsten. Sie wurden mit Mathematikaufgaben psychisch unter Druck gesetzt. Vor den Tests bekamen sie mehrere Mahlzeiten aufgetischt, deren Eiweiß- und Kohlehydratgehalt variiert wurde. Es zeigte sich, dass die kohlenhydrat*reiche* und eiweiß*arme* Kost sowohl den Stressindikator Cortisol als auch depressive Gefühle verminderte. Im umgekehrten Falle – viel Eiweiß, wenig Kohlenhydrate – wirkte sich die Kost gegenteilig aus.

Eine spezielle Diät, die auf diesen Erkenntnissen basiert, könnte also psychische Schieflagen ausgleichen. Am ehesten erfüllt die so genannte »Kreta-Diät« diese Aufgabe, da sie viele Kohlenhydrate in Form von Reis, Brot, Nudeln, Polenta, Bulgur und Couscous enthält, aber auch Lebensmittel mit einem hohen Gehalt an Omega-3-Fettsäuren (Fisch, Olivenöl), die ihrerseits antidepressiv wirken, wie Therapiestudien aus Israel gezeigt haben. Alexandra Schek plädiert deshalb für eine Kost mit Betonung der ballaststoffreichen Kohlenhydrate, fünf Portionen Obst und Gemüse am Tag sowie Omega-3-fettsäurereichen Speiseölen.

Gestressten und depressiven Menschen rät sie zu Snacks wie Bananen, Datteln oder Feigen, denn die enthalten viele der wichtigen Aminosäuren. Von kohlenhydratarmen Diäten wie der Atkins-, »Hollywood-« oder der »Steinzeit-Diät«, der Fleisch-Kur oder der »Leben-ohne-Brot-Diät« rät sie ab. Achten Sie also auf eine möglichst ausgewogene Kost und einen Speiseplan, der von allem ein bisschen bietet. Ihr Körper wird es Ihnen im Alter mit mehr Stressresistenz und einer verbesserten Stimmung danken.

Der Speiseplan langlebiger Völker

Wie sich ein optimaler Speiseplan auf die Lebenserwartung auswirkt, lässt sich an Methusalem-Völkern beobachten, die über den ganzen Globus verstreut leben: im Pazifik, in den Anden, auf Kreta oder im Kaukasus. Die Pazifikinsel Okinawa ist ein subtropisches Eiland, etwa 400 Seemeilen vom japanischen Festland entfernt scheint es wie aus dem Reisekatalog entsprungen: mildes Klima, schöne Vegetation, gelassene Menschen. Aber die Insel ist nicht nur eine Naturschönheit, sie beheimatet auch 40-mal mehr 100-Jährige als andere Teile Japans. Deshalb wird sie auch »Insel der 100-Jährigen« genannt. Die Einwohner kennen kaum Zivilisationskrankheiten, und selbst Demenz ist unter den Älteren viel seltener als hierzulande. Die durchschnittliche Lebenserwartung der Frauen beträgt gut 86 Jahre. Zum Vergleich: In Deutschland haben Frauen momentan eine Lebenserwartung von 81 Jahren. Kennen die Bewohner ein Geheimrezept?

Zum einen tragen sicher der entspannte Lebensstil, der enge Familienzusammenhalt, ein ausgeprägter Gemeinschaftssinn und das ideale Klima zur Langlebigkeit und zum Wohlbefinden bei. Aber vor allem der Speiseplan der Inselbewohner erregte immer wieder das Interesse von Forschern. Die Insulaner ernähren sich nämlich vor allem von Fisch, Gemüse, Kräutern, Algen und Sojaprodukten. Außerdem nehmen sie insgesamt rund ein Drittel weniger Kalorien zu sich als ein durchschnittlicher Bewohner Japans, das ohnehin schon zu den gesündesten und langlebigsten aller Nationen zählt. Nur rund 1800 Kalorien verspeist ein Bewohner Okinawas am Tag. Aus neuen Forschungen zur Langlebigkeit weiß man, dass weniger Kalorien und ein leichtes Untergewicht mehr Lebensjahre schenken. Schmale Kost senkt die Stoffwechselrate und damit auch die Bildung Freier Radikale. Experimente mit Hefezellen, Fliegen und

Ratten haben gezeigt, dass eine kalorienreduzierte Kost die Lebensspanne erhöht. Sie dürfte auch erheblich zur Langlebigkeit der Insulaner beitragen.

Allerdings zeigt das Inselparadies inzwischen Risse: Die Jugend greift wie überall auf der Welt lieber zu Hamburgern und Cola und verschmäht Fisch in Algengemüse. Autos, Mopeds und Computerspiele tun ein Übriges. Und schon gibt es die ersten Anzeichen, dass die Lebenserwartung auf Okinawa zum Sinkflug ansetzt.

Ähnliche Anti-Aging-Effekte durch die Ernährung fand man auch bei Völkern im Himalaya. Forscher stellten dort erstaunt fest, dass die Menschen im Hunza-Tal fast alle schlank waren, sehr alt wurden und kaum Krankheiten und Altersgebrechen kannten. Man vermutet, dass ihre robuste Gesundheit und außergewöhnliche Vitalität mit der Ernährung zusammenhängt. Eine Analyse des Ernährungsverhaltens der Hunzas zeigte, dass sie überwiegend Gemüse, Obst, Sprossen, Sojaprodukte, Getreide und ein- bis zweimal wöchentlich Fisch essen. Parallelen zum Speisezettel auf Okinawa sind kaum zu übersehen. Ratten, die 27 Monate lang mit der Hunza-Diät gefüttert wurden, waren besonders leistungsfähig und zeigten kaum Alterserscheinungen oder Krankheiten, die bei normal ernährten Artgenossen zu beobachten sind.

Interessant ist, dass die Ernährungsweise der Langlebigen, egal auf welchem Flecken der Erde, sich auffallend ähnelt. Die vitalen Senioren haben zeit ihres Lebens viel Obst, Gemüse, Getreide und Hülsenfrüchte und regelmäßig Fisch, aber nur selten Fleisch und anderes tierisches Eiweiß gegessen. Gewürzt wird vor allem mit Kräutern, Salz verwenden sie sparsam. Die Kost der Langlebigen ist fettarm, und wenn Fette verwendet werden, sind es überwiegend pflanzliche Öle.

Wissenschaftler nehmen die Ernährungsgewohnheiten langlebiger Völker gerne unter die Lupe, um daraus Empfehlungen für eine Anti-Aging-Kost geben zu können. Man untersucht die Wirkung von Nahrungsinhaltsstoffen auf die Gesundheit, erforscht, welche Ernährungsformen uns schneller altern lassen oder das Risiko für Krankheiten erhöhen. Bestimmte Inhaltsstoffe der Nahrungsmittel haben hormonähnliche Wirkung, schützen die Gefäße vor Verkalkung, halten das Gehirn auf Trab, verhindern die Entstehung von Tumoren, verbessern die Sehfähigkeit, stärken das Immunsystem und die Knochen.

Ein relativ neues Feld der Anti-Aging-Forschung ist die so genannte »orthomolekulare Medizin«, die von Linus Pauling begründet wurde und die mittels ausgesuchter Mikronährstoffe die Widerstandskraft der Körperzellen gezielt verbessern soll. Die Stärkung von Vitalität und Abwehrkraft schützt in der Summe den gesamten Organismus vor schädlichen Einflüssen – Krankheiten lassen sich effektiv behandeln und typische Altersbeschwerden vermeiden. Neben den bekannten Vitaminen, Spurenelementen und Mineralstoffen werden in der orthomolekularen Medizin auch weniger bekannte Vitalstoffe eingesetzt, wie Enzyme, Aminosäuren und sekundäre Pflanzenstoffe.

Gerade sie haben es in sich, wenn Sie mit Ernährung auch Ihrer Seele etwas Gutes tun möchten. Eine gesunde Kost enthält viele Vitalstoffe, neben Vitaminen und Spurenelementen auch Pflanzenhormone. Sie alle helfen der Psyche, wie Ernährungswissenschaftler in den letzten Jahren herausgefunden haben. Beispielsweise erhöhen sie die Leistungsfähigkeit, lassen uns besser denken, verhindern, dass wir gereizt, nervös, vergesslich oder mutlos werden. Je mehr wir von diesen Stoffen aufnehmen, umso besser die Stimmung. Die Ernährungswissenschaftlerin Susanne Fehrmann schreibt dazu: »Mit der richtigen Nährstoffmischung kann unser Gehirn richtig arbeiten, halten unsere Nerven den Belastungen des Alltags stand und können wir Glück empfinden. Essen ist immer auch eine Quelle des psychischen Wohlbefindens. Durch die richtige Lebensmittelauswahl können wir unsere Lebensqualität verbessern und uns wohler fühlen.« Wichtig dafür sind Lebensmittel, die Folsäure, Vitamin A, B, C, E, Eisen, Jod, Calcium, Magnesium oder Selen enthalten.

Welcher Ernährungstyp sind Sie?

Jeder hat natürlich beim Essen individuelle Vorlieben, je nachdem was er im Laufe des Lebens an kulinarischen Stilen kennen und schätzen gelernt hat. Das reicht von Fast-Food-Fans bis hin zu veganen Vollwertköstlern. Einige Ernährungsstile eignen sich aber ganz besonders, um für ein gesundes Alter vorzubauen, gefürchteten Alterskrankheiten wie Diabetes oder Bluthochdruck vorzubeugen und damit auch mehr Wohlbefinden zu erreichen. Finden Sie heraus, welcher Ernährungstyp[*] Sie sind und ob Sie eventuell von einer Umstellung Ihres Speiseplans profitieren können. Vor allem die ersten beiden Esstypen erfüllen die Anforderungen einer Gesund-und-glücklich-altern-Küche.

Typ »Gesund und Natürlich«
Bei Ihnen steht die Gesundheit im Vordergrund. Die Nahrung soll möglichst naturbelassen und unbehandelt, also nicht weiterverarbeitet sein. Zusätze jeglicher Art werden abgelehnt. Authentischer, nicht künstlicher Geschmack ist für die Vertreter dieser Orientierung wichtig. Sie essen wenig Fleisch und viel frisches Obst und Gemüse. Hoch industrialisierte Produkte wie Dosen-, Instant- und Fertiggerichte lehnen sie ab. Viele sind ökologisch orientiert.

---

[*] Nach E. Schramm, C. Empacher, K. Götz, Th. Kluge, I. Weller: Konsumbezogene Innovationssondierung, Frankfurt/M. 2000.

Typ »Gesund und Fit«

Auch bei dieser Gruppe spielt Gesundheit eine wichtige Rolle. Sie wird jedoch eher als Mittel zum Zweck angesehen, um im Beruf und in der Freizeit möglichst fit zu sein. Nahrung soll vor allem funktional sein und den Körper leistungsfähig machen – oder die Fitness erhalten. Der Geschmack ist Nebensache und kann auch durch künstliche Aromen erreicht werden. Gegessen wird auch »Functional Food«, also Lebensmittel mit gesundheitsfördernden und Anti-Aging-Zusätzen, wie probiotischer Joghurt, Aloe Vera oder Mineraldrinks.

Typ »Exklusiv und Genussvoll«

Genuss beim Essen und die Exklusivität der Gerichte stehen bei dieser Gruppe im Vordergrund. Betont wird neben dem hohen Preis auch die Qualität von Lebensmitteln, die mit gutem Geschmack gleichgesetzt wird. Das Gesundheitsbewusstsein der genussvollen Esser ist weniger stark ausgeprägt. Es wird viel und lange gekocht, aber auch häufig außer Haus gegessen.

Typ »Traditionell und Gut«

Anhänger des traditionellen Stils bevorzugen Mahlzeiten mit dem Etikett »wie früher«, »gut bürgerlich« oder »deutsche Küche«. Es wird deftig gegessen, mit viel Fleisch, Kartoffeln, Soßen und traditionellen einheimischen Gemüsesorten. Man trifft die Gruppe oft auf dem Wochenmarkt und auf dem Bauernhof. Die Gerichte enthalten häufig einen sehr hohen Fettanteil, was zu Gesundheitsproblemen führen kann. Deshalb ist in diesem Ernährungs-Milieu der Fett- und Cholesteringehalt von Lebensmitteln ein beliebtes Gesprächsthema.

Typ »Schnell und Bequem«

Einfachheit und Geschwindigkeit der Zubereitung von Mahlzeiten stehen bei dieser Gruppe im Mittelpunkt. Dies drückt sich hauptsächlich in einem hohen Konsum an Fertig- und

Halbfertiggerichten aus. Hinter diesem Ernährungstyp verbergen sich die meisten Fast-Food-Fans. Informationsangebote zum Thema gesunde Ernährung prallen an dieser Gruppe ab.

Typ »Schnell und Billig«
Auch für diese Gruppe ist Schnelligkeit Trumpf. Allerdings kommt hier der Preis als Entscheidungskriterium hinzu. Es wird fast ausschließlich auf billige Angebote geachtet und typischerweise in Discountern oder Verbrauchermärkten eingekauft. Diese Gruppe gilt in der Marktforschung als für weiterführende Ernährungsinformationen praktisch unerreichbar, da sie weder Interesse an gesundheitlichen noch an ökologischen Themen hat. Die Entscheidung fällt meist über den Preis.

10 Tipps für eine Wohlfühlernährung im Alter

1. Durch die Auswahl der Lebensmittel können Sie Gesundheit, Leistungsfähigkeit und Lebenserwartung im Alter beeinflussen.
2. Viel Obst und Gemüse am Tag, viel Vollkornprodukte, mäßig Fisch und Fleisch, wenig Fett, Salz und Süßigkeiten – das macht schlank und agil, schützt den Kreislauf, das Immunsystem und beugt einigen Krebsarten vor. Und es entspricht den Ernährungsgewohnheiten von Methusalem-Völkern auf der ganzen Welt.
3. Nehmen Sie Mineralstoffe und Spurenelemente am besten in Form von Rohkost, Obst und Salaten zu sich. Die Zubereitung erfordert zwar etwas mehr Zeit, aber man spürt schnell, dass man dadurch frischer und leistungsfahiger wird.
4. Wasser gehört zur Ernährung dazu. Es erfrischt

und regt den Stoffwechsel an. Flüssigkeit entgiftet die Nieren, hält die Haut geschmeidig und verringert das Thrombose- und Infarktrisiko. Man fühlt sich gesünder und sieht jünger aus. Ärzte empfehlen täglich 1 bis 1,5 Liter. Aber Vorsicht: Im hohen Alter können die Nieren oder ein schwacher Kreislauf manchmal keine großen Flüssigkeitsmengen mehr bewältigen.

5. Ältere brauchen weniger Fett, nicht zu viel Eiweiß, aber besonders viele Ballaststoffe, ausreichend Vitamine und Mineralstoffe.

6. Vitamine steuern die Stoffwechselfunktionen und fördern die optimale Ausnutzung der Nährstoffe. Es gibt herrliche Rezepte für Vitamincocktails, die man bei einer Party ausprobieren kann. Laden Sie doch einmal Freunde zu einer Vitamin-Cocktail-Party ein.

7. Ballaststoffe fördern die Verdauung, bewirken eine längere Sättigung und verzögern den Abbau von Kohlenhydraten. Sie sollten einen festen Platz im Speiseplan haben.

8. Auf hochwertige Kohlenhydrate sollten Sie nicht verzichten, da sie die Psyche stressanfälliger und deprimierter Personen stabilisieren – ein wichtiger Faktor für erfolgreiches Altern. Meiden Sie einseitige Diäten, die den strengen Verzicht auf bestimmte Nährstoffe wie Kohlenhydrate verlangen.

9. Ein neuer Ernährungsplan lässt sich am besten mit einem anderen Menschen zusammen aufstellen, vielleicht mit dem Partner, einer Freundin/einem Freund oder einer Nachbarin? Gemeinsam fällt es leichter, konsequent zu sein, und es hat zusätzlich den wertvollen Effekt der Geselligkeit.

10. Hin und wieder sollten Sie sich auch bewusst etwas Ungesundes gönnen, zum Beispiel einen Schlemmertag mit Pralinen, Pizza, Eis und Sahnetorte. Denn auch aufs rechte Genießen kommt es an. Was nutzen am Ende ein paar Jahre mehr, wenn vorher jahrelang der Genuss auf der Strecke bleibt?

Und wer jetzt um die beruhigende Wirkung von Schokoriegeln und Glimmstängeln fürchtet, sollte stattdessen einfach zum Programm der Volkshochschule, des Kneipp-Vereins oder der nächsten Wellness-Oase greifen. Dort finden sich nämlich weitere, sehr viel wirksamere Mittel für die Lebenslust im Alter. Da sich Anspannung und Stress auf Dauer im modernen Leben kaum vermeiden lassen, gehört ein regelmäßiges Entspannungsprogramm unbedingt zum erfolgreichen Altern dazu, das haben Studien aus Altersmedizin und -psychologie gezeigt. Wie sich das auf Alterungsprozesse und auf das Wohlbefinden auswirkt, lesen Sie im nächsten Kapitel.

9 Stress und Entspannung – auf die richtige Mischung kommt es an

Nur ein ruhendes Gewässer wird wieder klar.
Tibetisches Sprichwort

Das laufende Projekt müsste längst abgeschlossen sein, der Chef macht bereits Druck. Die pubertierenden Kinder sorgen dauernd für schlechte Stimmung und die Beziehung gehört eigentlich längst einem Paartherapeuten vorgestellt. Vor Ladenschluss noch schnell eingekauft, dann fährt einem die Straßenbahn vor der Nase weg. An manchen Tagen fällt es schwer, Ruhe zu bewahren und entspannt im Hier und Jetzt zu verweilen, wie viele Ratgeber empfehlen. Für ein paar Tage ist das kein Problem. Hält belastender Stress aber über Monate oder sogar Jahre an, kann er uns das Leben ganz schön verhageln. Denn permanenter Stress, der überfordert und unter Anspannung hält, untergräbt früher oder später das beste Glücklich-altern-Programm. Und selbst die stärkste Botox-Spritze kommt dann nicht mehr gegen Sorgenfalten und abwärts gerichtete Mundwinkel an.

Chronischer Stress schädigt die Gehirnzellen, das Immunsystem, die Blutgefäße und bringt das Hormonsystem durcheinander. Stress, Überreizung und Konkurrenzdruck machen nervös, erschöpft, produzieren hohen Blutdruck und begünstigen möglicherweise sogar Krebs. Anhaltender Stress macht krank und verkürzt nachweislich auch die Lebenserwartung. Bei Stress werden die Stresshormone Adrenalin und Cortisol ausgeschüttet. Die Folge: Die Muskeln bleiben angespannt, die Pulsfrequenz und der Blutdruck erhöht. Auf Dauer hat dieser Zustand in Kombination mit der falschen Ernährung nachhaltige Folgen für die Gesundheit, weil Fette und zuckerhaltige Nahrung unter Stress nur schlecht in Energie umgewandelt werden können. Stattdessen werden sie in den körpereigenen Depots verstaut, die über die Jahre beachtliche Ausmaße annehmen können. Zum subjektiven Wohlbefinden im Alter gehört deshalb unbedingt der richtige Umgang mit Stress. Im Folgenden werden Sie erfahren, warum Stress regelrecht alt macht und der Psyche schadet. Und Sie werden sehen, wie man mit verschiedenen Entspannungstechniken und Wellness im Alltag für ein Happy Aging sorgt.

Stress ist angenehm, solange es beim so genannten Eustress, also einem als positiv erlebten Stress bleibt. Dazu gehören angenehme Verpflichtungen, Feste, anspruchsvolle Projekte und zwischenmenschliche Beziehungen, die Spaß machen, auch wenn sie bisweilen anstrengen und zu Zeitmangel führen. Eine Forschergruppe mehrerer deutscher Universitäten untersuchte an über 7000 Menschen den Zusammenhang zwischen sozialen Kontakten und der Sterblichkeit im Alter. Die Studie brachte auch ein interessantes Ergebnis zum Thema Stress: Der zieht nämlich nicht zwangsläufig Beeinträchtigungen in der Lebenszufriedenheit nach sich. Ein gewisser Zeitdruck bei vielfältigen, interessanten Aktivitäten, am besten gemeinsam mit anderen, wirkt sich sogar protektiv aus. Solange man alles »im Griff« behält, sein Leben kontrollieren kann, ist dieser Stress also durchaus förderlich. Unsicherheit dagegen und ein ständiges Agieren an der eigenen Leistungsgrenze, also negativer Stress, erhöhen das Sterberisiko wieder um das Anderthalbfache. Steigt das Stressniveau über einen längeren Zeitraum hinweg steil an, wirkt sich der Schaden an Psyche und Gesundheit auf Dauer lebensverkürzend aus.

Je mehr Stress als Belastung erlebt wird, umso mehr Pausen brauchen wir, und umso mehr Erholung sollten wir uns gönnen. Denn negativer Dauerstress, so genannter Disstress, kann bei Menschen mit einer entsprechenden Veranlagung

Depressionen auslösen. Und kürzlich haben Wissenschaftler auch noch eine alte Vermutung nachgewiesen: Stress lässt Menschen biologisch schneller altern.

Zellen unter Stress altern schneller

Anhaltender Stress wirkt auf jene Teile des Erbguts, die eine Schlüsselrolle im Alterungsprozess der Zellen spielen. Das berichtete Ende 2004 ein Forscherteam um Elissa Epel von der Universität von Kalifornien in San Francisco. Dieser Prozess ist an den Chromosomen zu erkennen. Sie sind diejenigen Teile der Zelle, die unser Erbgut tragen. Die so genannten Telomere umhüllen die Enden der Chromosomen wie eine Art Schutzkappe. Sie schirmt das Erbgut ab und schützt es vor Schäden. Leider werden diese Chromosomen-Kappen bei jeder Zellteilung, also mit zunehmendem Alter, etwas kürzer, bis sie am Ende so stark reduziert sind, dass sich die Zellen nicht mehr teilen können. Man bekommt Falten, wird krank und stirbt. Ein Verlust der Telomere kann auch zur Instabilität der Zellen führen, etwa dazu, dass sie in »wilden« Verbindungen wuchern.

Das Team um Epel verglich nun über einen längeren Zeitraum den Zustand dieser Schutzkappen bei 58 Frauen im Alter von 20 bis 50 Jahren. 39 der Frauen waren Mütter und Pflegerinnen ihrer chronisch kranken Kinder. Das heißt, sie waren täglich einem extremen Stress ausgesetzt. Die restlichen 19 Mütter hatten je ein gesundes Kind. Obwohl die Mütter der kranken Kinder erwartungsgemäß über weitaus mehr Belastungen klagten, war ihnen der Stress äußerlich nicht anzumerken, wie die Forscher berichten. Nach außen schien es, als würden sie die enormen Anstrengungen gut wegstecken. Die Telomere zeigten jedoch »dramatische Unterschiede«, wie Epel berichtet: Bei den Frauen, die sich am stärksten belastet fühlten, stellte sie eine zusätzliche biologische Alterung um neun bis zu 17 Jahren fest. Das war an der Länge der Chromosomenkappen, an der Aktivität des Enzyms Telomerase, das verkürzte Schutzkappen repariert, und am so genannten oxidativen Stress abzulesen, der Schäden im Erbgut hervorruft und den Abbau der Telomere beschleunigt. »Es gibt zahlreiche Studien, die eine Verbindung zwischen chronischem psychischen Stress und eingeschränkter Gesundheit gezeigt haben, einschließlich Herz- und Kreislaufkrankheiten und mangelnder Abwehrkräfte«, berichtet Epel. »Unsere Arbeit gibt nun den zellulären Mechanismus zu erkennen, über den chronischer Stress zu frühzeitigem Altern und zu Krankheiten führen kann. Stress schlägt sich also deutlich in den Zellen nieder.«

Es braucht allerdings nicht unbedingt ein krankes Kind, um in einem chronischen Stress-Szenario zu leben. Existenzängste, Fitness- und Jugendwahn, immer dichtere Zeitpläne und ein wachsender Leistungsdruck machen das Leben schwer genug. Wer die Alterung seiner Zellen nicht unnötig beschleunigen oder sie vielleicht sogar verlangsamen möchte, sollte sich deshalb beizeiten ein persönliches Anti-Stress-Programm zurechtschneidern – und regelmäßig praktizieren.

Erholungsphasen schützen auch das Gehirn vor dem vorzeitigen Abbau, Dauerstress hingegen beschleunigt seine Alterung. Ein Forscherteam der Universität von Kentucky beobachtete nämlich, dass ständiger Stress bei Ratten die Gehirnzellen schädigt. Philip Landfield setzte die Tiere sechs Monate lang fünf Tage pro Woche stressigen Situationen aus. Schon nach drei Wochen zeigten sich Veränderungen im Gehirn. Besonders betroffen war eine Gehirnregion, die bei Menschen mit der Alzheimer-Erkrankung am meisten geschädigt ist. Weitere Untersuchungen zeigten, dass die gestressten Ratten im Alter doppelt so viele Hirnzellen eingebüßt hatten wie ihre entspannten Altersgenossen. Möglicherweise besteht also eine Verbindung zwischen anhaltendem Stress und dem Abbau der geistigen Leistungsfähigkeit im Alter.

Stress führt Männer in den Hormonblues

Stress kann auch die Psyche des starken Geschlechts arg beuteln und Männer im besten Alter in einen Zustand führen, der dem der männlichen Wechseljahre ähnelt: niedergeschlagen, reizbar, nervös, den Tränen nahe. Das sind nicht nur die typischen zyklusabhängigen Stimmungen von Frauen, sondern auch von Männern im Stress. Hinweise darauf fand der schottische Mediziner Gerald Lincoln am Zentrum für Reproduktionsbiologie in Edinburgh. Sinkt der Testosteronspiegel bei Männern plötzlich stark ab, verdüstert sich automatisch ihre Stimmung. Die Ursache für diesen Hormonblues ist oft Dauerstress.

In belastenden Situationen wie Scheidung, bei lebensbedrohlichen Krankheiten oder Trauerfällen steigen die Werte des Stresshormons Cortisol steil nach oben. So wird der Körper in Alarmbereitschaft versetzt. Wie in einem Paternoster sinkt gleichzeitig das Sexualhormon Testosteron in den Keller. Die Betroffenen werden emotionaler und empfindlicher; sie lachen und weinen schneller und ziehen sich mehr zurück. Diese Symptome sind normalerweise für die »männliche Menopause« charakteristisch: Etwa ab 50 Jahren sinkt der Testosteronspiegel ohnehin kontinuierlich ab. Männer zeigen dann ungewohnte Verhaltensweisen wie Antriebsschwäche, Müdigkeit und Depressionen.

Depressionen durch Dauerstress?

Für beide Geschlechter gilt außerdem: Dauerstress kann Depressionen auslösen. Das hängt mit unserem Gehirnstoffwechsel zusammen. Vor einigen Jahren entdeckten Forscher, dass zwei Botenstoffe in unseren grauen Zellen, nämlich Serotonin und Noradrenalin, für das psychische Gleichgewicht von enormer Bedeutung sind. Schwimmen sie nicht mehr ausreichend herum, werden wir niedergeschlagen, reizbar, depressiv. Noradrenalin beeinflusst unsere Gefühle, es reguliert den Schlaf und die Verarbeitung von Sinnesreizen. Serotonin wirkt auf unsere Stimmungen, Gefühle, den Appetit und unser Sexualleben. Sinkt nun der Serotoninspiegel, tut es ihm das Noradrenalin nach. Bei Dauerstress ohne Ruhephasen verschieben sich die Werte dermaßen ungünstig, dass daraus eine ernsthafte Depression entstehen kann. Fast jeder kennt diesen Effekt nach starken Stressphasen, etwa öffentlichen Auftritten oder Prüfungen: Selbst wenn die Sache am Ende gut gelaufen ist, macht sich oft eine bedrückende Leere statt himmelhochjauchzender Glücksgefühle breit – ein Symptom, das auch viele Menschen auf dem Höhepunkt ihrer Karriere »im besten Alter« zeigen. Gesellen sich dann noch starke Altersängste hinzu, sind die psychischen Probleme in der zweiten Lebenshälfte programmiert.

Der französische Soziologe Alain Ehrenberg vermutet sogar, dass die weltweit wachsende Zahl depressiver Menschen mit dem zunehmenden Alltagsstress zu tun hat. In seinem aktuellen Buch *Das erschöpfte Selbst*, das in Frankreich viel Aufmerksamkeit erregt hat, erklärt er seine These: Wir alle müssen nicht nur Status, Anerkennung und Glück – und ewige Jugendlichkeit – aus eigener Kraft heraus erschaffen, sondern auch seelische Stabilität. Unser Ich-Projekt soll erfolgreich sein: »Das ideale Individuum wird nicht mehr an seiner Gefügigkeit gemessen, sondern an seiner Initiative.« Aber diese Unterwerfung unter die neuen Normen der

Selbstverantwortung und Eigeninitiative produziere letztlich eine Art Dauerstress, ein ständiges Gefühl der Unsicherheit und Überforderung. Damit drohe das Scheitern und letztlich der Absturz in die innere Leere. Im Mittelpunkt der erschöpfte Mensch, der den eigenen (und fremden) Anforderungen nicht mehr gerecht werden kann. Deshalb gilt: Wer dauerhaft im Gleichgewicht bleiben will, sollte sich – gerade im Alter – Entspannungstechniken aneignen. Damit altert es sich nicht nur angenehmer, sondern auch langsamer. Neben Sport und gesunder Ernährung ist Entspannung der wirksamste Jungbrunnen.

Entspannung muss sein

Die wichtigste Form der Entspannung ist ein ausgiebiger und ungestörter Schlaf während der Nacht. Fällt das Ein- oder Durchschlafen schwer, und kann man auch während des Tages kaum zur Ruhe kommen, sollte man sich aus der riesigen Auswahl von Entspannungstechniken eine geeignete auswählen. Die Bandbreite reicht von Yoga über Tai Chi und Qi Gong bis zur Progressiven Muskelrelaxation nach Jacobson, über Hypnoseverfahren bis hin zu den vielfältigen Angeboten moderner Wellness-Hotels. Erfahrungsberichte zeigen, dass diese Methoden dauerhaft entspannen und zu einem guten Schlaf verhelfen.

Handfeste wissenschaftliche Beweise lieferte kürzlich eine Untersuchung, die in der Zeitschrift der amerikanischen Geriatrischen Gesellschaft veröffentlicht wurde. Sie zeigte, dass ältere Menschen besser schlafen, wenn sie regelmäßig das chinesische Schattenboxen Tai Chi praktizieren. Um das herauszufinden, ließen die Forscher 118 Männer und Frauen zwischen 60 und 92 Jahren sechs Monate lang dreimal pro Woche zu dieser meditativen Gymnastik antreten. Die Vergleichsgruppe absolvierte ein normales leichtes Gymnastikprogramm. Das Resultat: Die Schattenboxer punkteten in fünf von sieben Einzelaspekten eines guten Schlafs. Ihre Einschlafzeit beispielsweise war um durchschnittlich 18 Minuten kürzer und ihr nächtlicher Schlaf um eine halbe Stunde länger. Obwohl sich alle Teilnehmer durch das Training fitter fühlten, schlief nur die Tai Chi-Gruppe tatsächlich auch besser.

Versuchen Sie es ruhig mit dieser angenehmen Bewegungsform. Selbst ein knallharter Naturwissenschaftler wie der Kölner Sportmediziner Wildor Hollmann, der mehrere deutsche Nationalmannschaften betreute, ließ sich davon überzeugen. Der mittlerweile 77-Jährige erzählte in einem Interview mit dem Manager-Magazin: »Als ich das erste Mal, noch zu Mao Tsetungs Zeiten, in Peking war, sah ich morgens um acht vom Hotelfenster aus Männer und Frauen, die, bevor sie mit der Arbeit begannen, 30 Minuten diese Bewegungsübungen machen. Damals habe ich gegrinst, so ein Quatsch. Das ist mir vergangen, denn inzwischen weiß ich: Selbst einfache Übungen fördern die Entspannung. Erst vor drei, vier Jahren haben wir nachweisen können, dass jede kleine Anregung der Hirndurchblutung automatisch zu einer Mehrproduktion von Hunderten biochemischen Substanzen führt. Die Chinesen haben damit jahrtausendelange praktische Erfahrung.«

Meine Mutter, die seit 15 Jahren Tai Chi lernt – und inzwischen auch unterrichtet –, ist von der tiefgehenden beruhigenden Wirkung dieser Bewegungsform überzeugt. Sie schläft nicht nur besser, sondern fühlt sich auch insgesamt leistungsfähiger als früher, ihre Bewegungen sind koordinierter. Und die Prinzipien, die hinter dem Tai Chi stehen, helfen ihr letztlich auch im Umgang mit dem Alter: »Man lernt, den Dingen ihren Lauf zu lassen, nicht einzugreifen, und dann eben auch nicht in die Natur des Älterwerdens. Mit dem Tai Chi findet man leichter immer wieder ein Gleichgewicht im Leben.«

Schlaf als Anti-Stress-Mittel

Aus dem Tierreich ist schon länger bekannt, dass Lebewesen, die einen großen Teil des Tages schlafend und dösend verbringen, länger leben als umtriebige Hektiker. So werden Katzen fast doppelt so alt wie die aktiven Hunde. Noch deutlicher ist der Effekt bei Säugetieren, die Winterschlaf halten: Während die ganzjährig aktive Maus nur drei bis vier Jahre lebt, erreichen die winterschlafenden Fledermäuse oft ein Alter von fast 30 Jahren. Auch die trägen Schildkröten erleben oft ein Methusalem-Alter.

Leben aber auch bei den Menschen Schlafmützen länger als ihre früh aufstehenden Kollegen? »Langschläfer sind auf Dauer tatsächlich oft gesünder und leistungsfähiger, als Menschen, die mit wenig Schlaf auskommen«, berichtet der Fuldaer Gesundheitswissenschaftler Peter Axt. »Zahlreiche Untersuchungen belegen, dass chronischer Schlafmangel alt macht und das Leben verkürzt. Alterskrankheiten wie Bluthochdruck, Zuckerkrankheit und Übergewicht werden begünstigt.« Auch Depressionen, Konzentrations- und Gedächtnisstörungen können Folgen von Schlafmangel sein. Der Grund: Wer zu früh aus den Federn muss, steht den ganzen Tag unter Stress. Forscher der Londoner Westminster-Universität wiesen im Speichel von Personen, die regelmäßig vor 7.20 Uhr aufstehen mussten, deutlich höhere Werte des Stresshormons Cortisol nach als bei Langschläfern.

»Wir haben zahlreiche sehr alte und noch fitte Senioren befragt«, berichtet Peter Axt. »Und alle haben uns bestätigt, dass sie viel geschlafen und Stress und Hetze weitgehend vermieden haben. Die meisten gönnten sich regelmäßig sogar einen Mittagsschlaf.« Axt vermutet, dass die Produktion verjüngender Hormone wie Melatonin oder Wachstumshormon, die im Schlaf ausgeschüttet werden, für die positiven Effekte verantwortlich ist. Ebenso profitiert das Immunsystem. Auch ein Absinken der Körpertemperatur und eine Verlangsamung der Stoffwechselvorgänge während des Schlafs tragen zur lebensverlängernden Wirkung bei.

Autogenes Training für entspanntes Altern

Ein Verfahren, das in seiner Wirksamkeit speziell für Ältere bereits getestet wurde, ist das Autogene Training. Hier lernt man, sich in einen tiefen kontrollierten Entspannungszustand zu versetzen, aus dem man nach einigen Minuten erfrischt und entspannt »aufwacht«. Ein Beispiel ist die »Droschken-kutscher-Übung«: Man setzt sich in der Haltung eines Kutschers auf einen Stuhl, legt die Hände in den Schoß, lässt den Kopf heruntersinken, rundet den Rücken und atmet ruhig in den Bauch hinein. Im fortgeschrittenen Stadium versetzt sich der Übende durch Wärme- und Schwerevorstellungen (»Mein Arm ist warm und schwer. Ich bleibe ruhig und gelassen.«) selbst in einen hypnoseähnlichen Zustand.

Solche Techniken eignen sich für Gestresste in jedem Alter, aber besonders für Ältere, wie eine Untersuchung an der Universität Tübingen zeigte: Selbst über 80-Jährige können das Autogene Training noch erlernen und davon profitieren. Um das zu beweisen, wurden Bewohner aus zwei Altenheimen gebeten, an einem zwölfwöchigen Kurs zum Autogenen Training teilzunehmen; sie waren im Durchschnitt stattliche 82 Jahre alt. 16 hielten den Kurs bis zum Ende durch. Geübt wurde zweimal pro Woche das so genannte »Supportive Autogene Training«, das sich auf die Vermittlung der Übungen Schwere, Wärme, Atmung und begleitende Ruhetönung im Sitzen beschränkt. Zehn der rüstigen Teilnehmer genossen die Übungen so sehr, dass sie freiwillig sogar täglich übten.

Das Ergebnis fiel durchweg positiv aus: Unabhängig vom Alter der Teilnehmer, ihrer Stimmung oder den gesundheitlichen Beschwerden verbesserte sich ihr Befinden deutlich. Studienleiter Tilo Kirchner, der die Untersuchung durchführte, berichtet: »Auch körperlich und psychisch beeinträchtigte über 80-Jährige können das Autogene Training noch erlernen.« Nur für Ältere, die sich die Formeln des Trainings nicht mehr merken können, ist diese Entspannungsform weniger geeignet. Für alle anderen gilt: Man kann gar nicht zu alt sein, um solche Wohlfühltechniken zu erlernen und für sich zu Hause oder in der Gruppe regelmäßig zu praktizieren. Aber je früher man damit anfängt, desto besser ist es natürlich. Autogenes Training entspannt, beruhigt, steigert die Leistungsfähigkeit und es macht wacher für die eigenen Bedürfnisse und Impulse. Und letztlich dankt auch unser Körper für die Ruhepausen mit einer gemächlicheren Zellalterung. Je mehr Stress wir von den Schultern werfen, umso jugendlicher bleiben die Zellen und umso frischer das Befinden.

Ein einfaches Mittel für mehr Wohlbefinden und auch zur Stärkung des Immunsystems ist außerdem das Singen. Das fanden Forscher am Institut für Musikpädagogik der Universität Frankfurt heraus. Singen Sie also so häufig wie möglich, auf dem Weg zur Arbeit, im Stau, bei der Hausarbeit oder in der Badewanne. Und wo Sie gerade schon in der Wanne liegen, können Sie gleich mit einer wohltuenden Wellness-Anwendung weitermachen. Wie wäre es denn mit einem regelmäßigen Wellness-Tag im Monat? Bringen Sie die Kinder zu Freunden, schicken Sie Ihren Mann in den Baumarkt, ziehen Sie den Telefonstecker heraus …

Wellness – das Programm für Lebenslust und jugendliche Frische?

Der Begriff Wellness ist viel älter, als man angesichts der Modernität des Booms vermuten könnte: Er tauchte schon 1654 in einem englischen Lexikon auf und meinte dort so viel wie

»Wohlbefinden« und »gute Gesundheit«. Populär wurde der Ausdruck durch den amerikanischen Arzt Halbert L. Dunn. Er machte ihn in den 1950er Jahren zum Schlagwort einer neuen Gesundheitsbewegung. Dunn versuchte, Laien und Fachkollegen vom Nutzen eines gesundheitserhaltenden Lebensstils zu überzeugen, auch im Hinblick auf eine höhere Lebenserwartung und ein gesundes, zufriedenes Altern. Seine Gesundheitsphilosophie nannte er »High Level Wellness« und meinte damit einen eigenverantwortlichen Lebensstil, der die Gesundheit bis ins hohe Alter fördern soll.

Neben klassischen Entspannungstechniken wie dem Autogenen Training werden heute viele exotische Entspannungstechniken wie Ayurveda oder Klangmassage angeboten. Unter dem großen Wellness-Dach ist für jede Vorliebe und jedes Bedürfnis etwas dabei: Streicheleinheiten, Entspannung, Wärme, sinnliche Anregungen, wohltuende Bewegungen.

Zwar reagieren viele längst allergisch auf den Begriff und halten ihn für ein inhaltsloses Allerweltsetikett, mit dem vor allem die Werbung gerne hausieren geht. Wellness ist nur ein Modethema für Frauenzeitschriften und Werbestrategen, denken sie. Und irren sich. Denn neuere Umfragen zeigen, dass die meisten Menschen Wellnessangebote wie Ayurveda oder Aqua-Balancing, Yoga oder Aromamassage nutzen, um sich körperlich und seelisch widerstandsfähiger zu machen. Wellness ist eine Art Therapieersatz und gilt zunehmend als geeignetes Mittel für das Selbstmanagement. Und es kann langfristig auch zu mehr Wohlbefinden im Alterungsprozess beitragen.

Natürlich verspricht die boomende Branche allerhand vom Wellness-Duschgel bis zum Well-Fit-Müsli, aktuell etwa die »Wellness-Hose« bei Tchibo, eine einfache schwarze Gymnastikhose. Diese Versprechungen lassen die Umsätze steigen wie ein Thermometer in der Sauna: Wellness soll aus Lebenskrisen helfen, fit für den harten Arbeitsalltag machen, zu mehr Sinnlichkeit und neuer Lebenslust verhelfen – und vor allem: länger jung halten. Nicht wenige Anbieter hoffen, gerade die weibliche Kundschaft bei ihren Alternsängsten zu packen – und mit der Versprechung, Falten, Sorgen, Speckröllchen und auch das Gefühl, nicht mehr die Jüngste zu sein, dahinschmelzen zu lassen. Wenn man auch nicht direkt mehr Lebensjahre schenken kann, so doch zumindest die Illusion anhand eines jugendlich-frischen, erholten Aussehens. Das sind aber nicht nur hohle Versprechungen einer umsatzfixierten Marketing-Clique, der jedes Mittel recht und jede Angst willkommen ist, wenn sich nur Geld damit verdienen lässt. »Wellness kann, richtig verstanden und angewandt, uns durchaus über Jahre hinweg entspannen, psychologisch unterstützen – und auf dem Weg ins Alter begleiten und es angenehmer machen«, sagt Lutz Hertel. Er ist Psychologe und Vorsitzender des Deutschen Wellness-Verbands.

Ein Tag im Wellness-Hotel wirkt sich meist positiv auf das Selbstbild aus und ermöglicht einen besseren Zugang zur eigenen Innenwelt. Und es wirkt auch dann noch nach, wenn sich die Türen der Wellness-Oase längst hinter uns geschlossen haben. Viele der Verwöhnprogramme von Aqua-Balancing bis Zupfmassage sind eigentlich alte Hüte: Schon die Römer ließen sich in Dampfbädern massieren. Die Orientalen taten es ihnen in den Hamams nach. Die Inder kennen mit dem Ayurveda seit Jahrtausenden typgerechte Wellness-Kuren. Und die Skandinavier entwickelten mit ihrer Saunakultur einen frühen Prototypen der Wellness-Oase. Der moderne Büromensch hat hier offensichtlich wieder Nachholbedarf. Sein verspannter Muskelapparat erinnert ihn täglich daran, dass es an Bewegung mangelt. Stress nagt an den Nerven, Fehlhaltungen schmerzen, Speckröllchen wachsen und auch das Alter droht immer irgendwie mit seinen Abbauprozessen. Vielen Menschen sind Körpergefühl und Sinnlichkeit abhanden gekommen. Wo im Alltag keine Zeit bleibt für Düfte, leise Klänge, lange Bäder und intensive

Berührungen, keimt die Sehnsucht nach Wellness mit ihren sinnlichen Erfahrungen.

Fragt man Kundinnen, was sie von Wellness erwarten, fällt auf, dass die Psyche und vor allem das Wohlbefinden eine zentrale Rolle spielen. Im Auftrag der Zeitschrift *Journal für die Frau* wurden rund 1000 Frauen nach ihren Assoziationen zum Begriff Wellness befragt. Bei den Antworten rangierten psychologische Motive weit oben: Zufriedenheit und Lebensfreude, Selbstbewusstsein, Sinnfindung und Selbstverwirklichung. Viele versprechen sich eine »seelische Veränderung«. Und rund 95 Prozent verbinden mit Wellness vor allem »Verwöhnen« und »Sich-etwas-gönnen«. Es geht also um Stressverarbeitung, Vitalität und Genussfähigkeit und ein positives Selbstkonzept. All das gehört auch auf dem Weg durch das Minenfeld des Alterns ins Marschgepäck und wird von Gesundheitspsychologen und Alternsforschern nachdrücklich unterstützt.

Es gibt also keinen Grund, den Boom als reine Geldmacherei oder Hysterie einer gestressten Schickeria abzutun: »Man mag den Wellness-Boom auch kritisch sehen, sollte dabei jedoch nicht übersehen, dass hinter den Umsatz- und Buchungszahlen der Wunsch nach mehr Wohlbefinden, nach Erholung und einem besseren Umgang mit Belastungen steht«, stellt die österreichische Psychologin Elisabeth Honemann fest. Auch Lutz Hertel ist dieser Ansicht: »Ich habe die Erfahrung gemacht, dass Wellness im innersten Kern ein psychologisches Thema ist.« Die Kunden sehen Wellness also längst als Mittel zur Selbstoptimierung und damit als Schlüssel für ein erfolgreiches Leben und letztlich auch für ein erfolgreiches Altern. Und eine Studie deutscher Psychiater, die Ende 2004 veröffentlicht wurde, bestätigte, dass Massagen Depressionen deutlich bessern können – mehr als man mit normalen Entspannungstechniken erreichen könnte.

Das moderne Leben fordert von jedem: Halte dich seelisch und körperlich fit bis ins hohe Alter! Wer die Woche über einen hohen Leistungspegel hält, kümmert sich am Wochenende ebenso aktiv und eigenverantwortlich um seine Regeneration. So sichert Wellness die persönlichen Ressourcen und damit auch die Zukunftsfähigkeit, unterstützt viele Alterungsprozesse und ist ein kleines, aber feines Mosaiksteinchen im Glücklich-altern-Bild. Vor allem eine gesellschaftliche Entwicklung wird wohl für eine steigende Beliebtheit der Wellness-Oasen sorgen: Die Menschen leben immer länger, viele in gesicherten finanziellen Verhältnissen und mit großem Interesse an gesundheitlicher und psychischer Vorsorge – unschwer zu erkennen an den vielen mit Walking-Stöcken bewehrten Senioren, denen man in Wald und Feld immer häufiger begegnet. Und gerade diese Gruppe von Älteren bildet einen eigenständigen, wachsenden Typus in der Masse der Wellness-Konsumenten, wie eine Schweizer Studie am Forschungsinstitut für Freizeit und Tourismus der Universität Bern ergab. Eveline Lanz Kaufmann befragte die Gäste eines Wellness-Hotels und schälte aus den Daten verschiedene Wellness-Typen heraus. Die Ergebnisse zeigen, dass viele Menschen Wellness gezielt gegen die typischen ersten Zipperlein des Alters einsetzen.

So machten die »betreuungsintensiven Gesundheitsgäste« etwa 20 Prozent der Kunden aus. Sie legen Wert auf eine individuelle medizinische Beratung und therapeutische Fachkompetenz. Man erkennt in ihnen den traditionellen Kurgasttyp wieder. Ihr Durchschnittsalter ist höher als das der übrigen Wellness-Kunden, und sie nutzen die Angebote gerne und ausgiebig, obgleich sie lieber auf allzu Exotisches wie Pizzichili verzichten.

Auch die Altersängste der Männer dürften den Boom in den kommenden Jahre weiter anheizen. Denn Männer tauchen in den Dampfschwaden der Wellness-Tempel immer häufiger auf, oft im Schlepptau ihrer Partnerinnen, aber auch solo. Allerdings suchen sie andere Angebote als Frauen, wie die Schweizer Studie ergab. Denn Männer zählen überdurchschnittlich häufig zur Gruppe der »selbständigen Infrastrukturbenutzer«. Sie legen keinen Wert auf Betreuung oder Beratung und nutzen lediglich Einrichtungen wie Sauna, Whirlpool oder Dampfbad. Tipps zu Ernährung, Entspannung oder kulturelle Angebote lassen sie eher links liegen.

»Die innere Balance wiedergewinnen«

Lutz Hertel, Vorsitzender des Deutschen Wellness-Verbands, erklärt im folgenden Interview, wie man die Angebote in den Alltag einbinden und für ein entspanntes Altern in Wohlbefinden nutzen kann:

Herr Hertel, was versprechen sich Menschen von den Wellness-Angeboten?

Viele haben Sehnsucht nach Streicheleinheiten. Nicht nur körperlich, auch psychisch und selbst spirituell, gerade auch in der zweiten Lebenshälfte. Das Bedürfnis nach Wellness hat die Funktion eines Krankheitsersatzes übernommen. Wenn ich krank bin, habe ich ein Recht auf Auszeit und Zuwendung. Mit Wellness brauche ich aber nicht krank zu sein, um das zu bekommen. Manche kompensieren mit Wellness auch ihren verschleißenden Lebensstil. In zwei bis drei Tagen sollen die Tanks neu gefüllt sein, um sich dann wieder dem alltäglichen Wahnsinn entgegenzuwerfen. Für andere ist Wellness eine verkappte Therapie. Sie spüren, dass sie Hilfe brauchen, wissen aber nicht, was das sein könnte. Wellness bietet ihnen einen Einstieg an; es ist die Vorstellung, durch exotische, teilweise auch rituelle und mystische Anwendungen die innere Balance wiederzugewinnen.

Und was bringen die Angebote aus psychologischer Sicht tatsächlich?

In der Regel kann man von solchen Programmen eine Beruhigung des vegetativen Nervensystems erwarten. Die Sinne werden angenehm stimuliert, sanfte Hände arbeiten auf dem Körper. Wer es nicht bei passiven Verwöhnritualen belässt, sondern sich der ganzheitlichen Umsetzung des Wellness-Gedankens öffnet, kann mit leichter Bewegung seinen Körper in bessere Form bringen, bei genussvollen Vital-Menüs überraschende Erfahrungen mit gesunder Ernährung machen und durch persönliche Beratung auch Lösungshilfen für Probleme des Alltags gewinnen.

Wie muss Wellness beschaffen sein, damit sie Entspannung bringt, die in den Alltag hinein wirkt?

Wellness ist nicht die Schnellkompensation eines ungesunden und unerfüllten Lifestyles, sondern ein Rahmenkonzept für den Lebensalltag. Wellness-Entspannung ist vor allem Entschleunigung. Viele machen den Fehler, zu viel in zu kurzer Zeit erreichen zu wollen. Wer ein Programm durchpowert, weil er keine Zeit und viel Geld dafür bezahlt hat, wird enttäuscht sein. Dann muss natürlich die Aktivität selbst Entspannung bringen. Nicht jede Entspannungsform ist für jeden geeignet. Hier sollte man sich mit fachlicher Anleitung den »passenden Schuh« suchen. Professionelle Wellness-Therapeuten können sich auf den Typ einstellen und haben Erfahrung in der richtigen Dosierung. Grundsätzlich empfehle ich, Entspannung als aktive Technik – ob Yoga, Tai Chi, Autogenes Training oder Meditation – zu erlernen. Dann wirkt sie am besten im Alltag, und das kann man bis ins hohe Alter praktizieren.

Was sagt der Wellness-Boom über das Verhältnis des modernen Menschen zu sich selbst, seinem Körper und seiner Psyche aus?

Die Deutschen haben es sich mit dem Genuss lange schwer gemacht. Der dafür eher bekannte mediterrane Lebensstil hat hierzulande noch keinen Platz gefunden. Dennoch haben die Deutschen in den letzten Jahren an Härte gegen sich selbst verloren. Turnte man in den 80er und 90er Jahren noch

Jane Fonda und Arnold Schwarzenegger hinterher, kann man heute durchaus mit Qi Gong oder Yoga beeindrucken. Die Menschen sind für Fragen der Psyche und Gesundheit sensibilisiert. Sie wissen eine Menge über Risiken und Skandale und begreifen, dass sie selbst dauerhaft etwas für ihre Gesundheit tun müssen.

Warum sehnen wir uns eigentlich so nach dem ultimativen Verwöhnerlebnis?

Wellness ist durchaus nicht nur das totale Verwöhnerlebnis. Aber der Wunsch, einmal so richtig verwöhnt zu werden, scheint ein Riesenbedürfnis zu sein. Immer weniger Menschen müssen in immer kürzerer Zeit immer mehr Arbeit bewältigen. Auch das Altern und der allgegenwärtige Jugendwahn bereiten vielen Menschen Stress. Die Folge: Viele leben in einem chronischen psycho-mentalen Stress-Szenario. Zugleich fehlen die sozialen und emotionalen Auffangstrukturen, von den spirituellen ganz zu schweigen. Das summiert sich über die Jahre und wird mit zunehmendem Alter unangenehm spürbar. Da wundert der Aufschrei nach kurzfristigem, aber totalem Loslassen nicht. Diese ständige Überforderung schreit nach Ausgleich.

Sind die körperlichen Streicheleinheiten solcher Wellness-Angebote letztlich seelische Streicheleinheiten, die im Alltag fehlen?

Ja, es geht vor allem darum. Massagen stehen ganz oben auf der Hitliste der Anwendungen. Da geht es um Berührung, das Aufspüren von wunden Punkten, Streichen und Streicheln, manchmal fast schon ein kontrolliertes Liebkosen mit den Händen. Das geht absichtlich unter die Haut, also auch ins Seelische hinein. Die Anwendungen dauern bis zu zwei Stunden und sind vor allem bei Frauen sehr beliebt. Wer bekommt im Alltag schon so viel ungeteilte Zuwendung?

»Der 40. Geburtstag hat mir zu denken gegeben«

Was diese Überlegungen über Wellness-Wohltaten im Alltag von Frauen in der Lebensmitte bedeuten, zeigt die Geschichte von Claudia. Ich traf die Bremer Hebamme in einem Biohotel an der Ostsee, und sie fiel mir gleich dadurch auf, dass sie jede Minute, egal ob auf der Sonnenterrasse des alten Gutshauses, auf dem Weg in die Massageräume, beim Büfett oder einfach in der Hängematte schaukelnd genießen konnte. Beim Kaffee im Wintergarten kamen wir ins Gespräch über Wellness, das Altern, den Umgang mit dem alternden Körper und die kleinen Oasen, die das alles etwas vereinfachen.

Wie die meisten anderen Frauen mittleren Alters war auch Claudia hierher gekommen, um dem täglichen Stress für ein paar Tage zu entkommen und abseits des Trubels wieder einen besseren Zugang zu sich selbst zu finden. Der Hof liegt inmitten leuchtend gelber Rapsfelder und knorriger Alleen. Das Haus ist ein altes Gebäude im Gutshofstil mit knarzendem Parkett, Kaminzimmer und großer Freitreppe in den sanft zum See absteigenden Garten. Nach der Wende wurde es in ein Biohotel verwandelt. Alles wirkt unaufdringlich stilvoll, ohne gewollt luxuriös zu sein. Und es ist ein Renner bei Frauen zwischen 30 und 70 Jahren. Die meisten stehen mitten im (Berufs-)Leben und scheinen doch intensiv auf der Suche nach sich selbst oder einfach nach Entspannung und Loslassen zu sein.

Der Tag im Gutshof beginnt harmonisierend – mit einer Stunde Yoga oder ähnlichem. Mal sind es die Fünf Tibeter, mal eine seltsame indische Schüttel- und Wackelmeditation, mal einfaches Stillsitzen bei plätschernder Musik und Vogelgezwitscher. Bei einer dieser morgendlichen Bewegungsrituale treffe ich Claudia. »Der 40. Geburtstag hat mir zu denken gegeben«, erzählt sie. »Es sind natürlich die Anwendungen, die einen Wellnessaufenthalt zum Genuss machen. Eine Massage lässt mich für einen Augenblick lang alle Beschwerden vergessen, die der Köper mit sich bringt. Rückenschmerzen, ein paar Kilo zu viel auf den Hüften, Verspannungen, das kann ich für kurze Zeit vergessen. Schon nach 15 Minuten bin ich entspannt, und nach einer Stunde habe ich das Gefühl, mich aufzulösen. Ich schwebe in den Garten und lasse mich auf der erstbesten Liege nieder. Das ist ein Gefühl der totalen Entspannung, des Loslassens und der Achtsamkeit für den eigenen Körper und die Psyche. Und es hilft mir, wieder einen besseren Zugang zu meinen Wünschen und Bedürfnissen zu finden. Nach drei Tagen fahre ich nach Hause, fühle mich schön, entspannt und erholt. Das hält zwar meist nicht lange an, aber ich nehme nach jedem Aufenthalt auch gute Anregungen mit, wie ich mir im Alltag etwas Gutes tun kann. Ich denke, dass mir das ein bisschen weiterhilft, um mit mir selbst ins Reine zu kommen, auch was das Altern angeht. Die intensive Zuwendung zu mir selbst und die Besinnung auf die Ziele, die ich im Leben habe, setzen Kraft frei.«

Natürlich zaubert keine noch so teure Wellness-Anwendung die Spuren des Älterwerdens einfach weg. Lästermäuler wie mein Mann behaupten, dass die Sorgenfalten ohnehin spätestens wieder da sind, wenn man die Rechnung präsentiert bekommt. Aber die Erfahrungen vieler Frauen zeigen: Wellness kann ein Hilfsmittel sein, das uns über Jahre hinweg zu mehr Lebensfreude und einem positiven Selbstbild verhilft.

Wichtig ist, es nicht beim passiven Verwöhntwerden und gelegentlichen Streicheleinheiten zu belassen, sondern sich auf aktive Techniken zu konzentrieren. Viele der typischen Wellness-Angebote kann man im Alltag genießen. Angebote, Kurse und Seminare werden von Kneipp-Vereinen, Sportclubs und freien Trägern angeboten. Kerzen, eine Duftlampe oder ein Radioprogramm mit schöner Musik machen auch das eigene Bad zum Wellness-Bad. Gerade im Winter tut es gut, sich einfach in einem warmen Bad auszustrecken und die anschließende Entspannung zu genießen. Wasseranwendungen zu Hause regen den Kreislauf an. Es muss ja nicht immer ein organisierter Thalasso-Aufenthalt sein, einfach kaltes Wasser in einen Bottich oder in die Wanne schütten und dann treten, treten, treten … Weitere Anregungen und (auch kritische) Bewertungen vieler Angebote gibt es beim Deutschen Wellnessverband, www.wellnessverband.de.

Es lebe die Faulheit!

Wenn Sie von den vielen Yoga- und Qi-Gong-Kursen ganz ermattet in die Sofakissen sinken, vom letzten Wellness-Urlaub müde sind und das nächste Traumreisen-Seminar noch in weiter Ferne liegt, dann hilft nur eines, um den Stress endgültig zu verscheuchen: *nichts tun*, gar nichts, nicht einmal das nächste Autogene Training buchen. Denn Nichtstun ist die allerwirksamste Waffe gegen akuten Stress. Aber so wirkungsvoll sie ist, so selten wird sie in unserer »Macher-Kultur« noch gezückt. Die Fähigkeit zum konzentrierten Nichtstun ist mittlerweile fast verloren gegangen. Jammerschade, denn Faulheit, so raten Psychologen, ist eine wichtige Voraussetzung für Produktivität und für psychische Gesundheit, auch und gerade im Alterungsprozess, wenn man mit seinen Kräften haushalten muss.

Schließen Sie kurz die Augen, sagen Sie einmal das Wort »Faulheit« vor sich hin. Welche Farbe taucht vor Ihrem inneren Auge auf? Braun? Grau? Schwarz? Dann geht es Ihnen wie rund 80 Prozent der Befragten, denen die Psychologin Eva Heller Ende der 80er Jahre diese Aufgabe stellte. Heller deutete die vorwiegend düsteren Assoziationen quer durch alle Altersschichten als Folge einer tief verwurzelten Missbilligung der Faulheit in unserer Kultur. Schon dem Philosophen Immanuel Kant galt sie als das verächtlichste aller Laster. Aber vor allem die protestantische Arbeitsethik, die

162

sich mit der Industrialisierung bis in die Tiefen der kollektiven Psyche grub, trug zur Verurteilung des Müßiggangs bei. Nichtstun ist suspekt und anstößig. Setzen Sie sich einmal für eine halbe Stunde an ein Fenster, sehen Sie den Wolken nach und schauen dann, wie irritiert Ihre Familie darauf reagiert. Ich habe das einmal ausprobiert. Als Erstes fragte mein Mann, was denn los sei, ob mich irgendetwas bedrücke oder ob ich mich über etwas geärgert hätte. Dann rückte meine Tochter ganz dicht heran, legte ihre Hand auf meinen Arm und fragte mitleidig: »Mama, soll ich was mit dir spielen?«

Zwar pries der Schriftsteller Sten Nadolny die Vorzüge der Langsamkeit am Beispiel des Seefahrers und Entdeckers John Franklin. Die deutschsprachige Ausgabe des Buchs verkaufte sich 1,6 Millionen Mal. Ob unsere Gesellschaft dadurch tatsächlich langsamer geworden ist, darf getrost bezweifelt werden. Allenthalben wird die zunehmende Alltagshetze beklagt, und schon Kindergartenkinder kennen Stresssymptome und Terminschwierigkeiten.

Faulheit ermöglicht uns, das Hier und Jetzt zu würdigen und das Leben zu genießen. Die Zeit verlangsamt sich. Gerade im Alter, wenn die Zeit subjektiv immer rascher vergeht, kann das eine gute Maßnahme zur Stressbekämpfung sein. Man kann im allgemein forcierten Tempo ausruhen und sich Freiräume für Kreativität und spirituelle Erfahrungen schaffen. Faulheit ist produktiv, weil sie Inspirationen ermöglicht. Nehmen Sie sich das Recht, nicht nützlich sein zu müssen. Das wird zunehmend auch von Faulheitsbewegungen propagiert, etwa von der in London erscheinenden Zeitschrift *The Idler* (Der Müßiggänger), die den Leitgedanken vertritt: Je weniger man arbeitet, umso produktiver ist man. In Bremen hat sich der Verein zur Förderung des Müßiggangs »Otium« etabliert. Für interessierte Faulpelze veranstaltet er regelmäßig die »Müßigen Tage«, außerdem setzt er sich für die »Erforschung der Muße« ein. »Entschleunigung,

Faulheit und Müßiggang sind wesentliche Voraussetzungen für durchdachtes Handeln, Kreativität und vor allem für psychische Gesundheit, weil es die Reflexion der eigenen Ziele, Wünsche und Fähigkeiten fördert«, das postuliert der schwedische Religionspsychologe Owe Wikström. Auch wenn dieses Wissen in unserer Leistungsgesellschaft leider weitgehend verloren gegangen ist, sollte man öfter einen faulen Anti-Stress-Tag einlegen. Gerade beim Älterwerden, denn mit ungefähr 60, 65 fallen zwar viele Stressquellen weg, andere kommen aber dazu, nicht zuletzt Altersängste und Selbstvorwürfe. Frauen reagieren, wie Studien gezeigt haben, zwar weniger heftig auf einen Stressor. Sie haben also einen geringeren Adrenalinausstoß. Dafür birgt ihr Leben in der Regel mehr und unterschiedlichere Stressquellen als das der Männer. Entziehen Sie sich mit »faulen Tagen« auch mal dem Leistungsdruck, immer alles schnell und super erledigen zu müssen.

10 Tipps für entspanntes Altern

1. Stress lässt uns schneller altern. Erholung trägt zur Lebensqualität bei. Einmal lange ausschlafen und anschließend vielleicht im Bett frühstücken. Den Tag frei halten von Terminen und Unternehmungen. Einmal nur tun, wonach der Sinn gerade steht. Zum täglichen Entspannungsprogramm gehört, sich ab und zu bewusst »hängen« zu lassen – im Garten, am Strand oder auf einer Parkbank die Ruhe und den Augenblick genießen. Seien Sie ganz bewusst faul.
2. Tagsüber mehrere kleine Ruhepausen einzulegen verhindert Überforderung, die gerade im Alter schnell Stress verursacht. In Pausen entspannt man sich nicht nur, man kann auch in Ruhe Revue passieren lassen,

was man bislang geleistet hat. Das stärkt für kommende Herausforderungen. Würdigen Sie nach getaner Arbeit, was Sie geschafft haben, anstatt gleich das nächste Projekt in Angriff zu nehmen.

3. Ausreichend Schlaf ist vor allem im Alter wichtig, weil viele Organe sich in diesen Stunden regenerieren. Auf die nächtliche Erholungsphase sollte man deshalb nicht verzichten. Das tut Körper *und* Seele gut. Bei Schlafproblemen gilt: Mehrere Stunden vor dem Schlafengehen nichts Schweres mehr essen, auf Kaffee und schwarzen Tee verzichten, Aufregungen vermeiden.

4. Entspannungsübungen wie »Die Fünf Tibeter«, Tai Chi oder Qi Gong helfen gegen Stress und sorgen für Ausgeglichenheit. Noch mehr Spaß machen solche Übungen gemeinsam mit anderen, im Park oder einem großen Garten – und hinterher eine schöne Tasse Tee.

5. Keine Hektik: Statt dem Bus hinterherzulaufen, besser die Zeit genießen, bis der nächste kommt, ein bisschen bummeln, den Gedanken nachhängen oder ein Gespräch mit den Umstehenden beginnen. Ein ausgiebiger Bummel macht mehr Spaß als immer nur alle Besorgungen schnell zu erledigen.

6. Vermeiden Sie nach Möglichkeit Ärger, Zeitdruck, unnötige Belastungen, alles was starke Unruhe und Missbehagen ins Leben bringt. Lässt sich Stress nicht vermeiden, sollte er anschließend wieder abgebaut werden. Das geht am besten durch Bewegung, denn Muskeltätigkeit wirkt entspannend und hilft, schädliche Stoffwechselprodukte wie Adrenalin wieder abzubauen, die in Stressphasen entstehen.

7. Rücken Sie alles in den Vordergrund, was die Seele streichelt, ihr gut tut. Am besten, Sie machen eine Liste mit solchen Dingen und hängen sie an einer Stelle auf, wo immer mal wieder der Blick hin fällt, etwa am Badezimmerspiegel. Sollte der immer noch mit dicken Tüchern verhängt sein, lesen Sie bitte noch einmal das Kapitel über ein positives Selbstbild.

8. Negativer Stress entsteht durch das Gefühl von Überforderung und die Angst, den Aufgaben nicht gewachsen zu sein. Setzen Sie deshalb für Ihre Aufgaben im Tagesablauf klare Prioritäten und realistische Ziele. Was muss bis wann erledigt sein? Was hat vielleicht noch Zeit?

9. Vermeiden Sie endlose Grübeleien über Probleme (auch über Stressprobleme), die Sie im Moment vielleicht noch nicht lösen können. Üben Sie Ablenkungstechniken und Zerstreuung, danach sehen die Probleme meist ganz anders aus. Gönnen Sie sich ab und zu ein bisschen Wellness im Alltag, eine schöne Massage oder ein ausgiebiges Bad bei Kerzenlicht.

10. Und: Besser geht es mit Musik. Legen Sie ab und zu Mozart in Ihren CD-Spieler ein. Die Hirnforschung hat herausgefunden, dass sich seine Musik besonders zur Entspannung eignet. Bislang wurde keine Musik entdeckt, die die Psyche vergleichbar beruhigt.

Wenn Sie nun ganz entspannt im Hier und Jetzt sind, Körper und Seele im Einklang, relaxed der Tiefenwärme oder Klangmassage hingegeben, ist das vielleicht der richtige Zeitpunkt, um sich einmal Gedanken über ein ganz anderes Thema zu machen, nämlich die Frage: »Wie will ich eigentlich im Alter wohnen?« Eine oft heikle, schwierige Frage, mit der man sich allerdings nicht früh genug beschäftigen kann. Wenn Sie im Moment nicht akut zu einer Entscheidung gezwungen sind, umso besser. Denn gerade dann stehen Ihnen noch viele Wege offen, der Gestaltungsfreiraum wird wahrscheinlich nie mehr so groß sein wie heute. Horchen Sie einmal tief in sich hinein und hören Sie, welche Vorstellungen da auftauchen. Laut Umfragen machen wir uns nämlich viel zu spät Gedanken über diese Frage, obwohl gerade das Wohnen einer der wichtigsten Wohlfühlfaktoren im Alter ist. Das nächste Kapitel erklärt Ihnen, warum man auch hier gar nicht früh genug die Weichen für das Älterwerden stellen kann.

10 Sorgen Sie für Wohn-Befinden

Man kann einen Menschen
mit einer Wohnung genauso töten
wie mit einer Axt.
Heinrich Zille

Älter werden wir später, sagen sich viele und verdrängen jahrelang die Auseinandersetzung mit dem eigenen Alter und den anstehenden Entscheidungen. Aber wer zu spät anfängt, sich um das Thema Wohnen im Alter zu kümmern, kann schmerzlich von der Realität eingeholt werden. Spätestens wenn die lieben Kinder oder Enkel vor der Tür stehen und einen ins Altenheim kutschieren wollen, um endlich die schöne Villa mit all den Antiquitäten selbst in Besitz zu nehmen, wird manchem klar, wie wichtig eine frühe Planung gewesen wäre. Nur ist es dann oft zu spät, um noch interessante Wohnprojekte zu besichtigen, einen Umzug nach Mallorca zu planen oder sich mit Freunden zu einer Alten-WG zusammenzuschließen.

Das ist auch bei Gerhard Gedankenlos der Fall. Er bleibt in seinem 150-Quadratmeter-Haus wohnen, obwohl die Kinder längst ausgezogen sind und seine Frau schon vor einigen Jahren gestorben ist. Nun kümmert sich keiner mehr um den großen Garten, und Gerd kommt sich recht verlassen vor in dem riesigen Haus auf dem Land. Zwar hat er die vertrauten Wände mit all den Erinnerungen um sich herum, aber sein soziales Leben leidet bereits arg. Der Weg in die Stadt, wo die meisten Bekannten wohnen, ist ihm oft zu weit, und zu den neuen Nachbarn hat er kaum Kontakt. Allmählich fängt er an, sich Sorgen zu machen. Was wird aus ihm, wenn er nicht mehr in der Lage sein wird, sich um sich selbst zu kümmern und den Haushalt zu versorgen? Wer wird dann die wichtigen

Entscheidungen treffen? Seinen Kindern traut er dabei nicht wirklich über den Weg, vermutet, dass sie eher die billigste als die angenehmste Lösung für ihn wählen würden. Je höher sich die Befürchtungen auftürmen, umso weiter schiebt Gerhard Gedankenlos das Thema von sich weg. Und mit jedem Monat, in dem er keine Entscheidung über die leidige Wohnfrage getroffen hat, wachsen seine Sorgen weiter.

Dass er kein Einzelfall ist, zeigt eine Umfrage aus der Schweiz. Dort haben sich 60 Prozent der heute zu Hause lebenden älteren Personen bisher kaum Gedanken über einen Wohnungswechsel gemacht. Sollten sie aber im fortgeschrittenen Alter in ihrer Mobilität beeinträchtigt sein, halten nur 17 Prozent ihre Wohnung für geeignet, um dort weiterhin wohnen bleiben zu können. 51 Prozent der Befragten meinen, dass ihre Wohnung für die späte Lebensphase nicht geeignet sei, 29 Prozent mit Einschränkungen. Zu diesem Ergebnis kam der Zürcher Soziologe François Höpflinger in seiner Studie »Traditionelles und neues Wohnen im Alter«. Offensichtlich ist also bei der älteren Generation unserer südlichen Nachbarn der Umzug oder die Anpassung der Wohnung an die Lebensbedingungen im Alter kein Thema. Kaum anzunehmen, dass es hierzulande anders aussieht. Eine anstehende Wohnungsanpassung oder der Wechsel in eine Alterseinrichtung werden möglichst lange hinausgezögert – mit der Folge, dass dann oft kaum mehr Zeit bleibt, um alternative Wohnformen kennen zu lernen und auszuprobieren.

Unabhängig bleiben

Weil das Wohnen ein so zentraler Aspekt des Wohlbefindens ist, sollten Sie nicht zulassen, dass im Alter andere Menschen die Entscheidungen darüber treffen, wie, wo und mit wem Sie wohnen. Gerade die Vorstellung, einmal ins Seniorenheim zu *müssen*, scheint bei vielen eine Art Angststarre auszulösen, die sie daran hindert, ihr Schicksal frühzeitig in die eigenen Hände zu nehmen. Da läuft sofort ein Film im Kopf ab: In der Hauptrolle vernachlässigte Greise, die sich einsam über die düsteren Flure des Heims schleppen, um dem miefigen Dreibettzimmer und lästigen Zimmergenossen zu entkommen. Einmal in der Woche winkt der Volksmusikabend als kultureller Höhepunkt. Und in den Nebenrollen überlastete Pfleger, unmotivierte 1-Euro-Kräfte und Verwandte, die durch Abwesenheit glänzen.

Wer rechtzeitig die Weichen für sich selbst stellt, kann diesen Film getrost vergessen. Es gibt Konzepte für Wohnraumanpassungen in den eigenen vier Wänden, altersgerechte Treppen und Technik, die das Leben erleichtert. (Bauen Sie aber nicht zu früh Lifte ein, denn gerade Treppensteigen ist aus medizinischer Sicht eine gute Gymnastik.) Auch ein Haus mit Gemeinschaftsgarten oder ein Mehrgenerationenhaus können schöne Orte zum Älterwerden sein. Und selbst in den oft ungeliebten Seniorenheimen hat sich in den vergangenen Jahren viel getan: Neuartige Gemeinschaftskonzepte mit weitgehender Selbständigkeit und anspruchsvoller Versorgung haben oft gar nichts mehr mit den Altenheimen von früher zu tun. Ansprechende Architektur lockt mit sonnendurchfluteten Räumen. Zwar noch nicht überall, aber immer häufiger.

Das Wohlbefinden älterer Menschen hängt noch viel stärker als das Jüngerer von ihrer Wohnumgebung ab. Zu diesem Schluss kam eine Studie des Mannheimer Zentralinstituts für Seelische Gesundheit. Dafür wurden 60 Personen zu ihrer Wohnung und ihrer Lebenszufriedenheit befragt, die mindestens 60 Jahre alt waren. Das Ergebnis erklärt Studienleiter Georg Adler so: »Ältere Menschen hängen in stärkerem Maß als jüngere von ihrer Wohnung ab, da ihr Aktionsradius durch das Nachlassen der körperlichen Leistungsfähigkeit eingeschränkt ist. Es konnte gezeigt werden, dass schlechte

Wohnqualität bei älteren Menschen mit einem erheblichen Risiko für psychische Störungen und körperliche Beeinträchtigungen verbunden ist.«

Wie wichtig die rechtzeitige Planung ist, zeigen die Erfahrungen der Rheinländerin Edith Ernst, die ihre Alters-Wohngeschichte dem Magazin *Chrismon* erzählte: Ursprünglich wollte sie mit vier anderen Damen, die sie aus dem Kegelclub kannte, in ein geräumiges Haus ziehen und eine Wohngemeinschaft gründen. Sechs Zimmer, Küche und zwei Bäder. Alle sollten sich gegenseitig helfen. Leider blieb die WG aber letztlich ein Traum. Stattdessen arrangierte sich die alte Dame mit dem Möglichen, bewarb sich um einen der Bungalows in einem Altenzentrum in Burscheid, wo sie vor drei Jahren einziehen konnte. Das Häuschen mit Terrasse und kleinem Garten liegt nahe am Stadtzentrum. Verpflegung und Hilfe bekommt sie im gegenüber liegenden Pflegeheim. Edith Ernst hat auch so im Grunde alles gefunden, was sie ursprünglich in der Alten-WG suchte: eine geschützte Privatsphäre, individuelle Freiheit – und gleichzeitig die Sicherheit, dass für sie gesorgt wird, wenn die Kräfte nachlassen. »Man muss seine Lebensumstände früh genug ändern, solange man sie noch selbst bestimmen kann«, rät die 74-Jährige allen Altersgenossen. Und auch hier sind vor allem die Frauen gefordert, denn sie sind es meist, die »übrig bleiben«. Die Lebenserwartung der Männer ist nach wie vor geringer, meist sind sie auch älter als ihre Frauen, und so müssen viele ältere Frauen ihr Leben als allein stehende Witwe organisieren.

Wie will ich leben?

Dabei ist allerdings Fantasie gefragt, Flexibilität und der Mut, Wohnkonzepte auszuprobieren. Die individuellen Bedürfnisse sind so unterschiedlich wie die Menschen selbst. So gefällt dem einen das Leben in einer trubeligen Hausgemeinschaft, während der andere froh ist, in Ruhe in seinem Garten sitzen und die Katze streicheln zu können. Die eine mag das anregende Kulturleben der Innenstadt, die andere erfüllt sich mit dem Umzug in eine Landkommune oder mit einer renovierten spanischen Finca einen Lebenstraum. Und wieder andere träumen davon, einmal im Leben ganz ohne Wohnung zu sein und einfach eine Zeit lang mit dem Wohnmobil herumzureisen. Andere sind froh, wenn ihnen im gediegenen Seniorenstift bis hin zum Bügeln der Wäsche alles abgenommen wird und sie sich um nichts mehr kümmern müssen. Vor allem ein Modell wird aber zunehmend beliebter: die Alten-WG. Immerhin kommt allmählich eine Generation in die Jahre, die zu Studienzeiten oder in der Ausbildung das gemeinsame Wohnen kennen gelernt hat, gemeinsame Kochaktionen, Feste und durchdiskutierte Nächte am Küchentisch kennt. Warum also nicht eine Lebensform aufgreifen, die man mit 20 auch schon als bereichernd erlebt hat?

Generell gilt: Egal, für welche Wohnform Sie sich einmal entscheiden, – ob ein betreutes Seniorenheim oder das Wohnmobil –, Sie sollten sich über Ihre finanziellen Möglichkeiten, die persönlichen Bedürfnisse und Fähigkeiten im Klaren sein. Das gilt vor allem für des Deutschen liebstes Ferienziel – Mallorca, das zunehmend auch zum beliebten Altersruhesitz wird. In der Hoffnung auf ein warmes Leben zieht es immer mehr ältere Deutsche auf die Balearen-Insel. Manche verkaufen ihren gesamten Besitz und verbringen die verbleibenden Lebensjahre dort. Andere gehen nur für die Wintermonate auf die Insel. Aber auch der Umzug in die Finca oder in die mallorquinische Seniorenresidenz will wohl durchdacht, realistisch eingeschätzt und detailliert geplant sein. Denn die Hoffnungen auf ein sonniges Altern unter Palmen werden nicht selten durch Alltagsprobleme enttäuscht. Viele Einwanderer betrachten Mallorca nicht als Ausland – und sehen deshalb keinerlei Integrationserfordernisse. Kenntnisse der Landessprache und -kultur sowie der Geschichte Mallorcas und Spaniens sind aber Voraussetzungen für Kommunikation und auch für das Verständnis der mallorquinischen Eigenheiten. Vertragen Sie das Klima im sonnigen Süden? Kennen Sie Land und Leute gut genug?

Auch sonst gilt: Beantworten Sie sich möglichst früh alle wichtigen Fragen. Welche Wohnform ermöglicht die sozialen Kontakte, die ich mir wünsche? Welche gibt mir den nötigen Freiraum, welche das geschätzte luxuriöse Ambiente? Gibt es im Notfall professionelle Unterstützung? Wie ist das Umfeld, wie sind die technischen Bedingungen? Ist Geld vorhanden, um eine Wohnung altengerecht umbauen zu lassen? So unangenehm das Thema sein mag, diese Fragen sollte man beantwortet haben, bevor Krankheit, finanzielle Engpässe oder altersbedingte Funktionseinschränkungen eine Veränderung erzwingen und dann zu wenig Zeit bleibt, um wichtige Details zu berücksichtigen.

Das Thema Wohnen im Alter sollte man also nicht nur als Damoklesschwert empfinden, das drohend über dem Ruhestand schwebt, sondern als Herausforderung. Anstatt sich seinem Ende im ungeliebten Seniorenheim entgegenzufürchten, kann man das Ganze auch als gestalterische Chance für einen Neuanfang sehen. Jede Lebensform hat ihre Vor- und Nachteile. Entscheidend ist nur, herauszubekommen, was einem selbst wichtig und wie es am besten umzusetzen ist.

Die Zukunft wird viele neue Lebens- und Wohnformen bringen. Das hängt unter anderem damit zusammen, dass Menschen, die heute 40 oder 50 sind, also die Alten von morgen und übermorgen, in der Regel nicht nur technisch aufgeschlossener sind, sie sind meist auch offener, sportlich fitter und gesundheitsbewusster. Und sie haben vielfältigere Wohn- und Lebensformen kennen gelernt als alle Generationen vor ihnen. Da viele kinderlos bleiben, finanziell aber gut abgesichert sind, können (oder müssen) sie nicht mehr damit rechnen, im Alter einmal bei den eigenen Kindern zu leben oder von ihnen ins Altenheim gebracht zu werden. Das erweitert die Entscheidungsspielräume. Und selbst bei den betreuten Wohnformen, die professionelle Hilfe zur Verfügung stellen, gibt es heute die unterschiedlichsten Angebote. Zwei Beispiele – das Mehrgenerationenhaus und die Alten-WG – zeigen Ihnen, warum die Entscheidung möglichst früh getroffen werden sollte.

Zusammen leben, getrennt wohnen – das Mehrgenerationenhaus

Früher gehörte es zum Alltag, dass Großeltern, Eltern und Kinder unter einem Dach lebten. Was heute gerne romantisch verklärt wird, war damals weniger ein harmonisches Zusammenleben der Generationen als vielmehr eine Not- und Wirtschaftsgemeinschaft, in der man blieb, um zu überleben. Diese Idee erlebt neuerdings eine Renaissance im Konzept der Mehrgenerationenhäuser. Das »Mehrgenerationen-Wohnen« ist eine bewusste Entscheidung zum Nutzen aller Beteiligten. Es bringt für die ältere Generation zahlreiche Vorteile, die damit dem Umzug ins Heim entgeht und gleichzeitig den Kontakt zur heranwachsenden Generation behält.

Laut einer Untersuchung im Auftrag des Bundesministeriums für Umwelt, Jugend und Familie wünschen sich ältere Menschen Kontakt zu ihren Familienangehörigen, gleichzeitig haben sie aber einen starken Wunsch nach Distanz, Selbständigkeit und Unabhängigkeit. Deshalb hat im Mehrgenerationenhaus idealerweise jede Gruppe genügend Freiraum für die eigene Lebensführung. Die Wohneinheiten sind strikt voneinander getrennt, damit jeder Rückzugsmöglichkeiten behält. Die Wohnungen der älteren Generation sollten ebenerdig auf einer Fläche und barrierefrei sein, sodass im Falle von Gebrechlichkeit keine unüberwindlichen Schwierigkei-

174

ten auftreten. Und wer nicht selbst bauen möchte, findet in Deutschland mittlerweile zahlreiche bestehende Wohnprojekte für ein Mehrgenerationen-Wohnen.

Im Mittelpunkt des Mehrgenerationen-Hauses steht der Offene Treff – ein Begegnungsraum, zu dem je nach Größe auch ein Café, geeignete Räume für Kinder und für alte Menschen gehören. Hier gibt es Austausch, Informationen und Aktivitäten. Gesprächskreise finden statt, es wird beraten und Kinder werden betreut. Hier kann man entspannen, versorgt werden, unterhalten und unterhalten werden. Mehrgenerationenhäuser verstehen sich als Beitrag zum Aufbau neuer Nachbarschaften mit Begegnungs- und Kontaktmöglichkeiten zwischen allen Generationen. Sie sind ein Ort, an dem neue soziale Netze geknüpft werden und neue Sicherheiten wachsen können. Hier soll ein partnerschaftliches Miteinander von Menschen entstehen, die ihre Alltags- und Familienkompetenzen einbringen: Herr Müller kann tropfende Wasserhähne reparieren, Frau Meier den Garten in ein blühendes Paradies verwandeln und nette Partys organisieren, Herr Schmidt macht gerne Chauffeursdienste und Frau Becker kann so wundervoll Beschwerdebriefe und Einsprüche an Behörden formulieren – jeder kann seine Fähigkeiten und Interessen anderen zur Verfügung stellen und profitiert seinerseits von den Stärken der anderen. Über allem steht der Gedanke der Selbsthilfe. Jeder Dienst, den man anderen anbietet, ist freiwillig und wird nicht bezahlt. Aber revanchieren sollte man sich natürlich. Diese Erfahrung von Kompetenz und Gebraucht-Werden schafft auf Dauer Wohlbefinden im Alltag, weil sie zu einem positiven Selbstbild beiträgt.

Soziale Kompetenz sollte man für diese Wohnform also mitbringen, denn das Leben im Mehrgenerationenhaus wird vom Geben und Nehmen bestimmt. In der Wechselseitigkeit der Erfahrung liegt der soziale Gewinn. Und natürlich hat auch diese Wohnform ihre Nachteile. Jüngere haben ihre eigenen Nutzungsbedürfnisse, erwarten häufig eine Kinderbetreuung durch die Älteren. Und im Falle schwerer und lang andauernder Pflegebedürftigkeit gibt es natürlich keine Betreuungsgarantie für die Älteren. Man sollte viel Freude an Gemeinschaft haben, nicht zu egoistisch und auf den eigenen Vorteil bedacht sein, aber sich andererseits auch nicht auffressen lassen von fremden Bedürfnissen. Wer diese Bedingungen erfüllt, wird sich in einem Mehrgenerationenhaus wohl fühlen und einem Lebensabend mit vielen Begegnungen und Anregungen entgegengehen.

Leben in der Alten-WG

Noch einen Schritt weiter geht die Alten-WG. In der typischen Studenten-WG, wie ich sie kennen gelernt habe, wurden die Kaffeetassen benutzt, bis sich ein grünlicher Flaum darauf zeigte, die Luft war verraucht und jeder missachtete nach Kräften den ohnehin nur halbherzig aufgestellten Putzplan. Aber die Zeiten, in denen Wohngemeinschaften in dem Ruf standen, vor allem durch Berge schmutzigen Geschirrs und einen chronisch leeren Kühlschrank zu bestechen, sind längst vorbei. In den skandinavischen Ländern, den Niederlanden und in der Schweiz ist die Wohnform »WG« auch für Ältere mittlerweile populär, und natürlich geht es dort anders zu als zu Studentenzeiten.

Auch in Deutschland und Österreich erfreut sie sich wachsender Beliebtheit. So gab beispielsweise die SPD-Politikerin und derzeitige Familienministerin Renate Schmidt in einem Interview zu Protokoll, dass sie es sich durchaus vorstellen könnte, später einmal »mit anderen alten Menschen meiner Generation in einer WG zu leben, eben nicht allein alt zu werden«. Und Dagmar Berghoff malt sich das Wohnen im Alter so aus: »Für das Altwerden haben mein Mann und ich schon einen Plan. Wir werden mit Freunden einen Alterswohnsitz kaufen, ein großes Haus, in dem jeder seinen Bereich hat. Niemand müsste dann in ein Heim, man würde gemeinsam alt werden. Wir würden alle unser Geld zusammenlegen, egal ob der eine mehr und der andere weniger hat, und dann müsste man Leute engagieren, die uns im Haushalt, wenn nötig auch medizinisch helfen. Und wenn jemand von uns stirbt, vermacht diese Person den Rest ihres Geldes an die Gemeinschaft, und der Letzte kann damit machen, was er will. Sie ist tröstlich, diese Vorstellung.« Zwar erfordert das Leben in der WG viel Eigeninitiative, schenkt dafür aber auch eine Menge Lebensfreude, Kontakte und Stolz, diese Herausforderung gemeistert zu haben.

Ein schönes Beispiel, wie man im Alter selbstbestimmt und mit Unterstützung durch Gleichgesinnte leben kann, ist die mittlerweile über regionale Grenzen hinaus bekannte Göttinger Alten-WG. Das Modellprojekt liegt in einem der besten Wohnviertel der Stadt. In einer herrlichen Jugendstilvilla mit Erker, Sprossenfenstern und grünen Fensterläden wohnen zehn Frauen und ein Mann zwischen 63 und 90 unter einem Dach. Hinter dem Haus liegt ein verwunschener Garten, in dem für jede verstorbene Mitbewohnerin ein Rosenstock gepflanzt wird. Es ist eine Vorzeige-WG: Man versteht sich gut, kümmert sich umeinander, packt an, wo man kann, und trotzdem hat jede Bewohnerin ihren eigenen Bereich und die nötigen Freiräume: »Wir organisieren hier alles nach Lust und Laune. Jeder übernimmt ein Amt, das ihm liegt, wie die WG-Kasse, das abendliche Schließen der Fenster und Türen oder die Gartenarbeit. Auch Freundschaften entwickeln sich nach persönlicher Sympathie«, erzählen die Damen. Einmal wöchentlich treffen sie sich zur Vollversammlung und diskutieren gemeinschaftliche Fragen, entscheiden beispielsweise, wer einziehen soll, wenn eine Wohnung frei wird. Was die Frauen noch allein können, organisieren sie allein, wenn etwas nicht mehr geht, wird Unterstützung von außen geholt, etwa wenn eine Mitbewohnerin krank wird oder Pflege braucht. Sie haben sogar den Umbau des Hauses von Anfang an mitgeplant. Dass das Modell funktioniert, beweist die Tatsache, dass die WG kürzlich ihren zehnten Geburtstag feiern konnte, und die Liste der Interessenten ist lang.

Wohngemeinschaften haben also viel von Familienleben, andererseits aber nicht zu viel davon. Einkaufen, Putzen, Kochen, die Finanzen, alles wird gemeinsam organisiert. Und wenn jemand Hilfe braucht, sei es bei Besorgungen oder einfach Aufmunterung, ist immer irgendjemand zur Stelle. Diese Lebensform hat viele Vorteile: Man wohnt individuell statt in einem unpersönlichen Heim. Man erlebt eine neue Form der Gemeinschaft, bekommt durch das enge Zusammenleben mit den Mitbewohnern vielfältige Anregungen und hat die Sicherheit, falls man stürzt oder krank ist – es ist immer jemand da.

Ein Nachteil ist die eingeschränkte Privatsphäre. Wer gerne allein ist, sich nur ungern mit anderen arrangiert und nicht gerne seine Zeit für gemeinschaftliche Aufgaben investiert oder Konflikte scheut, sollte sich besser für eine andere Wohnform entscheiden. Mehr als andere Wohnkonzepte verlangt die WG ihren Bewohnern ein Leben in und für die Gemeinschaft ab. Vor allem sollte man in der Lage sein, offene Aussprachen auszuhalten und mit Kritik umzugehen. Ganz wichtig: Toleranz, Gemeinsinn, Idealismus und Eigeninitiative.

Ob Sie dafür geeignet sind, lässt sich einfach herausfinden. Stellen Sie sich folgende Situation vor: Eigentlich hatten Sie sich auf einen ruhigen Leseabend in der Gemeinschaftsbibliothek gefreut. Nach dem Abendessen machen Sie sich mit Ihrem Lieblingskrimi unter dem Arm auf. In der Bibliothek sitzt allerdings eine Ihrer Mitbewohnerinnen mit ihrer Tochter, deren afrikanischem Mann und drei quicklebendigen Enkelkindern, die über Tisch und Sofas klettern. Wie reagieren Sie?

a) Sie sind sauer, weil Sie sich mit dem Buch nun doch wieder in das eigene Zimmer zurückziehen müssen. Und Sie nehmen sich vor, morgen ein Hühnchen mit der Mitbewohnerin zu rupfen, die sich nie an die vereinbarten Ruhezeiten hält.

b) Sie besorgen sich Ohropax aus dem Bad, setzen sich trotzdem in den Lieblingssessel und hoffen, dass die Besucher bald das Weite suchen.

c) Sie sind ganz erfreut angesichts der Abwechslung, setzen sich dazu, spielen mit den Kleinen Mensch-ärgere-dichnicht, damit die Erwachsenen sich in Ruhe unterhalten können, und hören zu, was der Schwiegersohn Ihrer Mitbewohnerin über sein Leben in Ghana erzählt.

Anhand solcher Szenen dürfte man recht schnell dahinterkommen, ob einem das Leben in der WG liegt. Wer gerne eine WG gründen möchte, sollte sich vorher außerdem gründlich über Finanzierung und rechtliche Details (Haftung, Eigenkapital, Rechte und Pflichten jedes Bewohners) Gedanken machen.

Wohlbefinden durch die richtigen Farben

Auch wenn Sie den Schritt in eine WG nicht wagen, den Umzug in eine Seniorenwohnanlage scheuen oder sich den Finca-Kauf nicht leisten mögen: Sie können in Ihrem eigenen Haus oder in der Wohnung einiges tun, um das persönliche Wohlbefinden zu steigern, zum Beispiel mit der Auswahl der richtigen Wohlfühlfarben. Farben wirken sich nämlich unmittelbar auf unsere Stimmungen und Gefühle aus. Längst hat die Farbtherapie in Kosmetik, Körperpflege und bei Heilpraktikern Einzug gehalten. In Farblicht-Saunen macht man sich ihre beruhigende oder anregende Wirkung zunutze. Und auch die Wohnpsychologie weiß schon seit längerem, dass die richtigen Farben Wohlbefinden schaffen. Sie bringen Stimmungen zum Ausdruck, kanalisieren und verstärken sie. Rot lässt beispielsweise, anders als Blau oder Grün, den Blutdruck ansteigen, das Herz schneller schlagen, den Atem rascher werden und die Zeit scheinbar schneller vergehen. Rote Gegenstände erscheinen größer, schwerer und näher.

Was aber sind die richtigen Wohlfühlfarben im Alter? Das war lange Zeit nicht erforscht und deshalb unbekannt. Heute weiß man, dass das Farbempfinden älterer Menschen sich wesentlich von dem Jüngerer unterscheidet. Ältere Menschen favorisieren helle Farben und warme Pastelltöne, also dezente Farben, die das Gefühl von Ruhe und Sanftheit vermitteln. Aufgrund dieser Erkenntnis hat das Kuratorium Deutsche Altershilfe (KDA) das bislang einzige Farbgestaltungskonzept entwickelt, das speziell auf die Bedürfnisse älterer Menschen abgestimmt ist. Bereits Mitte der 1970er Jahre begann das KDA im Rahmen eines Forschungsprojekts konkrete Farbgestaltungskriterien herauszuarbeiten. Dafür führte ein Psychologenteam an der Universität Freiburg unter der Leitung von Professor Diether Höger Untersuchungsreihen mit 50 Testpersonen zwischen 65 und 85 Jahren einerseits und Studenten andererseits durch.

Diether Höger stellte fest: »Auch alte Menschen empfinden zunehmende Farbstärke als erregender, Helligkeit als weniger mächtig, aber sie bevorzugen, anders als junge Menschen, deutlich hellere Farben sowie sanfte Brauntöne, also Farben, die in ihrer Gefühlswirkung freundliche Ruhe und Zartheit vermitteln.« Während von Farben im Blaubereich eine angenehme und beruhigende Wirkung ausging, erwiesen sich Violett- und Gelbgrüntöne als kritische Farben. Sie sollten bei der Einrichtung einer Wohlfühlwohnung für Ältere gemieden werden, denn sie wirken beunruhigend und unangenehm. Wichtiger allerdings als der Farbton an sich – also etwa Rot, Gelb oder Grün – erwies sich die Farbstärke. Entgegen der landläufigen Erwartung stellte sich nämlich heraus, dass so verschiedene Farbtöne wie Rot oder Grün bei gleichem Sättigungsgrad ähnlich anregend auf das Wohlbefinden Älterer wirkten. Auf der Grundlage dieser Erkenntnisse stellte ein Farbplanungsbüro im Auftrag des KDA eine Kollektion von 24 Farben zusammen, die von älteren Menschen bevorzugt werden. In dem Buch »Farbe ins Heim – Farbvorschläge des Kuratoriums Deutsche Altershilfe« wird das farbästhetische Konzept ausführlich vorgestellt und erläutert. And the winners are: Weinrot, Terrakotta, Maisgelb, Basilikumgrün, Türkis, Rauchblau und Hyazinth – von gesättigt über mittelstark bis hin zu pastellig.

Warum also bei der nächsten Grundrenovierung der Wohnung nicht etwas mehr Mut zur Farbe beweisen? Schließlich müssen Wände und Gardinen nicht jahrelang in einem jungfräulichen Einheitsweiß vor sich hin schimmern. Wie schön, wenn man an einem dämmerigen Herbsttag mit Nieselwetter in einem Zimmer mit maisgelben Wänden aufwachen und die terrakottafarbenen Vorhänge vor die graue Regenwand ziehen kann? Warum nicht strahlendes Blau, beruhigendes Grün oder anregendes Weinrot in der Wohnung platzieren? Greifen Sie ruhig beherzt in den Farbtopf. Auch das ist letztlich Wellness im Alltag.

10 Tipps für Wohn-Befinden im Alter

1. Wohnen ist ein wesentlicher Faktor für das Wohlbefinden im Alter. Warten Sie nicht zu lange damit, die Weichen zu stellen. Je später Sie damit anfangen, umso kleiner wird Ihr Spielraum und umso geringer die Entscheidungsmöglichkeiten.

2. Sich in den letzten Jahren und Jahrzehnten in seiner Umgebung wohl zu fühlen, ist extrem wichtig für ein glückliches Altern. Denken Sie deshalb im Alter in

181

allererster Linie an das eigene Wohnbefinden und weniger daran, was Sie vielleicht einmal Ihren Kindern vererben wollen.

3. Mit den nachlassenden Fähigkeiten im Alter kann eine Wohnraumanpassung nötig werden, falls man die lieb gewordenen vier Wände nicht verlassen möchte. Oft reichen schon geringfügige Veränderungen, wie die Absenkung von Schwellen oder die Beseitigung von Stolperfallen. Nutzen Sie auch die Wohnberatung vor Ort, um Anregungen für sinnvolle Veränderungen in Ihrer Wohnung und Informationen über die finanzielle Unterstützung solcher Veränderungen zu erhalten.

4. Werden Sie sich klar darüber, welche Wohnform Ihrem Temperament und den Bedürfnissen nach Nähe oder Distanz entspricht. Wie haben Sie Ihr Leben lang gewohnt, was war immer wichtig, und wie soll Ihre Wohnzukunft aussehen? Schreiben Sie einmal auf, was Ihnen bisher an Ihrer Wohnumgebung wichtig war.

5. Fertigen Sie dann eine Prioritätenliste an oder zeichnen Sie ein Bild von Ihrer künftigen Traumwohnung und gleichen Sie die dann mit den verschiedenen Wohnkonzepten ab. Auch wenn sich vielleicht nicht alles verwirklichen lässt, ist die Traumwohnung doch ein guter Wegweiser.

6. Forschen Sie in sich hinein, ob es in Ihrem Leben einen Wohntraum gibt, vielleicht ein völlig anderes Konzept, das Sie einmal ausprobieren möchten? – Eine Weltreise im Wohnmobil? Askese im buddhistischen Kloster? Eine Landkommune mit eigener Schafherde?

7. Das Leben in einer Alten-WG kann eine segensreiche Alternative für alle sein, die im Alter nicht auf Gesellschaft verzichten möchten. Allerdings sollte man psychologisch für das Leben in einer WG gerüstet sein.

Das Modell eignet sich besonders für kontaktfreudige, konfliktfähige und anpassungswillige Menschen.

8. Auch wer noch in den eignen vier Wänden lebt, sollte sich ab und zu Gedanken darüber machen, ob eine kleine Renovierung hier und da das Wohnbefinden steigern könnte. Mit den Jahren verändern sich die Bedürfnisse und Ansprüche. Wagen Sie sich an neue Wohlfühlfarben heran!

9. Egal, für welche Wohnform Sie sich entscheiden, werden Sie sich über Ihre realistischen finanziellen Möglichkeiten klar. Es bringt nichts, von einer Seniorenresidenz auf Mallorca zu träumen, wenn man sich dort ein Zimmer nicht leisten kann. Aber ebenso wenig müssen Sie sich in ein günstiges Heim einweisen lassen, wenn Sie eigentlich ein Vermögen besitzen.

10. Viele Informationen rund ums Thema Wohnen im Alter, rechtliche Rahmenbedingungen, neue Wohnformen und Beratung findet man bei den Verbraucherzentralen und auf den folgenden Internet-Seiten: www.senioreninformation.de, www.wohnlotse.de, www.nwia.de, www.forum-fuer-senioren.de. www.kda.de, außerdem beim Forum für gemeinschaftliches Wohnen im Alter www.fgwa.de.

Wenn dann eines Tages die schwierige Frage nach der Traumwohnung im Alter gelöst ist, bleibt endlich Zeit für eine andere Maßnahme des Happy Aging, die in einer schönen Wohnumgebung doppelt so viel Spaß macht – das Lernen. »Lernen?!«, wird jetzt vielleicht mancher innerlich aufschreien. »Da habe ich mich durch die leidige Schulzeit gequält, in zahlreichen Pflicht-Fortbildungen meine Zeit abgesessen und einen Russisch-Kurs belegt, um mich mit meiner Putzfrau unterhalten zu können – und jetzt soll ich im Alter wieder damit anfangen. Niemals!« So wird es vor allem denen gehen, die wenig positive Lernerfahrungen im Leben gemacht haben und für die Alter und Ruhestand vor allem die ersehnte Freiheit von Lernzwängen bedeutet. Aber jenseits von Pflichtveranstaltungen kann Lernen tatsächlich ein bedeutender Faktor für glückliches Altern sein. Einige Anregungen gibt das nächste Kapitel.

11 Ein Leben lang neugierig bleiben

> *Man bleibt jung, solange man noch lernen,*
> *neue Gewohnheiten annehmen*
> *und einen Widerspruch ertragen kann.*
> Marie von Ebner-Eschenbach

Noah Neugier und Ingo Interessenlos sind alte Studienfreunde. Der eine ist 58 Jahre alt, der andere 57. Noah ist Maschinenbauingenieur und steht kurz vor seiner Frühpensionierung. In seiner Freizeit besucht der passionierte Hobbyarchäologe und Seniorstudent Vorlesungen an der Heidelberger Universität, klappert sämtliche archäologischen Ausstellungen im Umkreis von 200 Kilometern ab und plant seine Bildungsreisen gerne an archäologisch interessante Orte im Nahen Osten oder in China. Bei Wissensbörsen und über das Internet tauscht er sich regelmäßig mit Gleichgesinnten aus, erzählt auch seinem alten Freund Ingo gerne von neuen Projekten. Ingo ist Bauingenieur geworden. Wenn er sein Tagwerk im Planungsbüro beendet hat, will er vor allem seine Ruhe, spazieren gehen, fernsehen, ins Fitnessstudio oder ins Kino. Neues interessiert ihn nur insoweit er es für die Arbeit zwingend braucht, und selbst zu beruflichen Fortbildungen muss er sich aufraffen: »Gelernt habe ich in der Schule und an der Uni genug. Jetzt will ich den ständigen Druck nicht mehr«, sagt er entschieden. Was meinen Sie, wer von beiden wird wahrscheinlich einen erfüllteren Ruhestand verbringen?

Offenheit gegenüber Neuem ist eine wesentliche Voraussetzung für ein zufriedenes Alter. Lebenslanges Lernen und Aufgeschlossenheit halten nicht nur Denken und Gedächtnis jung, sie wirken sich auch auf den Gesprächsstil aus. Wer sich regelmäßig geistige Anregungen gönnt, erweitert seinen Wortschatz, redet flüssiger und abwechslungsreicher.

Er hört aufmerksamer zu, weil er motiviert ist, von anderen Neues zu erfahren. All das deuten Mitmenschen als Zeichen von Jungsein. Wer zuhören kann, Interesse an Dingen hat und sich begeistern lässt, wirkt jünger, ist ein gern gesehener Gesprächspartner und wird mit zahlreichen Anregungen belohnt. Lernen steigert das Wohlbefinden, weil man Langeweile und Einsamkeit entgeht. Bildung bringt Ideen hervor, ermöglicht neue Lebenswege und gestaltet Lebensstile. Menschen dagegen, die sich am liebsten selbst von guten oder schlechten Zeiten reden hören, neue Trends nicht verstehen und sich auch nicht mehr damit befassen wollen, wirken älter als sie sind.

Interesse und lebenslanges Lernen haben noch einen weiteren Vorteil: Sie halten das Gehirn auf Trab, ähnlich wie Jogging den Körper fit hält. Routine und ein langweiliger Alltag dagegen beschleunigen den Altersabbau des Gehirns. So fand man heraus, dass alte Leute in den vermeintlich ungesunden Großstädten überraschenderweise länger fit bleiben als ihre Altersgenossen auf dem Land. Ein möglicher Grund: mehr Bildungsmöglichkeiten und vielfältigere Anregungen. Sie wirken sich positiv auf das Gedächtnis und die kreativen Fähigkeiten aus und halten geistig fit. Das ist auch bei Mäusen zu beobachten. Tierchen, denen im Experiment viele Spiel- und Bewegungsmöglichkeiten in den Käfig gelegt wurden, entwickelten auch im Seniorenalter noch mehr Gehirnzellen als Artgenossen, die ihre Tage in kargen Käfigen verbringen mussten. Neuere Studien deuten sogar darauf hin, dass Menschen, die ihr Leben lang geistig inaktiv waren, im Alter eher dement werden.

Bildung im Alter hilft aber auch bei der Lebensplanung und bei der Sinnfindung und wurde deshalb in der griechischen Philosophie als »Werden zu sich selbst« bezeichnet. Bildung ermöglicht, der Lebensphase »Alter« einen persönlichen Stempel aufzudrücken – eine anspruchsvolle Herausforderung. Wer diese Aufgabe erfolgreich meistert, entgeht der Gefahr, den Ruhestand weitgehend auf Routinetätigkeiten und Konsum zu beschränken. Und das tut durchaus Not, ist doch das Fernsehen nach verschiedenen Untersuchungen die häufigste Freizeitbeschäftigung im Alter.

Neue Studien verbreiten aber durchaus Optimismus, was die Lernfähigkeit älterer Erwachsener betrifft, denn entgegen alten Vorurteilen geht die Lernfähigkeit nicht mit den ersten grauen Haaren verloren. In diesem Kapitel erfahren Sie, warum Lernen eine wichtige Quelle des Wohlbefindens im Alter ist. Sie werden sehen, dass sich geistige Fitness letztlich auch auf die körperliche Leistungsfähigkeit auswirkt und was das Besondere an der Altersintelligenz ist. Am Ende des Kapitels gibt es dann noch ein paar Anregungen für Gehirnjogging.

Lernen hält fit und steigert das Wohlgefühl

Der Schauspieler Sir Peter Ustinov dürfte wohl wie wenige andere seiner Kollegen ein gutes Vorbild fürs Älterwerden abgeben. Auch zum Thema Lernen hatte er eine entschiedene Meinung: »Es ist von grundlegender Bedeutung, jedes Jahr mehr zu lernen als im Jahr davor«, forderte er seine Altersgenossen auf und machte ihnen damit Mut, sich über das alte Vorurteil hinwegzusetzen, wonach Lernen im Alter nichts mehr bringe. Wie stark Lernen tatsächlich zum seelischen Wohlbefinden beiträgt, ist inzwischen wissenschaftlich erwiesen. Zwischen beiden besteht ein enger Zusammenhang, und wir profitieren im Alter enorm von einer langen Ausbildung, das zeigte beispielsweise die große Altersstudie an der Harvard-Universität, die ich bereits mehrfach zitiert habe. Für die Studie wurden sehr verschiedene Gruppen untersucht: Zum einen Absolventen der Harvard-Universität der Jahrgänge 1938 bis 1941, zum anderen eine Gruppe von

Bostoner Schülern aus wirtschaftlich schwachen Familien. Als man dann nach vielen Jahren die körperliche und seelische Verfassung der Teilnehmer verglich, zeigte sich ein klarer Trend: Die Uni-Absolventen waren mit 75 Jahren so fit wie die wenig gebildeten Männer mit 65. Nur diejenigen der unterprivilegierten Gruppe, die trotz ihrer Herkunft einen College-Abschluss geschafft hatten, rückten in puncto Fitness an die Uni-Absolventen heran.

Studienleiter George Vaillant macht sich den folgenden Reim darauf: »Menschen, die sich für eine umfassende Ausbildung entscheiden, zeichnen sich durch besondere Ausdauer aus. Und sie haben ein Gefühl der Kontrolle über ihr Leben. Diese beiden Eigenschaften scheinen auch das Gesundheitsbewusstsein zu fördern.« Als Konsequenz, so folgert Vaillant, waren die Gebildeten im Alter fitter und zufriedener. Gute Aussichten also für die rund 25 000 Seniorenstudenten an den deutschen Universitäten? Ihr Lieblingsfach ist übrigens Geschichte.

Ältere Menschen, die interessiert, wach und geistig fit sind, wirken einfach jünger. So berichtete kürzlich der Journalist Mathias Plüss in der Schweizer *Weltwoche*, der den 100-jährigen Biologen Ernst Mayr (1904–2005) interviewt hatte: »Kurz vor seinem hundertsten Geburtstag sprach er mehr als zwei Stunden unermüdlich, und seine Gedanken waren frischer, seine Witze besser und seine Gegenfragen neugieriger als bei manchen 20-Jährigen.« Sicher trug die lebenslange Forschungsarbeit Mayrs dazu bei, dass er selbst als Hochbetagter seine Mitmenschen noch beeindrucken konnte.

Wie sehr man von einer lebenslangen Lernbereitschaft profitieren kann, zeigt auch der Lebenslauf von Astrid Sänger, die das Prinzip des lebenslangen Lernens entdeckte, lange bevor es zum politischen Schlagwort der »Wissensgesellschaft« wurde: »Wenn ihr unzufrieden seid mit einer Tätigkeit, dann wechselt – zu jeder Zeit im Leben.« An dieses Motto eines Lehrers erinnerte sich Astrid Sänger nach vier Jahren als Metallografin. An der Staatlichen Materialprüfungsanstalt der Technischen Universität Darmstadt untersuchte sie damals unter dem Mikroskop Materialschäden an Autoachsen, Türklinken und anderen metallischen Gegenständen. Die Lehre war gleich nach dem Abitur ihre erste Bildungsstation. Aber mit 24 Jahren hatte sie bereits alle Hierarchiestufen geschafft, die ihr offen standen, bildete sogar Lehrlinge mit aus.

Sie musste sich weiterbilden, um weiterzukommen. Eine Alternative waren die Berufsschule und die technische Weiterbildung, aber lohnender schien ein Studium. Also ließ sie sich zur Diplom-Pädagogin ausbilden, wurde Dozentin und übernahm die Leitung einer Außenstelle der Mainzer Volkshochschule. Dann folgten längere Unterbrechungen: zwei Schwangerschaften und ein dreijähriger Aufenthalt in Frankreich als mitreisende Ehefrau. Aber auch in diesen Phasen lernte sie weiter: »Ich belegte alle Volkshochschulkurse rauf und runter. In Frankreich frischte ich meine Französischkenntnisse auf und engagierte mich in der Elternarbeit an der Schule.«

Nach Deutschland zurückgekehrt, ergatterte sie eine Stelle am pädagogischen Institut der Mainzer Universität. Für Studierende schrieb sie Arbeitsmaterialien über Bildung und Freizügigkeit in Europa und half schließlich beim Aufbau des Zentrums für wissenschaftliche Weiterbildung, dessen stellvertretende Leiterin sie heute ist. »Mir haben die unterschiedlichen Arbeitsfelder großen Spaß gemacht. Ich konnte vieles ausprobieren – das macht krisenfest. Und es hat mich weit von dem Punkt weg gebracht, an dem ich nach der ersten Ausbildung stand. Mit Sicherheit war das ständige Lernen eine Quelle für Zufriedenheit und Wohlbefinden«, resümiert sie.

189

Lernfrust im Alter?

Das Alter ist eigentlich ein idealer Lebensabschnitt für Bildung: Jetzt haben sich die sozialen Fertigkeiten durch viel Lebenspraxis erweitert, man hat mehr Sicherheit im Umgang mit anderen Menschen, und vielen fällt es im Alter auch leichter, neue Kontakte zu knüpfen. Bildungsveranstaltungen sind ideale Orte der Begegnung, wo man neue Menschen kennen lernen kann und durch gemeinsame Interessen neue Beziehungen entstehen können. Das fördert das Wohlbefinden vor allem dann, wenn der Lebenspartner gestorben ist oder durch die Pensionierung der Kontakt zu alten Kollegen abgebrochen ist. Ältere, die noch im Beruf stehen, profitieren von ihrer Weiterbildungsbereitschaft, weil in der Regel die Zufriedenheit mit der Arbeit wächst.

Trotzdem sind viele Ältere weiterbildungsabstinent. Ein Grund dafür sind alte Vorurteile: Lernen bringt doch nichts mehr. Wofür soll man mit 60 noch lernen? Lernen ist eine trockene, freudlose Angelegenheit. »Viele Erwachsene trauen sich nicht mehr so recht zu, neues Wissen und Fertigkeiten zu erlernen, sie schätzen ihre Lernfähigkeit viel zu niedrig ein, sie haben Furcht vor Misserfolgen oder Angst, sich vor anderen zu blamieren«, berichtet Heinz Mandl, Professor für Pädagogische Psychologie an der Universität München. Diese Haltung schlägt sich in niedrigen Weiterbildungsquoten der Älteren nieder. Eindeutige Zahlen gibt es hier für die Schweiz: Während die 45- bis 54-Jährigen eine Beteiligungsquote an beruflichen Weiterbildungen von 30 Prozent haben, geht diese für die 55- bis 64-Jährigen auf 16 Prozent zurück. Und nur noch zwischen 10 und 15 Prozent der über 65-Jährigen besuchen eine Weiterbildung. Analog zum Besuch von Weiterbildungsangeboten verhält es sich mit der Nutzung des Internets. Während in jüngeren Jahren zwischen 14 bis 29 noch 50 Prozent das Internet gebrauchen, sind es bei den über 50-Jährigen nur rund 14 Prozent. Besser sieht es in Deutschland vermutlich auch nicht aus. Eine Umfrage zeigte beispielsweise, dass gut 60 Prozent der Senioren hierzulande Probleme im Umgang mit technischen Geräten haben.

Urs Kalbermatten ist Professor an der Hochschule für Sozialarbeit in Bern und propagiert das Bildungscoaching für die Altersgruppe 50 Plus. Er beobachtet eine mangelnde Weiterbildungsbereitschaft bei den Älteren: »Ein Teil dieser Altersgruppe begegnet Neuentwicklungen mit Abwehrhaltungen, was sich etwa in Sätzen äußert wie: ›Das lohnt sich nicht mehr in meinem Alter‹ oder ›Ein paar Jahre vor der Pensionierung will ich nichts Neues mehr lernen‹. Das zeigt, dass hier gesellschaftliche Erwartungen und verbreitete Anschauungen verinnerlicht werden.« Studien und die Erfahrungen von Praktikern zeigen aber, dass viele Seiten von der Lernlust im Alter profitieren, Unternehmen, die Gesellschaft, aber vor allem die Älteren selbst.

Kompetent altern

Eine lange Lernbiographie fördert die persönliche Entfaltung und ermöglicht eine stärkere Beteiligung am gesellschaftlichen Leben. Lernen schafft soziale Kontakte und die Erfahrung, kompetent zu sein. Und das macht selbstbewusst. Psychologische Studien haben gezeigt, dass Menschen umso glücklicher altern, je mehr sie sich gesellschaftlich und/oder beruflich engagieren. Ursula Lehr vom Deutschen Zentrum für Altersforschung weiß aus vielen Untersuchungen, dass Lernen eine Grundvoraussetzung für erfolgreiches Altern ist: »Jeder kann schon früh für ein kompetentes Alter vorsorgen, indem er aufgeschlossen durchs Leben geht und innerlich offen ist für neue Erfahrungen und für neues Lernen«, mahnt sie.

Aber nicht nur der Einzelne profitiert von lebenslanger Lernbereitschaft, sondern letztlich die gesamte Gesellschaft.

Denn die Altersverteilung hierzulande, die früher wie eine Pyramide mit vielen jungen Menschen an der Basis aussah, wird sich bald auf den Kopf gestellt haben. Experten schätzen, dass schon 2050 fast 40 Prozent der Deutschen über 60 Jahre alt sein werden, gegenüber 25 Prozent heute. Die durchschnittliche Lebenserwartung könnte dann bei 90 Jahren liegen. Eine solche Gesellschaft wird ihre Probleme ohne die Älteren nicht mehr lösen können. Deshalb wird es auch auf deren Wissen ankommen, das sie sich noch lange nach Schule, Studium oder Ausbildung angeeignet haben.

Es gibt wohl kaum eine frustrierendere Erfahrung im Berufsleben, als wenn das eigene Wissen Schnee von gestern wird, und die eigenen Kompetenzen nicht mehr gefragt sind. Eben das droht aber zunehmend, nicht zuletzt auch bei einer verlängerten Lebensarbeitszeit bis 67. Lebenslange Weiterbildung sichert langfristig den eigenen Arbeitsplatz – Bildung gilt nach wie vor als beste Versicherung gegen Arbeitslosigkeit. Experten der Stuttgarter Akademie für Technikfolgenabschätzung gehen davon aus, dass die deutschen Unternehmen schon in zehn Jahren auf ihre älteren Mitarbeiter angewiesen sein werden. Eine gute Basisausbildung wird dann zwar nach wie vor die Grundlage sein. Aber lebenslanges Lernen wird bedeuten, sich ständig in einem gesellschaftlichen Lernnetzwerk persönlich, beruflich und sozial weiterzubilden – ob in der Volkshochschule, als Gasthörer einer Universität, im Seniorenstudium, in beruflichen Fortbildungen oder im Fernunterricht.

Altersintelligenz – Ältere lernen anders

Biologisch gesehen ist das eigentlich gar kein Problem, denn entgegen landläufiger Meinungen nimmt die geistige

Leistungsfähigkeit nicht in dem Maße ab, das man Älteren gerne unterstellt. Zwar bilden sich im Alter viele Gehirnzellen zurück. Ein rascher Abbau des Gedächtnisses und extreme intellektuelle Veränderungen sind aber meist Folge einer Demenz. Die normalen kognitiven Leistungen hängen dagegen sehr stark davon ab, in welchem Maße man sie im Laufe des Lebens gefördert hat. Wer sich vorher viele Anregungen gönnt, wird mit einem leistungsfähigeren Gehirn belohnt. Erst nach dem 70. Geburtstag lässt sich der allmähliche Intelligenzverlust nur noch mit Mühe aufhalten, wobei es natürlich auch hier enorme individuelle Unterschiede gibt. »Der gesunde 70-Jährige ist in der Regel kaum weniger leistungsfähig als der gesunde 55-Jährige«, bestätigt der Augsburger Psychologe Wolfgang Michaelis. Allerdings müsse man sich durch Training fit halten, und dagegen sträuben sich seiner Beobachtung nach viele Menschen. Wie beim Sport sind also auch hier etwas Ausdauer und Ehrgeiz gefragt. Heute ist etwa ein Drittel aller 70-Jährigen geistig so fit wie 30-Jährige.

Wie Hirnforscher herausgefunden haben, ist unser Gehirn bis ins hohe Alter fähig, zu lernen und sich an geistige Anforderungen anzupassen. Zwar verändert sich die Art, wie wir lernen, aber die Fähigkeit verschwindet nicht. Alte und Junge brillieren einfach in verschiedenen Disziplinen: So punkten junge Menschen mit ihrer rascheren Auffassungsgabe und dem besseren Kurzzeitgedächtnis, der so genannten »fluiden« Intelligenz. Die Fähigkeit zum raschen Erfassen und Bewältigen komplexer Situationen erreicht bereits mit 20 Jahren ihren Höhepunkt. Die fluide Form ist die Fähigkeit zu vergleichen, sie entspricht dem Kurzzeit- oder Arbeitsgedächtnis. Die »kristalline« Intelligenz hingegen, die man zur Lösung erfahrungsabhängiger Aufgaben braucht, nimmt bis Mitte 30 zu und bleibt dann bis ins hohe Alter stabil. Sie ermöglicht Leistungen, die auf erfahrungsgeleitetem Sachwissen beruhen und umfasst auch Strategien zur Lebensbewältigung sowie das Wissen um sich und die Welt. Diese Fähigkeit hat mehr mit dem Langzeitgedächtnis zu tun.

Und Altersintelligenz kennzeichnet noch etwas anderes, wie der Altersforscher Paul Baltes, Direktor am Berliner Max-Planck-Institut für Bildungsforschung feststellt: »Die Stärken des Alters liegen vor allem in emotionaler Intelligenz und in Weisheit. Emotionale Intelligenz bezeichnet die Fähigkeit, Ursachen von Hass, Liebe oder Furcht zu verstehen und Strategien zu finden, durch die sich emotionale Konflikte vermeiden oder dämpfen lassen. Das gelingt älteren Menschen oft besser als jüngeren. Dieses Weisheitswissen kennzeichnet am eindrucksvollsten das geistige Potenzial älterer Menschen.« Allerdings stellt sich auch Weisheit nicht ein, während man 30 Jahre lang auf dem Sofa sitzt. Schlüssel dazu sind möglichst viele Anregungen, geistige Offenheit und langes Lernen.

Wer mithält, hat also viele Vorteile. Aber auch die Unternehmen profitieren von der Lernbereitschaft der – im klassischen Sinne – »Ausgelernten«. Vor allem technikdominierte Branchen haben das lebenslange Lernen längst als Voraussetzung für den dauerhaften Erfolg erkannt. Multinationale Konzerne, Mittelständler und kleine Handwerksbetriebe brauchen gut und praxisnah ausgebildete Mitarbeiter, die ihre Qualifikationen permanent auf dem neuesten Stand halten. Letztlich profitieren alle vom lebenslangen Lernen: der einzelne Lernende, die Unternehmen und die Gesellschaft insgesamt. Lernen als lebensbegleitende Aufgabe schafft somit eine klassische »Win-win-Situation«.

Astrid Sänger gibt ihre Erfahrungen mit dem lebensbegleitenden Lernen heute an andere weiter. Trotz Kinderphase, Auslandsaufenthalt und des verspäteten Einstiegs in die akademische Laufbahn hat sie eine sehr befriedigende Aufgabe gefunden: An der Mainzer Universität leitet sie das Bildungsforum stepp on!, das sämtliche Weiterbildungsangebote der Region miteinander vernetzt: »Es ist sehr interessant zu beobachten, wie Menschen von Weiterbildung profitieren. Das lebensbegleitende Lernen hilft enorm dabei, Neugier zu entwickeln und etwas Neues zu wagen.«

Lernen hilft auch bei der Suche nach Lebensprojekten. Ein Thema kann beispielsweise so vernetzt werden, dass es für die Kursteilnehmer fast von selbst zu einem Projekt wird. Reisen, Museumsbesuche, interkulturelle Begegnungen und Exkursionen bereichern den Unterricht. Ein Fremdsprachenkurs kann mit Begegnungen mit Menschen aus dem anderen Land verbunden werden. Landschaft, Bräuche, Ess- und Trinkkultur können vor Ort genossen und erlernt werden. Literatur, Kunst, Politik und Musik des Landes können das Thema erweitern. Kursgruppen bauen einen starken Zusammenhalt auf, und dann sind oft Fortsetzungen gewünscht, die in Form von Lebensprojekten gestaltet werden können, weiß Urs Kalbermatten. Wie wichtig solche über Jahre dauernden Lebensprojekte für ein Happy Aging-Programm sind, zeigt das übernächste Kapitel noch ausführlicher.

Gehirnjogging – Training für die grauen Zellen

»Altern ist ein hochinteressanter Vorgang: Man denkt und denkt und denkt – plötzlich kann man sich an nichts mehr erinnern«, so witzelte Ephraim Kishon einmal. Tatsächlich besteht die Gefahr, im Alter vergesslich und geistig weniger leistungsfähig zu werden, aber nicht unbedingt, weil das Gehirn an sich weniger leisten könnte, sondern weil es im Alter oft weniger in Anspruch genommen wird. Ähnlich wie der Körper regelmäßiges Training braucht, um fit zu bleiben, profitieren auch die grauen Zellen davon. Kein Lernen ohne geistige Fitness. Die hilft, Informationen rasch ins Gedächtnis aufzunehmen, sie abzuspeichern und so einen Vorrat für die Lösung von Alltagsproblemen anzusammeln. Man kann allein oder gemeinsam mit anderen üben. Je früher man aber sein Denkorgan auf Trab bringt, umso besser, auch das zeigen psychologische Studien.

Lernen muss gar nicht unbedingt trockenes Pauken von Formeln oder historischen Daten sein wie in der Schule damals. Und es muss auch nicht so eintönig sein wie mit Kreuzworträtseln. In der zweiten Lebenshälfte gibt es angenehmere Wege, sein Denkorgan auf Trab zu halten, etwa mit Klavierspielen oder Briefe tippen. Auf den ersten Blick erscheint die Verbindung eigenartig. Doch inzwischen ist das Phänomen wissenschaftlich untersucht worden und es sieht so aus, als könnten einfache Fingerübungen von nur wenigen Minuten am Tag sowohl die Merkfähigkeit als auch das Kurzzeitgedächtnis, das im Alter als Erstes nachlässt, aktivieren und verbessern. Der Sportmediziner Wildor Hollmann vom Institut für Kreislaufforschung und Sportmedizin an der Sporthochschule in Köln berichtete vor einigen Jahren über dieses erstaunliche Untersuchungsergebnis. Ursache dafür, so Hollmann, ist die Erhaltung von Nervenzellfortsätzen, die ansonsten im Laufe des Lebens abnähmen, wodurch eine Abwärtsspirale von Vergesslichkeit und Interessenslosigkeit einsetze. »Bewegt man die Finger wie beim Maschineschreiben regelmäßig, so erhöht das die Durchblutung von 70 Prozent der Gehirnmasse um etwa ein Viertel«, erklärt Hollmann. Offensichtlich kräftigen tägliche Fingerübungen die Nervenfortsätze der Gehirnzellen und verhindern sogar deren Abbau im Alter. Auf der anderen Seite führt ein Mangel an Fingerspielen offenbar zu einer Verminderung der Synapsen im Gehirn. Fingerübungen scheinen übrigens auch das Leben zu verlängern. So berichtet Hollmann auch von einer Studie, nach der Pianisten von allen Musikern eindeutig am ältesten werden. Außerdem sollen die Tibeter und Japaner – möglicherweise durch das regelmäßige Drehen von Gebetsmühlen – unter den ostasiatischen Völkern eine besonders hohe Lebenserwartung haben.

Früher dachte man, dass das Gehirn von Erwachsenen kaum in der Lage sei, sich noch zu verändern, also neue Verbindungen zwischen den Synapsen zu schalten oder neue Hirnmasse aufzubauen. Forschungen von Gehirnwissenschaftlern zeigen dagegen, dass das Gehirn sehr wohl bis ins hohe Alter lernfähig ist und in der Lage zu wachsen. Wer sein Denkorgan jahrzehntelang variantenreich trainiert, wird in aller Regel mit einem besonders aufnahmefähigen Geist belohnt. Neben Denksportaufgaben, Fremdsprachen oder dem Spielen eines Instrumentes ist vor allem das Jonglieren eine gute Möglichkeit. Deshalb sollte man dieses unterhaltsame Hobby nicht nur Jugendlichen oder Artisten überlassen.

Ein Team um den Regensburger Forscher Arne May bat Erwachsene, drei Monate lang die Bälle fliegen zu lassen. Ihr Gehirn wurde vor dem Training, direkt danach und nach einer dreimonatigen Pause vermessen und mit denen von untrainierten Probanden verglichen. Das verblüffende Ergebnis: Nach drei Monaten Training hatte sich bei den Jongleuren die so genannte »graue Substanz« des Gehirns deutlich vergrößert und zwar in einem Gebiet, das darauf spezialisiert ist, die Bewegung von Objekten im Raum wahrzunehmen. Allerdings garantiert nur kontinuierliches Training diesen Erfolg. Denn nach einer Pause von drei Monaten war das Gehirn wieder in seine alte Form zurückgeschrumpft.

Jonglieren hilft nicht nur den grauen Zellen auf die Sprünge, auch die Seele profitiert von den harmonischen, fließenden Bewegungen. Sie bringen innere Balance, helfen, Stress abzubauen, die Gedanken frei fließen zu lassen und zur Ruhe zu kommen. Nach den ersten gelungenen Würfen gewinnt man außerdem enormes Selbstbewusstsein, wie ältere Jongleure berichten. Jonglieren fördert die rhythmische Koordination, die Reaktionsfähigkeit, schult die Reflexe und trainiert gleichmäßig die Motorik beider Hände. Davon profitieren Jongleure auch im täglichen Leben und in anderen Sportarten. Und gerade Ältere, die mit Bewegungen des täglichen Lebens wie Greifen, Loslassen, Fangen oft Probleme bekommen, brauchen diese Fähigkeiten.

Damit nicht genug, hilft Jonglieren auch noch dabei, das Lernen zu lernen. Sie üben damit nämlich Fähigkeiten, die für alle Bereiche des Lernens wichtig sind: Ausdauer, Geduld mit sich selbst, Konzentration, Leistungsmotivation, Freude am Üben, Gelassenheit und eine weitere wichtige Fähigkeit, nämlich Ihre Schwächen zu analysieren und zu verändern. Margret Fell ist Professorin für Erwachsenenbildung an der Katholischen Universität Eichstätt und setzt das Jonglieren in vielen Seminaren und Fortbildungen ein. Nach mehreren Studien kam sie zu dem Schluss, dass Jonglieren die generelle Lernkompetenz nachhaltig verbessert: »Wer jongliert, erfährt für die Zeit des Übens ein persönliches, sehr subjektives Erfolgserlebnis, das die Hoffnung auf Erfolg auch bei der Lösung anderer Aufgaben stärken kann. Wer beim Jonglieren gefallene Bälle als Fortschritt anzusehen gelernt hat, der übt zugleich Einstellungen ein, die sich bei der Bewältigung von Lernschwierigkeiten als hilfreich erweisen können, nämlich den konstruktiven Umgang mit Fehlern.« Eine wichtige Voraussetzung für erfolgreiches Altern, weil sie uns vor quälenden Selbstvorwürfen und Unzulänglichkeitsgefühlen bewahrt.

10 Tipps für lebenslanges Lernen

1. Überlassen Sie Neugier und Lernwillen nicht Kindern und Jugendlichen. Auch im Alter kann man noch Fremdsprachen, neue Koch- oder Handwerkstechniken erlernen. Viele Bildungsstätten bieten spezielle Seniorenkurse an.

2. Lernen Sie vor allem auch neue Techniken wie den Umgang mit Computern, Internet und neuen Medien. Das erleichtert den Alltag und sichert Ihnen Unabhängigkeit, weil Sie dann nie einen Jüngeren bitten müssen, für Sie eine Karte am Fahrkartenautomat zu kaufen, Ihren Videorecorder zu programmieren oder Ihnen Ihr Handy zu erklären. Und an die sündhaft teure Espresso-Maschine müssen Sie dann auch keinen ranlassen.

3. Nutzen Sie auch Bildungsangebote, die bei der Sinngebung und Lebensplanung im Alter helfen, also Kurse wie die eigene Biographie aufarbeiten, Lebensphilosophie oder Lebensgestaltung. Sie helfen bei der Sinnfindung im Alter und erleichtern die Bewältigung von Problemen.

4. Nützlich sind außerdem Angebote, die die selbständige Lebensgestaltung und die Lebensqualität im Alter fördern wie Sicherheit im Haushalt oder im Verkehr, Kochkurse für Singles, Heimwerkerkurse oder Angebote zur selbständigen Finanzplanung. So bringt Lernen einen wichtigen Zusatznutzen für den Alltag.

5. Halten Sie es mit Konfuzius, der sagte: »Wer ständig glücklich sein möchte, muss sich oft verändern.« Probieren Sie die verschiedensten Angebote, Institutionen und Ideen aus, bis das Richtige für Sie dabei ist. Und vor allem: Vermeiden Sie Routinen. Fordern Sie Ihren Geist öfter mal zu neuen Leistungen heraus.

6. Achten Sie bei Kursen oder Weiterbildungen darauf, dass das Angebot Ihren derzeitigen Fähigkeiten entspricht. Denn: Überforderung macht ängstlich und depressiv, Unterforderung verursacht Langeweile. Beides stört das Wohlbefinden. Anregungen für

(Weiter)Bildung im Alter finden Sie zum Beispiel unter www.bildungsserver.de.

7. Ein gutes Gedächtnis ist die Voraussetzung für Lernen bis ins hohe Alter. Für effektives Gehirnjogging gibt es mittlerweile ausgearbeitete Übungsanleitungen. Informationen und Materialien finden Sie zum Beispiel beim Bundesverband Gedächtnistraining www.bv-gedaechtnistraining.de und bei der Gesellschaft für Gehirntraining www.gfg-online.de.

8. Bieten Sie Ihrem Gehirn im Alltag regelmäßig etwas Unerwartetes, damit es nicht aus der Übung kommt, sich an Neues anzupassen: Putzen Sie Ihre Zähne mal mit der anderen Hand (Rechtshänder mit links und umgekehrt), laufen Sie einmal täglich eine kurze Strecke rückwärts (auf Stolperfallen achten!). Probieren Sie unterschiedliche Wege zum Supermarkt aus.

9. Fingerübungen bringen das Gedächtnis auf Trab. Tippen Sie doch mal Ihre Lebenserinnerungen auf der PC-Tastatur oder einer alten Schreibmaschine, lernen Sie Klavierspielen oder Reaktionsspiele, die die Fingerfertigkeit trainieren. Versuchen Sie ab und zu, die Finger beider Hände einzeln zu bewegen, ohne dass die anderen Finger mitgehen, oder ticken Sie abwechselnd alle Finger einer Hand mit dem Daumen zusammen.

10. Lernen Sie neben Sprachen, Töpfern, Kunst oder Kultur auch das Jonglieren. Als Grundtechnik verbessert es die allgemeinen Lernleistungen, das räumliche Denken und die Reaktionsschnelligkeit. Außerdem fördert es das Gehirnwachstum auch bei Erwachsenen noch, und es bringt soziale Kontakte.

Mit geistigen Fitnessübungen gestärkt geht es jetzt ans nächste Thema, das erfolgreiches Altern ermöglicht, das Selbstbewusstsein festigt und das eigene Bild vom Alter verbessert – die Arbeit. Ja, auch sie hilft dabei, die zweite Lebenshälfte zum Gewinn zu machen. Denn obwohl viele jahrelang sehnlichst den Ruhestand herbeisehnen, haben Studien gezeigt, dass Arbeit im Alter gut tut – ob als bezahlte Arbeit, freiberuflich oder im Ehrenamt. Warum das so ist und warum ein genüssliches *Dolce far niente* gar nicht unbedingt ein Garantieschein für Wohlbefinden sein muss, zeigt Ihnen das nächste Kapitel.

12 Arbeiten Sie, solange es geht – aber nicht länger als nötig

Arbeit kann einen umbringen.
Aber die Untätigkeit kann es ebenso.
Lee Iacocca, amerikanischer Top-Manager

Die Alters-Lebenskünstler auf Okinawa, die wir im Kapitel Ernährung bereits kurz besucht haben, kennen weder Ruhestand noch ein Pensionsalter. Sie bestellen ihre Felder und gehen zum Fischen aufs Meer, solange sie die Kraft dazu haben. Es herrscht Konsens darüber, dass jeder möglichst lange arbeitet und produktiv bleibt. Mit steigendem Alter geht es eben etwas langsamer, dann tritt man etwas kürzer. Hierzulande lockt viele der Gedanke an den wohlverdienten Ruhestand, wenn sich mit den ersten Zipperlein das Alter ankündigt. Sie machen innerlich drei Kreuze, dem Drill der Arbeitswelt entkommen zu sein: endlich tun und lassen können, was man möchte, den Wecker in die hinterste Schubladenecke befördern, alte Freundschaften wieder beleben, Zeit für Hobbys, Enkel und neue Ideen. Endlich raus aus dem Trott und hinein in die Freizeit-Phase des Lebens. (Als Ferienarbeiterin habe ich einmal bei einem süddeutschen Autohersteller gejobbt. Meine Kollegin in der Fabrikhalle stand sieben Monate vor ihrer Rente. Jeden einzelnen Tag kreuzte sie auf einem Tischkalender aus und redete nur noch davon, was sie alles in der »Zeit danach« machen wollte. Erst fand ich es traurig zuzuschauen, wie sie jeden Tag ausstrich, aber nach zwei Wochen konnte ich sie gut verstehen, und nach weiteren zwei Wochen fing ich mit derselben Kalendermethode an, meinen letzten Tag herbeizukreuzen.)

Andere beschleicht ein ungutes Gefühl bei dem Gedanken, bald nicht mehr arbeiten zu dürfen. Sie können sich ein Leben ohne ihren Beruf nicht vorstellen und denken ungern an den Ruhestand, sie merken, dass das Arbeitsleben durchaus Vorteile hatte. Denn Arbeit bedeutet wesentlich mehr als die Sicherung des Lebensunterhalts, sie schafft Kontakte zu Menschen aus verschiedenen Generationen und ist Teil der persönlichen Identität. Der tägliche Schwatz in der Kaffeeküche, die Betriebsausflüge und Weihnachtsfeiern – selten scheinen sie so wertvoll wie kurz vor dem Ruhestand. Arbeit strukturiert auch den Alltag, sodass man nicht ständig überlegen muss, was man als Nächstes tun könnte. Und sie hilft, Kompetenzen zu entwickeln und ermöglicht Selbstverwirklichung. All das schafft Wohlgefühl.

Das Älterwerden stellt uns vor die Frage, welchen Raum im Leben Arbeit noch einnehmen soll: Weitermachen wie bisher? Mehr arbeiten, weil die Kinder aus dem Haus sind, und endlich zur großen Karriere durchstarten, sich beispielsweise endlich um den Schulleiterposten bewerben? Vielleicht etwas ganz Neues anfangen, nach Jahren fremdbestimmter Arbeit? Oder sich doch lieber so schnell wie möglich in den Ruhestand verabschieden und den Umzug nach Mallorca planen? Den Königsweg gibt es auch hier nicht, aber egal, für welchen Weg Sie sich entscheiden, immer gilt: Der Schritt will wohl überlegt sein, und am Anfang sollte eine genaue Analyse stehen: Wie viel und welche Arbeit soll es im Alter sein?

Für Menschen, die gerne arbeiten und die ihre bisherige Tätigkeit möglichst lange ausüben wollen, gibt es heute viele Möglichkeiten, im Alter einen oder zwei Gänge zurückzuschalten. Manchmal ist es ratsam, die bisherige Arbeit einfach in einer altersgerechteren Weise fortzuführen. Und nach der Pensionierung können Sie sich beispielsweise als Senior-Berater weiterhin engagieren und Ihre Erfahrungen und das über Jahrzehnte angesammelte Wissen weitergeben. Dieses Kapitel erklärt, was Studien über den Zusammenhang von Arbeit, Ruhestand und Wohlbefinden herausgefunden haben. Sie werden sehen, welche Risikofaktoren es für einen erfolgreichen Übergang in den Ruhestand gibt und was dabei zu beachten ist.

Vom Nutzen der Arbeit

In Zukunft werden ältere Mitarbeiter immer wichtiger sein, dieser Meinung ist Rainer Spies, Bereichsvorstand Personal der Deutschen Bank: »Wir werden nicht mehr auf diese wertvollen Fachkräfte verzichten können. Die älteren Mitarbeiter, die ich best agers nenne, verfügen über wichtige Erfahrungen und Fähigkeiten wie Urteils- und Entscheidungsvermögen, Übersicht und Gelassenheit.« Und Jürgen Donges, Wirtschaftsprofessor an der Universität Köln, erklärte in einem Interview mit der FAZ: »Wenn ältere Menschen länger arbeiten, haben wir nicht nur ein größeres Arbeitsvolumen, sondern wir steigern womöglich auch die Produktivität. Was ältere Menschen an Erfahrungswissen einbringen können, ist keine quantité negligeable. Eine längere Lebensarbeitszeit entlastet auch die Rentenkassen und die Krankenversicherung. Das trägt dazu bei, dass die Lohnzusatzkosten weniger steigen.«

Wer sich also ohne Kollegen, Projekte und Betriebsfeiern ausgeschlossen fühlt, sollte sich ruhig auch nach der Pensionierung nach geeigneten (Ehren)Ämtern umsehen. Das dient zum einen der Wirtschaft und den Unternehmen, zum anderen der Gesellschaft insgesamt. Ohnehin werden wir in den kommenden Jahren länger arbeiten müssen als noch die Generation vor uns, prophezeit James Vaupel, Direktor des Max-Planck-Instituts für demographische Forschung in Rostock. Er berichtete 2004 auf einem Kongress, dass mehr als die Hälfte der heute geborenen Menschen aktuellen Hochrechnungen zufolge noch ihren 100. Geburtstag erleben wird. Eine heute 20-jährige Frau wird mit großer Wahrscheinlichkeit 100, dafür wird sie allerdings auch bis zum 80. Geburtstag arbeiten müssen, wenn die Sozialsysteme nicht zusammenbrechen sollen.

Arbeit schafft Zufriedenheit

Ältere Mitarbeiter sind nicht nur für Unternehmen wichtig, es gilt auch umgekehrt. Alterspsychologen haben in zahlreichen Studien nachgewiesen, dass Arbeit in der zweiten Lebenshälfte elementar ist, manchmal auch dann, wenn man bereits mit dem Ruhestand liebäugelt. Dieser Meinung war auch einer der renommiertesten deutschen Altersforscher, der Bonner Psychologe Hans Thomae. In einem Interview mit der Zeitschrift *Psychologie Heute* sagte er: »Aus psychologischer Sicht ist Aktivität einer der wichtigsten Faktoren für Langlebigkeit und für Zufriedenheit im Alter.«

Dass Arbeit für das Wohlbefinden jenseits der 50 oder 60 Jahre bedeutend ist, zeigen auch viele Lebensgeschichten von Menschen, die sich im Alter nicht von ihrer Arbeit verabschieden wollen. Die Hamburger Fotografin Ute-Karen Seggelke hat für ihren Bildband »Frauen über 50« prominente, aber auch unbekannte Frauen über ihr Leben und ihre Einstellung zum Älterwerden befragt. Viele von ihnen erzählten auch, welche Bedeutung die Arbeit in ihrem Leben hatte und noch hat. Die norddeutsche Grafik-Designerin Berti von der Damerau, Jahrgang 1943, sagte beispielsweise: »In meiner heutigen Lebensphase nimmt der Beruf den größten Raum ein, und ich würde nur unter Zwang aufhören zu arbeiten, wenn zum Beispiel keine Aufträge mehr da wären. Ein Leben ohne Gestaltung, graphische Gestaltung, kann ich mir nicht vorstellen, da würde sich ein sehr großes Loch auftun. Meine Arbeit bringt mir große Freude und macht mich einfach glücklich.«

Psychologen wissen, dass der Beitrag der Arbeit zum Wohlbefinden umso höher ist, je mehr Einfluss jemand auf seine Arbeitsbedingungen hat und je autonomer er arbeiten kann. Vor allem Menschen, die ein hohes Maß an Gestaltungsfreiheit haben, fühlen sich laut Studien besonders wohl und verzichten auch nach dem 65. Geburtstag nur ungern darauf. Die 60-jährige Autorin und Verlegerin Maren Sell sieht das ähnlich: »Ich habe das große Glück, zu lieben, was ich tue. Ich war Journalistin, Schriftstellerin, Verlegerin. Ich habe mir nie vorstellen müssen, wie es sein würde, eine entfremdete Arbeit zu haben. Allein der Gedanke erschreckt mich.« Dem stimmte auch der spanische Cellist, Komponist und Dirigent Pablo Casals zu. Er wurde fast 100 Jahre alt und arbeitete bis kurz vor seinem Tod im Jahre 1973. Über die Bedeutung der Arbeit in seinem Leben sagte er: »Ich glaube nicht an den Ruhestand bei meiner Art von Arbeit, nicht solange mein Geist klar ist. Meine Arbeit ist mein Leben. Ich kann mir eines ohne das andere nicht vorstellen. Aufhören zu arbeiten, heißt anfangen zu sterben. Der Mensch, der arbeitet, langweilt sich niemals, er ist nie alt. Arbeit und Interesse sind die besten Mittel gegen das Altern. Jeden Tag bin ich neu geboren, an jedem Tag muss ich neu beginnen.«

Eine Studie der Universität Heidelberg untermauerte Casals' Sicht der Dinge und zeigte, dass Arbeit auch enorm wichtig ist für eine positive Sicht des eigenen Alters. Der Altersforscher Eric Schmitt befragte über 600 Personen zwischen 45 und 57 Jahren danach, wie sie ihr Alter wahrnehmen und wie wohl sie sich fühlen. Die Befragten standen entweder noch im Berufsleben oder waren arbeitslos. Dabei gaben die Versuchspersonen auch an, ob Aussagen auf sie zutreffen wie »Ich werde rasch müde«, »Um gute Leistungen im Beruf zu bringen, bin ich schon zu alt«, »Wenn ich mich mit Jüngeren vergleiche, merke ich, dass ich alt geworden bin«, oder »Es ist mir unangenehm, immer wieder Neues lernen zu müssen«. Außerdem sollten sie ihre Gesundheit und ihre

Leistungsfähigkeit einschätzen und berichten, ob sie sich einsam fühlten.

»Dabei stellten wir fest, dass Arbeitslose in diesem Alter ihren eigenen Alterungsprozess negativer, mit mehr Leistungseinbußen und weniger Potenzialen sehen als die Beschäftigten«, fasst Schmitt die Ergebnisse zusammen. Außerdem erleben sich die Arbeitslosen als weniger sozial integriert, und sie beurteilen ihren Gesundheitszustand pessimistischer als die Berufstätigen. Schmitts Fazit lautet daher: »Arbeit eröffnet im mittleren und höheren Alter die Nutzung und Erweiterung von Kompetenzen, gibt die Erfahrung von Selbstwirksamkeit, sozialer Beteiligung und Anerkennung.« Arbeit sichert also nicht nur den Lebensunterhalt, sie hilft auch dabei, individuelle Bedürfnisse zu befriedigen, und sie schafft ein positives Selbstbild. Arbeit bringt neue Erfahrungen, schafft Kontakte zu anderen Menschen und vermittelt das Gefühl, kompetent zu sein. Sie ist deshalb enorm wichtig für ein ausgefülltes, zufriedenes Altern.

Ein Grund, warum viele nicht vom Beruf lassen wollen, ist: Arbeit ermöglicht Erfolgserlebnisse, die der Seele gut tun, und das unabhängig vom kalendarischen Alter. Menschen, die im Beruf Anerkennung und Beachtung erleben, sind zufriedener mit ihrem Leben und haben weniger Stress als solche, denen Anerkennung vorenthalten bleibt. Und Wertschätzung durch andere kann offensichtlich sogar lebensverlängernd wirken, das zeigte eine originelle Studie kanadischer Wissenschaftler. Die Mediziner Donald Redelmeier und Sheldon Singh verfolgten die Lebenserwartung von rund 1500 Schauspielerinnen und Schauspielern, die in ihrem Leben einen Oscar gewonnen haben, dafür nominiert wurden oder zwar in denselben Filmen mitgespielt hatten, aber nie nominiert wurden. Die Zeitspanne der Untersuchung reichte über 72 Jahre. Das Resultat: Die Preisträger lebten im Durchschnitt fast vier Jahre länger als ihre Kollegen. Ein vergleichbares Plus an Lebenszeit würde man erreichen, wenn man alle Herz-Kreislauf-Krankheiten aus den Sterbestatistiken streichen würde. Das heißt, ein Oscar-Preisträger lebt ähnlich lange, als würde er sein Risiko für einen Herzinfarkt auf null reduzieren.

Berufliche Projekte sind möglicherweise also nicht nur dem Wohlbefinden zuträglich, weil sie das Leben interessanter und abwechslungsreicher machen, der Erfolg und die Anerkennung sind auch wirksame Anti-Aging-Mittel. Gut, es ist nicht ganz einfach, einen Oscar zu gewinnen, aber vielleicht beflügeln ja auch schon ein anerkennendes Schulterklopfen der Abteilungsleiterin, ein Lob der Geschäftsführung oder die endlich geschaffte Beförderung?

Arbeit dem Alter anpassen

Ein Mittelweg kann sein, seine Arbeit einfach ans Älterwerden anzupassen, sie beispielsweise in einer Altersteilzeit etwas ruhiger angehen zu lassen oder seine Tätigkeit so zu verlagern, dass sie den gewandelten Ansprüchen und Fähigkeiten entgegenkommt. Wie das funktionieren kann, zeigt Imme de Haen mit ihrem »Hof der Stille«. Sie leitete bis 2002 die evangelische Medienakademie und erfüllte sich nach der Pensionierung den Traum von einem eigenen Gästehaus auf dem Land, kaufte einen alten Bauernhof in der Nähe von Berlin, ließ ihn umbauen und empfängt dort nun seit einigen Jahren Gäste. Da sich die Gastgeberin auch früher schon mit Zen-Buddhismus und Meditation beschäftigte, bietet sie diese Möglichkeiten heute auch ihren Gästen an, ebenso wie ein persönliches Coaching oder ein Medientraining. Diese Arbeit und die Rolle als Gastgeberin erlebt sie als sehr erfüllend.

Einen ähnlich guten Dreh fand Stella Rimington nach ihrer Pensionierung 1996. Die ehemalige Chefin des britischen Inlandsgeheimdienstes berät heute Manager, sitzt im Beirat einer Naturgasfirma, hält viele Vorträge und schrieb nach ihren Memoiren jetzt auch noch einen Thriller, der – natürlich – im Geheimdienstmilieu spielt. »Und wenn mir gar nichts mehr einfällt, kümmere ich mich um mein Enkelkind. Einfach so die Beine hochzulegen, ist nicht mein Ding.«

Wo wir schon einmal bei Spionen und mutigen Frauen sind, gibt es noch ein anderes schönes, wenn sicher auch seltenes Beispiel, wie man berufliche Arbeit an das Alter anpassen kann, ohne sie ganz aufzugeben. Ursula Haffner ist eine der wenigen Frauen, die in Deutschland als Bodyguard Erfolg hatten. Während sie als junge Frau auch gefährliche Aufträge im Personenschutz übernahm, beispielsweise die Familie eines bekannten Industriellen schützte, bereitet sie sich inzwischen auf die »Zeit danach« vor. Ans Aufhören denkt sie aber nicht, dafür sind die über Jahre gesammelten Erfahrungen der heute fast 50-Jährigen zu wertvoll:

Prellungen, Schürfwunden, ein paar blaue Flecke – die Verletzungsstatistik aus fast drei Jahrzehnten Personenschutz klingen kaum dramatischer als die eines Familienvaters, der sich am Wochenende auf die Inliner stellt. Der erste Gedanke, wenn man Ursula Haffner gegenübersitzt: So sieht kein Bodyguard aus. Blond, zierlich, nett, offen, nicht besonders groß und auch nicht mehr die Jüngste. Kein Klischee will passen: Sie sitzt mit dem Rücken zur Tür, ist in der Stadt, um bei einem Pekinger Arzt Qi Gong zu lernen und redet so selbstverständlich über ihren Job wie eine Sachbearbeiterin bei der Versicherung. Kein Revolver zeichnet sich unter dem Pullover ab, keine Geheimnistuerei, nicht einmal eine dunkle Sonnenbrille.

Angefangen hat Ursula Haffner in der Sicherheitsbranche als Detektivin. Als Kaufhausdetektivin sammelte sie Erfahrungen, im Werkschutz schützte sie Pharmaunternehmen, später spürte sie als Wirtschaftsdetektivin Menschen auf, deren Zahlungsverweigerung kurz vor der Verjährung stand. 1986 gründete sie die eigene Sicherheitsfirma im Badischen.

Heute beschützt Ursula Haffner überwiegend Geschäftsleute und Rechtsanwälte. Das nahe Baden-Baden versammelt genügend Prominenz, Geld- und richtigen Adel. Ab und zu begleitet sie auch gefährdete Frauen ins Frauenhaus, unentgeltlich, weil niemand dort solche Aufträge bezahlen kann. Da sie als Frau in diesem Metier nicht nur Erfolg, sondern auch besondere Vorteile hat, denkt sie nicht daran, völlig aufzuhören. »Manchmal reagiert ein Klient zwar erstaunt, wenn eine Frau vor ihm steht, die nicht mehr 25 ist, aber nach der ersten Besprechung ist das Thema in der Regel vergessen.«

Bei aller Liebe zum Job denkt Ursula Haffner durchaus bereits über Alternativen nach, das Ticken der biologischen Uhr im Ohr: »Mit dem Alter werden die Reflexe langsamer, spätestens mit 50 ist keiner mehr topfit. Da werde ich keine Ausnahme sein«, stellt sie fest. Zu den Einsätzen will sie dann jüngere Mitarbeiter schicken und ihre körperliche Fitness in eine Schule für Selbstverteidigung einbringen, Tai Chi und Qi Gong unterrichten – und vielleicht eines Tages ein Buch schreiben und ihre Erfahrungen weitergeben. »In meinem Beruf ist es momentan durchaus von Vorteil, älter zu sein. Zwischen 40 und 60 strahlt man Verlässlichkeit und Zuversicht besser aus als ein ganz junger Mensch. Auch merke ich, dass ich momentan besser ankomme. Geschäftspartner sehen mich von vornherein als erfahrener an. Ich muss mich nicht erst beweisen. Wichtig ist, Dinge abgeben zu können an Jüngere, auch wenn mal was schief geht. Nur nicht meinen, man sei unentbehrlich.« Dass das Alter allmählich immer näher rückt, stört sie wenig: »Ich kenne viele ältere Menschen, und was mir an denen gefällt, ist ihre Gelassenheit und innere Ruhe. Mein Klavierlehrer ist inzwischen 83 Jahre alt und gibt mir regelmäßig Unterricht mit einer Freude, die sehr wohltuend auf mich ausströmt. Und meine Mutter hat erst mit weit über 60 Jahren begonnen, Marathon zu laufen, sogar recht erfolgreich.« Vielleicht ist es gerade dieses aufbauende

Altersbild, das den Weg frei macht für ihre verheißungsvollen Zukunftsperspektiven?

Amt und Ehrenamt

Nicht jeder hat das Glück, einen so erfüllenden Beruf zu haben, dass er ihn noch gerne bis 60 oder 70 ausüben möchte. Eine Alternative, um auch im höheren Alter weiter aktiv bleiben zu können, ist das Ehrenamt. Auch Ursula Haffner könnte sich vorstellen, im Alter etwas ganz Anderes zu machen: »Ich würde zum Beispiel gerne einmal in einer Suppenküche für Obdachlose aushelfen. Dann hätte ich das Gefühl, etwas sehr Sinnvolles zu tun.« Im Ehrenamt bieten sich längst nicht mehr nur Klassiker an wie Nachbarschaftshilfe, Pflege oder Vereinsarbeit. Auch Museen, Bibliotheken, Theater, Umweltschutz oder Bildung eröffnen heute interessante ehrenamtliche Tätigkeiten. Wer seine Erfahrungen aus dem Beruf an Jüngere weitergeben möchte, kann das beispielsweise als »Senior-Experte« tun. Im gesamten Bundesgebiet sind mittlerweile Organisationen unter dem Dachverband »Alt hilft Jung« zusammengeschlossen (www.althilftjung.de). Unter Namen wie »Die Wirtschafts-Paten« oder die »Wirtschafts-Senioren« beraten sie junge Existenzgründer – uneigennützig und ehrenamtlich.

Diese Arbeit nutzt nicht nur anderen, sondern trägt auch zum Wohlbefinden derer bei, die sich engagieren. Das Schweizer Nationale Forschungsprogramm über die Kapazitäten älterer Menschen rät deshalb sehr entschieden zu ehrenamtlichen Tätigkeiten: Da die Gesellschaft von ehrenamtlichen und freiwilligen Einsätzen profitiert, könne das durchaus den Knick im Selbstbewusstsein von Pensionären abschwächen. Diesen Rat befolgen bei unseren Nachbarn zurzeit rund 20 Prozent aller Rentner bis 74 Jahre, wie die Studie zeigte. In

Deutschland liegt die Quote bei den über 65-Jährigen übrigens nur bei rund zwölf Prozent, in den USA dagegen bei gut 30 Prozent.

Sehnsucht nach dem letzten Arbeitstag

Das ist die eine Seite der Medaille. Die andere sieht so aus: Die Bedeutung der Arbeit nimmt schon Jahre vor dem eigentlichen Pensionsalter kontinuierlich ab. Meist sinkt auch die Arbeitszeit nach dem 60. Geburtstag. So waren laut einer Studie in der Gruppe der 60- bis 65-Jährigen im Jahr 2000 nur noch etwa ein Drittel der Männer und zwölf Prozent der Frauen in Deutschland erwerbstätig. Der große Rest war bereits aus dem Arbeitsleben ausgeschieden. Und das nicht nur wegen frühzeitiger Pensionierung oder Entlassung, denn jenseits der 60 fallen viele Jobs schwer, egal ob Lehrerin, Krankenschwester, Bauleiter oder Außendienstmitarbeiter. Altersstudien zeigen, dass Arbeit gerade im Alter oft mit besonderen Belastungen einhergeht. Die körperliche Leistungsfähigkeit und die Funktionstüchtigkeit der Sinnesorgane gehen zurück. Und obwohl die Einbußen meist durch viel Berufserfahrung kompensiert werden können, erfordert die Situation am Arbeitsplatz oft Anstrengungen, um das bisherige Leistungsniveau zu halten und nicht hinter jüngere Kollegen zurückzufallen.

Starke Beanspruchung kann Stress verursachen und langfristig das Wohlfühlkonto belasten. Gerade der Konkurrenzdruck durch Jüngere schlägt vielen auf den Magen: »Ältere Arbeitnehmer sehen sich häufig durch jüngere Kollegen bedroht. Das liegt nicht zuletzt am immer schnelleren Veralten des Wissens. Deshalb ist von einer großen Anzahl der ›resigniert zufriedenen‹ älterer Arbeitnehmer auszugehen, die sich mit ihrer Situation abfinden, die ihr Wohlbefinden mindert, nur weil sie den Verlust des Arbeitsplatzes fürchten«, berichtet Gerhard Nägele. Er ist Direktor des Instituts für Gerontologie der Universität Dortmund und erforscht seit vielen Jahren das Älterwerden in der Arbeitswelt. Viele Ältere sind deshalb erleichtert, wenn sich das Werkstor zum letzten Mal hinter ihnen schließt, sie den Gummibaum im Büro zum letzten Mal gießen müssen oder den letzten Stapel Klassenarbeiten korrigiert haben. Auch der Altersforscher Hans Thomae stellte die Bedeutung der Arbeit nicht über die Wünsche des Einzelnen und riet, das Maß der Aktivitäten den individuellen Bedürfnissen anzupassen: »Wenn jemand aus einer bestimmten körperlichen oder sozialen Lage heraus nun mehr kontemplativ sein möchte, sollte man dies genauso zugestehen.«

Ruhestand – das Tor ins Alter?

Wer also lieber komplett seine Ruhe haben möchte, sollte möglichst rechtzeitig an den wohlverdienten Ruhestand denken und ihn vor allem gründlich planen. Der amerikanische Schauspieler Burt Reynolds sagte einmal: »Der Ruhestand muss etwas Herrliches sein. Man kann schließlich nicht ewig den Bauch einziehen.« Das Zitat bringt gut die Vorteile der Phase nach der Arbeit zum Ausdruck: Sein können, wie man möchte, die Disziplin des Arbeitslebens hinter sich lassen und sich nicht mehr nach den Vorstellungen und Anweisungen anderer richten müssen. Eine Perspektive, die zunehmend auch jüngere Alte vorzeitig aus dem Berufsleben lockt. Obwohl manchem beim Gedanken an die Rente mulmig wird, freut sich der überwiegende Teil der Bundesbürger auf diesen Lebensabschnitt. Das Magazin *Lenz* hat in einer großen Umfrage herausgefunden, dass 80 Prozent aller über 50 Jährigen dem Ruhestand positiv entgegensehen. Bei den Jüngeren dagegen überwiegen mittlerweile die Sorgen, vor allem, weil sie überzeugt sind, dass ihre Renten unsicher sind und finanzielle Engpässe drohen.

Die Freiheit des Ruhestands liegt oft gerade darin, dass man seine Tätigkeit an die veränderten Fähigkeiten anpassen kann. Jetzt ist die Zeit, sich einen alten Traum zu verwirklichen, dem der Beruf immer im Wege stand. Der Eintritt in den Ruhestand markiert für viele Ältere einen neuen Lebensabschnitt. Die Pensionierung erleben die meisten als einschneidendes Ereignis, vielleicht sogar als das eigentliche »Tor« ins Alter.

Nachdem man seinen Beruf aufgegeben hat, findet man sich nicht selten in der »Rolle der Rollenlosigkeit« wieder. Die Bedürfnisse und Anforderungen ändern sich nun grundlegend, und man muss neue Orientierungen entwickeln. Dabei ist es entscheidend, wie gut man sich auf diesen Lebensabschnitt eingestellt hat. Je besser man sich auf den Ruhestand vorbereitet und zentrale Fragen klärt, umso mehr ist in dieser Phase »drin«. Die Gestaltung des Übergangs in den Ruhestand und des Ruhestands selbst ist eine enorme Herausforderung.

Die Phase des späteren Erwachsenenalters hat viele Gesichter, die Lebensstile und Einstellungen und damit auch die Bedürfnisse der 55- bis 70-Jährigen sind sehr verschieden. Eine Infratest-Umfrage schälte verschiedene Alterstypen heraus, die auch ihren Ruhestand sehr unterschiedlich erleben und gestalten. Was die einzelnen Typen charakterisiert, zeigt die folgende Übersicht:

Die *Pflichtbewusst-Häuslichen*, die es in ihrem Leben zu bescheidenem Wohlstand gebracht haben, wollen nun nach der Berufs- und Familienphase das Erreichte bewahren. Für sie sind Wohnung, Haus, Garten und vor allem die Familie wichtige Lebensinhalte, der sie im Ruhestand viel Aufmerksamkeit widmen.

Die *Sicherheits- und Gemeinschaftsorientierten* haben vielfach den vom Rhythmus des Berufslebens bestimmten Tagesablauf noch nicht an die veränderten Lebensverhältnisse angepasst. Für den Ruhestand haben sie sich vorgenommen, all das zu genießen, was sie sich hart erarbeitet haben und wollen sich Wünsche erfüllen, für die sie früher keine Zeit hatten. Einen hohen Stellenwert haben für sie gesellige Freizeitangebote.

Bei den *Passiv-Resignierten* sind eine sozial sowie materiell benachteiligte Lebenssituation und eine pessimistische Lebenseinstellung mit Gefühlen der Ohnmacht, Resignation oder Enttäuschung verbunden. Sie haben ihre Ansprüche an das Leben zurückgeschraubt und finden sich gezwungenermaßen mit ihrer Situation ab. Nicht wenige fühlen sich um ihr Leben betrogen und ziehen eine negative Lebensbilanz. Für diese Gruppe ist es besonders schwierig, den Ruhestand positiv zu erleben und sich mit Elan an seine Gestaltung zu machen.

Ganz anders die *aktiven, neuen Alten*, die, da sie sich selbst alles andere als alt fühlen, auf keinen Fall als »Alte« bezeichnet werden wollen. Die Chancen und Freiheiten, die die nachberufliche und nachfamiliäre Lebensphase in ihren Augen bietet, wollen sie aktiv nutzen. Das Streben nach Selbstverwirklichung und Kreativität, Aufgeschlossenheit und der Wunsch, persönlich zu wachsen und sich weiterzuentwickeln, sind charakteristisch für ihre Lebenseinstellung. Sie gehören zu jener Gruppe der älteren Erwachsenen, die überdurchschnittlich häufig Bildungsangebote der Volkshochschulen oder des Seniorenstudiums nutzen.

»Pappa Ante Portas«

Jede dieser Gruppen braucht im Ruhestand etwas anderes. Gemeinsam ist ihnen aber, dass sie alle möglichst früh mit der Planung beginnen sollten. Wie ein unvorbereiteter

Übergang in den Ruhestand aussehen kann, wurde selten schöner dargestellt als in Loriots Figur des Direktor Lohse: In »Pappa Ante Portas« entdeckt der frisch gebackene Rentner Lohse die perfekte Organisation des Haushalts als neue Lebensaufgabe. »Ab sofort werde ich meine Erfahrungen Haushalt und Familie zur Verfügung stellen«, verkündet er die frohe Botschaft seines Vorruhestands. Sinnvollere Projekte stehen gerade nicht zur Verfügung. Am nächsten Tag kauft er im Supermarkt 150 Senfgläser mit Mengenrabatt. Auch andere Produkte beschafft er in Unmengen, um Geld zu sparen – und treibt damit seine Ehefrau an den Rand der Verzweiflung.

Wenn der Übergang gelingen und zu einem echten Wohlfühlfaktor im Alter werden soll, sollte man sich also besser rechtzeitig darauf vorbereiten. Das kann vor depressiven Tiefs bewahren und vor dem unguten Gefühl, ohne seine Arbeit nutzlos geworden zu sein. Experten wie der Sozialwissenschaftler Franz Wirtz vor der Universität Osnabrück raten, bereits ein bis zwei Jahre vor der Pensionierung mit der Planung zu beginnen. Wer mit 60 in Rente geht, könne sich aber durchaus schon ab Mitte 50 Gedanken darüber machen. Als gute Methode empfiehlt Wirtz, von Bekannten und Freunden zu lernen, denen der Übergang geglückt ist, und sich von ihnen ein paar »Tricks« abzuschauen.

Andere Faktoren, die einen gelungenen Übergang ermöglichen, förderte eine Studie der Pädagogischen Hochschule Ludwigsburg zu Tage. Philipp Mayring befragte über 300 ältere Teilnehmer danach, wie sie ihren Ruhestand erlebten – als Krise oder Entlastung. Sie beantworteten nicht nur Fragebögen, sondern führten auch ein offenes Tagebuch über Glück, Freunde, Zufriedenheit und Belastungen in diesem Lebensabschnitt. Sechs Monate vor bis anderthalb Jahre nach dem Übergang wurden sie immer wieder befragt. Das Fazit: Die Teilnehmer fühlten sich umso besser, je mehr sie im Einklang mit ihrem bisherigen Leben standen, je gesünder, optimistischer sie waren und umso enger ihr soziales Netzwerk geknüpft war.

Alle diese Faktoren können Sie schon Jahre vor der Pensionierung beeinflussen. Besonders gut ging es Teilnehmern, die:

- ihre beruflichen Ziele erreicht hatten,
- zufrieden mit ihrem Beruf waren,
- am Arbeitsplatz einen großen Handlungsspielraum hatten,
- ihre privaten und familiären Ziele erreicht hatten,
- emotionale Unterstützung und Rat fanden,
- auch im Ruhestand noch weiterhin berufstätig waren.

Sie fühlten sich umso wohler:

- je gesünder sie sich vor der Pensionierung gefühlt hatten,
- je optimistischer und emotional stabiler sie waren,
- je positiver das eigene Altersbild war.

Wer also mit der Art seiner Pensionierung zufrieden ist, gute soziale Kontakte, ein positives Altersbild sowie die Gewissheit hat, im familiären und beruflichen Leben die wichtigsten Ziele erreicht zu haben, fühlt sich wohl. Einen umgekehrten Effekt erleben in dieser Lebenssituation allerdings extravertierte Menschen: Befragten, die ihr Leben lang aktiv, dominant und eher nach außen gerichtet waren, gelingt der Übergang in die nachberufliche Lebensphase zumindest mittelfristig weniger gut.

Meist verschlechtern sich zwar im Laufe des Ruhestands die Wahrnehmung des eigenen sozialen Status und die finanzielle Zufriedenheit. Dagegen wächst laut Studien die Freizeitzufriedenheit kontinuierlich an, da vieles nachgeholt werden kann, für das früher keine Zeit war. Der Ruhestand ist heute also keine Krise mehr im Lebenslauf und kein negatives Lebensereignis mehr, insbesondere dann, wenn man rechtzeitig alle Risikofaktoren »entschärft« hat.

Ruhestandsberater helfen weiter

Viele Menschen fühlen sich freilich mit der – möglichst perfekten – Planung ihres Ruhestands überfordert. Aber keine Bange, auch ihnen kann geholfen werden, denn wie für so viele Fragen gibt es auch für den Ruhestand mittlerweile kompetente Fachleute – die Ruhestandsberater. Ihnen sagen Experten und Zukunftsforscher in den kommenden Jahrzehnten einen Boom voraus. Das Coaching älterer Menschen dürfte in Zukunft ein lohnendes Betätigungsfeld sein, nicht nur weil das Wissen dieser Gruppe angesichts der rückläufigen Bevölkerungsentwicklung stärker gefragt sein wird. Auch die »Überalterung« der Gesellschaft und zunehmende Ängste vor dem Übergang in den Ruhestand dürften die Zahl der Ratsuchenden erhöhen. Eine Infratest-Umfrage zeigte beispielsweise, dass bereits jeder fünfte Deutsche den Übergang ins Rentenalter fürchtet. Das hat neben finanziellen auch psychologische Gründe.

Der Nürnberger Wirtschaftsingenieur Herb Stumpf arbeitet bereits heute als Ruhestands-Consulter. Nach seinem frühzeitigen Ausstieg aus dem Berufsleben gründete er 2002 das Beratungsunternehmen »50plusconsulting«. Nun berät er Klienten in der komplizierten Übergangsphase vom Berufsleben in die (Früh-)Pensionierung: »Die Menschen müssen in dieser Situation mit vielen Schwierigkeiten kämpfen, die sie alleine oft nicht bewältigen«, erzählt er. Dazu gehören der Statusverlust, finanzielle Unsicherheiten und der Druck, die viele Freizeit sinnvoll zu nutzen. Gerade Menschen mit anspruchsvollen Berufen haben nach Stumpfs Erfahrung Probleme, sich im Ruhestand neu zu definieren. Gleichzeitig haben sie Angst davor, sich im Freundeskreis zu blamieren, wenn sie Ruhestandsprobleme offen ansprechen. »Die psychischen, aber auch die finanziellen Anforderungen an den Einzelnen sind komplexer geworden. Der wachsende Beratungsbedarf ist also keine bloße Modeerscheinung, sondern die Folge von veränderten gesellschaftlichen Rahmenbedingungen«, erklärt Stumpf. Nach seinen Beobachtungen ist gleichzeitig die Hemmschwelle gesunken, einen Berater zu konsultieren: »Es gilt heute nicht mehr als Makel, sich an einen Berater zu wenden.« Wer also mit seiner Ruhestandsplanung nicht recht weiterkommt oder einzelne Fragen nicht mit Hilfe von Freunden und Bekannten lösen kann, sollte ruhig professionelle Hilfe ins Haus holen. Übrigens bieten auch Volkshochschulen und Familienbildungsstätten Seminare zu diesem Thema an. Stumpf hat mittlerweile viele geglückte Fälle miterlebt bis hin zu einem ehemaligen Arzt, der heute glücklich und zufrieden als Wanderführer auf Mallorca arbeitet.

10 Tipps für frohes Schaffen und einen gut geplanten Ruhestand

1. Arbeiten Sie so lange wie möglich. Psychologische Studien haben gezeigt, dass Arbeit ein positives Altersbild schafft und damit zum Wohlbefinden beiträgt.

2. Arbeiten Sie nicht länger als nötig. Wer sich jahrelang ins Büro schleppt, ohne dort rechte Freude zu empfinden, tut mehr für sein Wohlbefinden, wenn er sich – die finanzielle Absicherung vorausgesetzt – in den (Vor)Ruhestand verabschiedet. Prüfen Sie beispielsweise Angebote für eine Altersteilzeit.

3. Nutzen Sie Möglichkeiten, Ihre Berufstätigkeit an das Alter und die veränderten Fähigkeiten anzupassen. Wenn Sie das Gefühl haben, mit jüngeren Kollegen nicht mehr mithalten zu können, verlagern Sie Ihre Tätigkeit auf Bereiche, in denen Ihre Berufserfahrung schwerer wiegt als Tempo und die neuesten PC-Programme.

4. Wenn Sie in Ihrem erlernten Beruf nicht mehr arbeiten können, aber dennoch weiterhin tätig bleiben wollen, bieten sich in Vereinen und Organisationen zahlreiche ehrenamtliche Tätigkeiten an. Das bringt Anerkennung, Kontakte und hält geistig fit. Das Gefühl, anderen helfen zu können, schenkt außerdem zusätzliche Lebensjahre.

5. Planen Sie den (Vor)Ruhestand so früh wie möglich und überlassen Sie nichts dem Zufall. Überlegen Sie genau, was Sie in diesem Lebensabschnitt tun möchten, in welche Richtungen Sie aktiv werden wollen und wo Sie Ihre besonderen Fähigkeiten einsetzen können.

6. Legen Sie etwa zwei, drei Jahre vor Beginn des Ruhestands eine Mappe an. Sammeln Sie darin Tipps von Rentenberatern, Ideen für Ausflüge, Hobbys, Aktionen. So stehen Sie am Tag X nicht da wie Direktor Lohse.

7. Wenn Sie sich noch völlig im Unklaren sein sollten, wie Sie die freie Zeit gestalten wollen, sprechen Sie mit Freunden und Bekannten. Studieren Sie Modelle: Wie haben andere den Übergang geschafft? Wie haben sie ihre Berufstätigkeit dem Alter angepasst oder vielleicht im Ruhestand ganz neu entwickelt? Sprechen Sie das Thema offen und so oft wie möglich an. So bekommen Sie eine Menge Anregungen zusammen.

8. Für Eheleute wichtig: Planen Sie gemeinsam mit dem Ehepartner: Aufgaben verteilen, Claims abstecken. Wer ist wofür zuständig? Welche Bereiche bestimmt jeder für sich, was wird gemeinsam entschieden und unternommen?

9. Kommt Ihnen so gar keine zündende Idee, und stehen Sie bei der Bewältigung des Ruhestands vor einem Berg schier unüberwindlicher Aufgaben, helfen professionelle Ruhestandsberater weiter. Sie beraten bei

Finanzen, Bürokratie, Lebensplanung und erkennen auch, wann eventuell psychologische Unterstützung nötig ist.

10. Auch Volkshochschulen und kirchliche Bildungsstätten bieten Seminare zum Thema an. Weitere Informationen gibt es unter anderem beim Verein »Zwischen Arbeit und Ruhestand« unter www.zwar.org.

Auch der beste Ruhestandsberater und die höchste Monatsrente zaubern also kein Wohlbefinden in die Zeit nach der Arbeit, wenn dafür nicht schon Jahre vorher vorgesorgt wurde. Am besten, Sie arbeiten deshalb möglichst langfristig am Wohlbefinden und einer ausgeglichenen Psyche. Und: Suchen Sie sich für die Zeit des Ruhestands erfüllende Beschäftigungen. Ein wichtiger Beitrag dazu können Lebensprojekte sein, die man über viele Jahre hinweg verfolgt und die mit der Arbeit absolut nichts zu tun haben müssen. Die Psychologie, aber auch Laien, die ich zu dem Thema befragt habe, sind sich einig: Lebensprojekte helfen beim erfolgreichen Älterwerden. Warum und wie, davon ist im nächsten Kapitel die Rede.

13 Lebensprojekte –
das Sahnehäubchen des Alters

Aktivität ist der einfache,
Abenteuer der besondere Weg zum Glück.
Stephan Lerner, Psychotherapeut und Schriftsteller

»Manchmal habe ich den Eindruck, dass man in dieser Gesellschaft gar nicht mehr alt werden darf. Wer nicht mit 70 noch die Inliner unter die Füße schnallt, dreimal im Jahr eine Bildungsreise unternimmt und drei, vier Hobbys regelmäßig pflegt, gilt schnell als phlegmatisch oder faul.« Das sagt eine 69-Jährige, deren Seh- und Hörkraft mittlerweile nachlässt und die nur noch mit Mühe längere Strecken bewältigt. Es sei, so erzählt sie weiter, als gäbe es eine stillschweigende Übereinkunft darüber, dass man im Alter vor Aktivitäten nur so strotzen müsse: fit, mobil, umtriebig, stets mit vollem Terminkalender unter dem Arm. Aber wer kann diesem Wunschbild auf Dauer entsprechen und dabei entspannt und bei guter Laune bleiben? Auch Sabine Büttner, Krankenschwester und Jahrgang 1943, macht ähnliche Erfahrungen: »Je älter man wird, desto mehr muss man durch Leistung glänzen. Wenn man jünger ist, schön und strahlend, wird vieles damit überspielt.«

Die gute Nachricht: Psychologische Studien entlasten uns eigentlich von diesem Druck, denn sie weisen in eine ganz andere Richtung. Man muss den mal mehr, mal weniger aufdringlichen Forderungen nach ständigen – womöglich typisch jugendlichen – Aktivitäten gar nicht nachkommen. Denn sie sind auf Dauer ebenso quälend wie die Forderung früherer Zeiten, im Alter hätte man sich aus allem herauszuhalten, sich aufs »Altenteil« zu begeben und möglichst unauffällig zu sein. Auch übertriebener Aktionismus produziert Stress und

Unzulänglichkeitsgefühle, die wiederum das Wohlbefinden beeinträchtigen. Glück im Alter heißt nicht, Ängste vor dem Älterwerden hinter einer aufgesetzten Umtriebigkeit oder einem aufgezwungenen Hunger nach Aktionen zu verstecken. Falls das Ihrem Naturell entspricht – umso besser, wenn nicht, setzen Sie sich nicht unter Druck. Sinnvolle Aktivitäten dagegen, die den individuellen Interessen entgegenkommen, können durchaus eine wichtige Quelle für psychisches Wohlbefinden im Alter sein. Denn auch Unterforderung und Langeweile verursachen Stress. Psychotherapeuten berichten aus der Praxis, dass gerade solchen Menschen das Älterwerden schwer fällt, die Alter vor allem als Verlust von Zukunft erleben.

Im Alter verändert sich das Verhältnis von Arbeit und Freizeit. Die normale Erwerbsarbeit verliert immer stärker an Bedeutung, und die Gestaltung einer als sinnvoll erlebten Freizeit wird immer wichtiger. Wenn die Kinder aus dem Haus sind, die Enkel weit weg wohnen und der Ruhestand ansteht, ist es für viele Menschen entscheidend, erfüllende Beschäftigungen zu finden. Ein einziges Hobby reicht dann meistens nicht mehr aus, um die viele freie Zeit zu füllen. Jetzt sind diejenigen im Vorteil, die sich schon früher im Leben mit Reisen, Fremdsprachen, einem Garten oder anderen größeren Lebensprojekten beschäftigt haben. Solche Aktivitäten schaffen soziale Kontakte, bringen Erfolgserlebnisse und auch im hohen Alter noch enorme Entwicklungsmöglichkeiten. Lebensprojekte ermöglichen Ziele, Pläne, Visionen, Vorfreude.

Gräfin Sonja Bernadotte beispielsweise, die inzwischen 60-jährige Chefin der Insel Mainau, erzählte in einem Interview: »Ich hoffe, dass ich im Alter für vieles noch Zeit haben werde: Lesen, Reisen, Malen, Musik.« Aber auch jetzt schon engagiert sie sich in vielen Bereichen, zum Beispiel für die Kinderhilfsorganisation »Plan International Deutschland« oder als Präsidentin der Deutschen Gartenbau-Gesellschaft. Für ihre vielfältigen Projekte erhielt sie unter anderem das Bundesverdienstkreuz. Vor allem auf die Insel Mainau, die sie als Lebensprojekt übernommen hat, ist sie besonders stolz. Die Gräfin lebt und arbeitet seit über 40 Jahren für die Mainau. Am Bodensee aufgewachsen, jobbte sie dort erst aushilfsweise, wurde bald Graf Lennart Bernadottes Assistentin und später seine Frau und Mutter von fünf Kindern. Ihr 35 Jahre älterer Mann prophezeite ihr einmal, dass die Insel sie nicht mehr loslassen werde, und tatsächlich wurde sie zur Entdeckerin und Gestalterin des Projekts Mainau. Heute leitet sie das Unternehmen mit 400 Mitarbeitern auf der Blumeninsel, die jährlich von eineinhalb Millionen Touristen besucht wird.

Projekte, an denen Sie über viele Jahre hinweg immer wieder arbeiten, können eine Quelle seelischen Wohlbefindens sein. Sie haben den Vorteil, dass man – anders als in ständig wechselnden Kursen oder Hobbys – mit den Jahren ein befriedigendes Ergebnis wachsen sehen und Erfolge genießen kann. Ein wundervolles Beispiel für die Fähigkeit, sich das gesamte Leben intensiv einer Sache zu widmen, ist die mittlerweile 70-jährige Jane Goodall. Sie lebte 30 Jahre lang bei Schimpansen im Urwald und trug mit ihren Forschungen zu einem besseren Verständnis der Menschenaffen bei. Noch heute ist die alte Dame an 300 Tagen im Jahr rund um den Globus unterwegs, um Vorträge über Tierschutz, Verhaltensforschung und Umweltzerstörung zu halten, obwohl sie sich längst auf ihr Altenteil zurückziehen könnte. Auf vielen Podien ist sie ein gern gesehener Gast. Aktuelle Fotos von ihr strahlen eine beeindruckende Vitalität aus.

Egal, für welche Freizeitaktivitäten Sie sich entscheiden, ob Töpfern, Reisen, Snowboarden oder eine alte Mühle restaurieren – nicht nur die Aktivität an sich trägt zum Wohlbefinden bei, sondern auch die soziale Bestätigung, Anerkennung und die Kontakte, die Sie durch solche Aktivitäten bekommen. Das verbessert nachweislich das Selbstbild im Alter. Und je positiver das Selbstbild, umso erfolgreicher altern wir. Sie werden am Beispiel eines alten Schweizers sehen, wie langjährige Lebensprojekte dem Alter ein Sahnehäubchen aufsetzten, und welche Rolle Kreativität für das Wohlbefinden im Alter spielen kann. Am Ende lernen Sie einen Trick aus der Motivationspsychologie kennen, nämlich wie uns Tagträume und Visionen über Jahre hinweg beim Erreichen von Lebenszielen unterstützen können.

»Mein Paradies habe ich mir selbst geschaffen«

Man muss gar nicht unbedingt ein prominenter Wissenschaftler, Unternehmer oder Künstler sein, um ein Leben lang an interessanten Projekten arbeiten zu können. Ein einladendes Beispiel dafür, wie hartnäckig verfolgte Lebensprojekte das Alter krönen, ist der Schweizer Walter Bartlomé. Er baute fast 70 Jahre lang an einem wundervollen Garten in einer der schönsten Flussauen der Schweiz. Seine unbeirrbare Hingabe an dieses irdische Paradies faszinierte den Filmemacher Karl-Heinz Heilig so sehr, dass er vor einigen Jahren beschloss, einen Film darüber zu drehen. Sein Dokumentarfilm *La casa delle favole* (Das Haus der Märchen) erzählt von Bartlomés Felsengarten und der Arbeit an diesem Lebensprojekt.

»Der Himmel kann warten. Ich habe ja hier schon mein Paradies«, flachst der alte Mann gleich zu Beginn und stimmt damit die heitere Grundmelodie des Films an. Wer sieben Jahrzehnte lang mit einem Paradies zugange war, der hat es mit dem Himmel nicht eilig. Der alte Bartlomé erzählt vom Leben in der Felsenschlucht – die ganze lange Vorgeschichte des Hauses im Terrassengarten mit kräftigem Grün, leuchtenden Blumen und reichlich Früchten mittendrin. Gebaut aus dem, was der Fluss über die Jahre angeschwemmt hat: Treibholz, Kies und Steine, Hinterlassenschaften und Fragmente anderer Gebäude.

1929 entdecken Bartlomé und seine Freunde beim Baden in der Schlucht einen versteckten Pfad, der hoch in den Felsen zu einem geschützten Platz führt. Jahrelang kommt er hierher, baut und gestaltet, bis er eines Tages für immer bleibt. Mit den Jahren entsteht ein wunderschöner Garten. Bekannte und fremde Besucher gehen ein und aus, obwohl die Anlage nur über eine selbstgebaute, reichlich kühne Hängebrücke zu erreichen ist, auf der mir angst und bange wurde. Die Bauarbeiten an Haus, Brücke und Garten fanden stets mit tatkräftiger Hilfe von Bartlomés Freunden statt: »Da wurde geschuftet, gegessen und gefeiert«, erinnert sich der alte Mann. Besucher verließen das Felsenhaus nie ohne Bewirtung und anregendes Gespräch. Auch Klaus Ammann, Direktor des Botanischen Gartens der Universität Bern, kommt öfter in den Genuss der kleinen Feste im Felsenhaus. Nie machte er sich ohne ein paar Flaschen guten Weins in die Senseschlucht auf: »Wir haben immer tüchtig philosophiert, das waren einzigartige Stunden«, erinnert er sich.

Der Garten ist für den alten Schweizer vor allem eines: Ankunft in der Lebensfülle, geboren aus der Idee, ein sinnlichschönes Refugium zu schaffen. Auf den verschlungenen, mit Geißblatt umwucherten Steintreppen, die den Garten durchziehen, steigt der Alte kreuz und quer, sät, erntet, rupft hier und da ein Kräutchen aus. Sein Leben findet immer wieder im Labyrinth von rankendem Wein, üppigen Farnen, Kräutern und Stauden seinen Mittelpunkt.

»Wie steht es mit deinem Lebenstraum?«

Der Wirkung dieser Liebeserklärung an das Leben können sich selbst gestandene Rationalisten kaum entziehen. Manager, die den Film gesehen haben, schicken begeisterte Briefe. Therapeuten, Ärzte, Pädagogen, Schulen, Altenkreise und

Kirchengemeinden entdecken den Film für ihre Arbeit. Seine Botschaft, nämlich Mut zum eigenen Leben zu haben, es in die eigenen Hände zu nehmen und nicht nur auf Veränderungen zu warten, überträgt sich auf die Zuschauer. Ärzte und Psychologen öffnen mit dem Film Patienten für Gespräche und stellen sie vor die Frage: »Wie steht es eigentlich um deinen Lebenstraum?«

Als Ansporn zu Lebendigkeit und Mut gibt beispielsweise die Hamburger Psychologin Jutta von Bismarck den Film an ihre Klienten weiter. Die Supervisorin begleitet Altenpfleger und Pfleger von Schwerkranken. Sie alle sind täglich mit Menschen konfrontiert, die in Lebenskrisen stecken, und leiden auch selbst an Stress und Burn-out. »Der Film zeigt Pflegern und Gepflegten: Nimm dir Zeit, habe Mut für deine Träume«, erklärt die Psychologin. Mit dem Film lernen Menschen, auf ihre eigenen Bedürfnisse zu hören und sich wieder neu dem eigenen Lebenstraum zu verschreiben – manche auch zum ersten Mal. Denn für Träume fühlen sich viele in unserer Gesellschaft zu alt, für eine sinnliche Wahrnehmung der Welt zu realistisch, für die Arbeit am eigenen Paradies zu beschäftigt. »Gerade bei älteren Menschen aktiviert der Film in einem ungeahnten Maße Erinnerungen an Heimat und an paradiesische Orte«, erzählt der Frankfurter Psychotherapeut Ulrich Ertel.

Und auch für den Mann hinter der Kamera waren die Dreharbeiten ein Stück Selbsterkenntnis: »Walter lebte mir täglich vor, dass man sich mit Beharrlichkeit seinen Lebenstraum verwirklichen kann, statt nur ein Leben lang davon zu träumen. Und dass man schon beizeiten damit anfangen sollte. Das hat mir Mut für mein eigenes Leben und das eigene Altern gemacht. Er ist mit seinem Garten ein phantastisches Modell für glückliches Älterwerden.«

Bis zu seinem Tod ließ sich Bartlomé nicht davon abhalten, durch den Garten zu streifen, seine Pflanzen zu pflegen und zu ernten. »Ich bin zufrieden mit meinem Leben«, spricht er ins Mikrophon, »das Schöne hat immer überwogen, und mein Paradies, in dem ich schon zu Lebzeiten lebe, habe ich mir selber geschaffen.«

Wer nicht die Möglichkeit oder die Lust hat, eine Wildnis in ein Paradies zu verwandeln, findet vielleicht anderswo ein Lebensprojekt. Anregungen bieten die Biographien interessanter Menschen, eine Bestandsaufnahme der persönlichen Fähigkeiten und Interessen oder auch ein Blick in die örtlichen Veranstaltungsprogramme. Gibt es irgendetwas, das Sie immer schon einmal ausprobieren wollten, sich aber nicht zugetraut haben oder für das Sie sich bisher zu beschäftigt fühlten? Vielleicht an einer archäologischen Ausgrabung teilnehmen, eine neue Sprache lernen, sich die Oper erschließen oder Gesangsunterricht nehmen? Entscheidend ist, wie viele Beispiele älterer Menschen zeigen, nichts für unmöglich und vor allem sich selbst niemals für zu alt zu halten, um ein Lebensprojekt in Angriff zu nehmen. Und man sollte mit viel Ausdauer dranbleiben, nur so stellen sich letztlich Erfolge ein. Und die tun ja der Psyche gut, wie das Beispiel der Oscar-Gewinner zeigte.

»Die Chancen, dass die kommende Alten-Generation mit dieser Aufgabe weniger Probleme haben wird als frühere, stehen gut«, meint der Frankfurter Zukunftsforscher Matthias Horx. Er sieht in den nächsten Jahrzehnten eine Generation von Alten heranreifen, die diese Vorstellungen immer selbstverständlicher in die Tat umsetzen wird. In einem Interview mit der Schweizer Zeitung *NZZ am Sonntag* zeichnete er sein Bild künftiger Altengenerationen: »Die heutige Wahrnehmung des Alters geht immer noch von veralteten Bildern aus: Alte Menschen gelten als unkreativ und stur. Diese Bilder sind als kulturelles Erbe in uns drin und bauen sich zu wahren Schreckgespenstern auf: Rentenkatastrophe, Krieg der Generationen, Methusalem-Komplott! Was ich in der Realität sehe, ist jedoch etwas ganz anderes: Ich sehe meine Mutter, die mit 60 ein neues Leben anfing. Ich sehe 50-jährige

Frauen, die eine Karriere beginnen, 60-Jährige, die Sport treiben und attraktive 70-Jährige auf Partnersuche.«

Es scheint allerdings gar nicht immer so einfach zu sein, sich in der Freizeit mit anspruchsvollen Lebensprojekten zu beschäftigen. Dass heute längst nicht alle diesem Idealbild entsprechen, zeigt ein Blick auf die neuesten Couch-Potatoe-Statistiken: Nach einer Umfrage der Agentur Seven One Media verbringen die Deutschen ihre Zeit nämlich am liebsten vor dem Fernseher. 2004 saß der Durchschnittsdeutsche exakt dreieinhalb Stunden vor der Glotze, und das täglich. Das ist in diesem Land bislang absoluter Rekord. Von Jahr zu Jahr wird auf diese Weise mehr Zeit verbracht. Und Spitzenreiter sind nicht etwa Kinder oder Jugendliche, sondern immer wieder die über 50-jährigen Zuschauer. Sie haben mit viereinhalb Stunden Fernsehkonsum am Tag das beste Sitzfleisch. Wenn Sie sich noch einmal vor Augen führen, wie schädlich häufiges Fernsehen gerade für das Selbstbild von Frauen ist, und man sich dann noch überlegt, wie viel wertvolle Lebenszeit für bereichernde Lebensprojekte dadurch verloren geht, kann es für die Lebenskunst im Alter nur einen Rat geben: Lassen Sie den Fernseher aus. Das schützt nicht nur Ihr Selbstbild, es schenkt Ihnen auch täglich dreieinhalb Stunden Zeit für Hobbys, Ehrenamt und kreatives Tun, die allesamt erfüllender sind als das tägliche TV-Programm.

Bleiben Sie kreativ!

Johann Wolfgang von Goethe wurde an seinem 80. Geburtstag nach seinen weiteren Plänen gefragt. Darauf antwortete er: »Ei, bin ich denn 80 geworden, dass ich immer dasselbe denken soll? Ich strebe vielmehr, täglich etwas anderes, neues zu denken, um nicht langweilig zu werden. Man muss sich immerfort verändern, erneuern, verjüngen, um nicht zu verstocken.« Offensichtlich hatte der Dichterfürst bereits erkannt, was die psychologische Altersforschung in den darauf folgenden Jahrhunderten erst nach und nach in aufwändigen Studien erforscht hat, nämlich den Nutzen des kreativen Tuns und seine Bedeutung fürs Altern.

Gerade mit dem Älterwerden, wenn andere Verpflichtungen aus dem Arbeits- und Familienleben wegfallen, ergibt sich oft die Möglichkeit, sich endlich auf das eigene kreative Potenzial zu besinnen. Uns steht dann nicht nur mehr Zeit zur Verfügung als in jungen Jahren, wenn man Karriere machen, Kinder versorgen und aktuellen Modetrends hinterherrennen muss. Auch ein größerer Überblick über das Leben, ein guter Zugang zu sich selbst und Stilsicherheit in vielen Disziplinen helfen, neue schöpferische Seiten an sich selbst zu entdecken oder alte, fast verschüttete, wieder neu zu beleben. Viele erleben gerade Kreativität als außerordentlich bereichernd im Alter.

Dass man bis ins hohe Alter kreativ sein kann und mit dem Alter sogar immer besser wird, haben viele Künstler vorgemacht, die ihre beeindruckendsten Werke im letzten Lebensdrittel schufen. Neben diesen Alterswerken sieht das Frühwerk manchmal geradezu alt aus. Der spanische Maler, Graphiker und Bildhauer Pablo Picasso beispielsweise schuf im Alter von 87 Jahren noch die beachtliche Anzahl von 347 Radierungen. Von einer Journalistin nach seinem Alter gefragt, knurrte er sie an: »Je n'ai pas d'âge.« (»Ich habe kein Alter.«) Und tatsächlich hatte sein biologisches Alter für das kreative Genie keinerlei Bedeutung. Was zählte, waren die Bilder, und darin war er so leistungsfähig und erfolgreich wie kaum ein Jüngerer unter seinen Kollegen. Von Picasso ist übrigens auch das Bonmot überliefert: »Es dauert sehr lange, bis man jung wird.« Und aus einer seiner Ausstellungen stammt die folgende kleine Geschichte: Ein Banause stand vor einem Gemälde von Picasso und sagte zum Künstler: »Das kann mein vierjähriger Sohn auch.« Darauf Picasso: »Ja – aber Sie können es nicht.« – Jung sein hat eben nicht immer etwas mit dem Datum in der Geburtsurkunde zu tun.

Der Berliner Literaturwissenschaftler Bernd Blaschke hat erforscht, was Alterswerke von Künstlern auszeichnet: »Formale Ausgewogenheit, handwerkliche Meisterschaft, Spiritualität und erfahrungsgesättigte Weisheit.« Ein gutes Beispiel dafür ist Goethe: Der jugendlichen Sturm-und-Drang-Phase folgte das gelassene, eher spielerische Spätwerk nach dem 65. Geburtstag. In einem Alter, in dem viele Menschen nur noch an die Rente denken, schuf der alternde Dichter noch bedeutende Spätwerke wie den »West-östlichen Diwan«, »Faust II« oder »Wilhelm Meisters Wanderjahre«. Aber viele Alterswerke sind auch gekennzeichnet durch eine Radikalität und eine Wildheit, die Grenzen sprengt, wie beim alten Picasso oder bei Ludwig van Beethoven.

Kreativität hat noch einen weiteren Vorteil. Sie produziert seltene Glückserlebnisse. Moderne Glücksforscher nennen das »Flow«: Wer ganz in einer kreativen Tätigkeit aufgeht, erlebt beim totalen Versinken im Tun Glück. Deshalb gilt für eine Wohlfühlkur im Alter: Kreatives Tun gehört dazu, auch wenn Sie sich bislang für unmusikalisch hielten, leere Leinwände Sie nervös machen oder Sie sich nie vorstellen konnten, aus einem Steinblock eine Skulptur herauszuhauen. Man kann auch jenseits der 60 ein Atelier beziehen, seine Lebenserinnerungen zu Papier bringen und ein Instrument erlernen – oder einen Kurs in künstlerischem Metallschweißen belegen, wie unsere ehemalige Nachbarin. Nachdem ihr Mann gestorben war, den sie lange gepflegt hatte, räumte sie seine alte Werkstatt aus, lernte das Kunstschweißen und erregte inmitten von Funkenflug und Feuerzischen allgemein Aufsehen in der Straße. Eines ihrer Werke, eine riesige Sonne mit messingfarbener Korona, leuchtet uns täglich aus dem Garten zu. Für ihre 63-jährige Schöpferin ist diese kreative Ader eine beglückende Erfahrung. »Ich kann mir mein Leben ohne das Schweißen gar nicht mehr vorstellen. Da ich weder der Typ für piekfeine Kreuzfahrten bin noch für ruhiges Kreuzworträtseln von morgens bis abends, brauchte ich eine Beschäftigung, die meine Kreativität herausfordert. Davon habe ich seit der Schulzeit geträumt. Meine Installationen bringen mich mit anderen Menschen zusammen und ich mache mir damit selbst und anderen Freude«, erzählt die ehemalige Sekretärin.

Vielleicht werden Sie jetzt denken: »Na ja, eine Ausnahme, sie hat halt die Begabung dafür. Aber ich? Was sollte ich schaffen?« Es erfordert Selbsterkenntnis und Mut herauszufinden, was man als Lebensprojekt aufs Podest heben möchte. Den meisten wird eine Idee nicht einfach in den Schoß fallen. Helfen kann ein kleiner Trick aus der Motivationspsychologie, nämlich Visionen entwickeln. Wenn Sie bei einer Idee nicht recht weiterkommen, ein Vorhaben ins Stocken gerät oder Sie vergeblich auf eine Eingebung warten, gibt es einen wirksamen Kniff, und der heißt: Tagträumen! Kleine Ausflüge ins innere Kino helfen, Ziele zu erreichen und Lebensprojekte weiterzuentwickeln. Und sie sind, wie Psychologen herausgefunden haben, auch ein guter Weg für Entspannung und Wohlbefinden.

Tagträume und Visionen – die kleinen Helfer des Bewusstseins

Tagträume erfüllen Aufgaben, die enorm wichtig für glückliches Altern sein können: Sie entspannen, sie produzieren angenehme Gefühle, und sie helfen, zentrale Lebensziele zu erreichen, Projekte erfolgreich abzuschließen oder bei einem Problem einen wichtigen Schritt voranzukommen. Vieles von dem, was wir im Alter zu unserer Zufriedenheit erreicht haben wollen, können wir schon Jahre vorher in Tagträumen durchspielen. Das wusste auch der Schriftsteller Curt Emmrich, der einmal sagte: »Aus den Träumen des Frühlings wird im Herbst Marmelade gemacht.«

Fast jeder hat sie – in der Straßenbahn, im Wartezimmer, während uninteressanter Vorträge oder bei eintönigen Arbeiten, also meist wenn das Gehirn gerade unterbeschäftigt ist. Tagträume unterhalten uns, sie heitern auf oder produzieren bestürzende Dramen, ganz wie das echte Kino. Man spaziert am Strand in den Sonnenuntergang, erklimmt einen Sechstausender oder baut nach der Pensionierung endlich den Dachboden zum Bildhaueratelier aus. Komplette Spielfilme oder Romane lassen sich zusammenträumen. Das ist aber nicht nur unterhaltsam, sondern bringt auch einen handfesten psychologischen Nutzen. Der amerikanische Schlafforscher Daniel Kripke fand heraus, dass Tagträume uns entspannen: Die spontanen Augenbewegungen werden seltener und das EEG, also die Messung der Hirnaktivitäten, zeigt mehr Alpha-Wellen. Und die gelten als Zeichen mentaler Entspannung. Die Messungen legen den Schluss nahe, dass Tagträume in Belastungssituationen helfen und für seelisches Gleichgewicht sorgen. Da mit zunehmendem Alter viele Umstellungen, Veränderungen und Herausforderungen zu bewältigen sind, sollten diese kleinen psychischen Helfer nicht fehlen.

Der Psychologe Eric Klinger bemerkte, dass schon kleine Reize ausreichen, um einen Tagtraum in Gang zu setzen: ein Wort, ein Gegenstand, der Name einer Person. Und er fand auch heraus, dass etwa ein Fünftel aller Tagträume für phantastische Träume reserviert sind, also solche, die wahrscheinlich nie wahr werden, dafür aber umso schöner sind, wie ein Auftritt als umjubelter Opernstar. Solche positiven Phantasien sind weitaus häufiger als die von Verlust, Scheitern, Krankheit oder Tod. Das zeigt eine wichtige Funktion von Tagträumen: Sie produzieren gute Gefühle. Einige Minuten lang in der Vorstellung zu schweben, was man mit einen Lottogewinn anstellen würde, kann eine erfrischende psychische Dusche sein – man muss nur rechtzeitig wieder damit aufhören. Tagträume trösten über unglückliche Episoden oder Krisen hinweg, wie den Verlust des (Ehe)Partners, den befürchteten Umzug oder einen unaufschiebbaren Aufenthalt im Krankenhaus.

Tagträume helfen auch, Probleme zu lösen. Auf der mentalen Probebühne können wir verschiedene Möglichkeiten eines Problems durchspielen, weil wir durch die Realität nicht diszipliniert werden. Wir können Fehlentscheidungen noch einmal nacherleben und alternative Verhaltensweisen durchdenken. Das kann davor bewahren, frühere Fehler im Alter zu wiederholen. Eric Klinger schätzte, dass sich die Hälfte aller Tagträume mit Anliegen beschäftigt, die den Träumer gerade umtreiben – die anstehende Beförderung, der Hauskauf oder eine wichtige Verabredung. Auch Thomas Langens, Psychologe und Tagtraumforscher an der Universität Wuppertal, betont: »Der Tagtraum erlaubt eine sinnvolle Auslastung der gedanklichen Kapazität, auch wenn man im Moment nicht an der Verfolgung seiner Ziele arbeiten kann. Wir können auch dann, wenn wir in einem Bus sitzen, noch eine ganze Menge mit unserem Gehirn anfangen.«

Das gilt natürlich auch für Herausforderungen, die das Altern mit sich bringt: Wie soll das Leben einmal im Ruhestand aussehen? Wo möchte ich in der zweiten Lebenshälfte wohnen? Wie sollen die Beziehungen zu anderen Menschen sein? Welche Lebensprojekte könnte ich dann verfolgen? – All diese Fragen lassen sich in Tagträumen schon einmal vorweg gestalten. Nach Langens' Untersuchungen sind sie damit auch ein Spiegel der Ziele, die wir im Alltag verfolgen: »Jedes Ziel ist eine potenzielle Quelle von Tagträumen.« *Somnia trahunt* – unsere Träume ziehen uns voran.

Visionen vom erfolgreichen Alter

Der französische Schriftsteller Victor Hugo stellte einmal fest: »Ein Traum ist unerlässlich, wenn man die Zukunft gestalten will. Nichts trägt in gleichem Maße dazu bei, die Zukunft zu gestalten.« Und der amerikanische Autor Carl Sandburg pflichtete ihm mit dem Satz bei: »Nichts geschieht, ohne dass ein Traum vorausgeht.« Lässt sich mit Tagträumen letztlich auch für ein zufriedenes Alter vorsorgen? Wissenschaftliche Studien darüber gibt es noch nicht. Versuchen Sie es doch einfach! Der Wuppertaler Tagtraumforscher Thomas Langens erklärt im folgenden Interview, auf welche Weise uns Tagträume und Visionen bei der Bewältigung des Alltags, bei den Aufgaben des Alterns und bei anspruchsvollen Lebensprojekten helfen:

Herr Langens, helfen Tagträume, Probleme im Zusammenhang mit dem Alter zu lösen?

Tagträume nutzen brachliegende Kapazitäten unseres Gehirns und helfen, anstehende Aufgaben zu strukturieren und uns auf größere Herausforderungen vorzubereiten. Und das gilt natürlich auch für die Aufgaben und Herausforderungen, die das Alter an uns stellt, etwa die Gestaltung des Ruhestands, einen Umzug, Wünsche, die man sich erfüllen will oder Lebensprojekte.

Man sollte also wichtige Alters-Aufgaben ruhig vorher visionär durchspielen?

Ja, das ist sehr zu empfehlen. Indem man den Übergang in den Ruhestand oder ein wichtiges Projekt in der Vorstellung detailliert durchgeht, kann man sich auf mögliche Probleme und Fallstricke vorbereiten. Man bemerkt Details, die einem vorher vielleicht gar nicht bewusst waren. Am besten funktioniert das, wenn die Vision der späteren realen Situation möglichst ähnlich ist.

Welche Menschen profitieren besonders von solchen Visionen?

Menschen mit einem starken Leistungsmotiv, die einen inneren Drang haben, ihre Kompetenzen zu erweitern und sich selbst immer wieder aufs Neue zu übertreffen, werden durch Tagträume stark motiviert. Je wichtiger ihnen ein Ziel ist, umso mehr Tagträume zu diesem Ziel haben sie und umso schneller erreichen sie Fortschritte. Insbesondere bei Zielen, die weit in die Zukunft reichen, nutzen hoch leistungsmotivierte Menschen Tagträume als Motivationsquelle.

Und wer sollte auf ausgiebige Tagträumereien besser verzichten?

Menschen, die sehr demotiviert oder gar depressiv sind, sollten das Tagträumen besser lassen, denn ihnen können ausgiebige Tagträumereien die Hoffnung nehmen und Erfolge verhindern. Wenn ein niedergeschlagener Tagträumer sich plötzlich bewusst wird, dass sich seine Träume kaum realisieren lassen, dürfte es ihn eher weiter herunterziehen als aufbauen. Wer sich allein aufgrund eines schönen Tagtraums zufrieden zurücklehnt, wird seine Ziele für glückliches Altern kaum erreichen. Tagträume können eher schaden, wenn Sie die Vorstellung, den Übergang in den Ruhestand erfolgreich bewältigt zu haben, dazu bringt, fröhlich die Nachmittage bei Ausflügen zu verbringen, anstatt sich mit den anstehenden Aufgaben auseinander zu setzen.

10 Tipps für beglückende Aktivitäten im Alter

1. Aktivitäten geben bis ins hohe Alter Lebenssinn. Deshalb sollte man sich auf keinen Fall zu früh zur Ruhe setzen. Wer wenig Kontakte und keine Aufgaben hat, wird mit großer Wahrscheinlichkeit nicht glücklich alt. Je älter man allerdings wird, umso wichtiger werden eher beschauliche Tätigkeiten wie Gartenarbeit oder kreative Tätigkeiten.

2. Es ist gerade das Privileg des Alters, nicht mehr ständig Terminen hinterherhetzen zu müssen. Das schafft Freiräume für spontane Begegnungen und Beschäftigungen mit Lebensprojekten. Nutzen Sie diese Freiräume, um aus Routinen auszubrechen.

3. Ein Urlaub ermöglicht nicht nur, der Sonne nachzureisen. Man kann dabei auch fremde Kulturen und Menschen kennen lernen. Vielleicht entsteht aus der Begeisterung für ein Land oder eine Kultur ein lebensbegleitendes Projekt – historisch, politisch, kulturell, kulinarisch?

4. Auch zu Hause kann man sich nette Aktivitäten gönnen: einen Ausflug, eine Wanderung oder einen Besuch mit netten Gesprächen. Es muss ja nicht immer gleich die teure Kreuzfahrt sein. Vielleicht gibt es eine Burg, ein Schloss oder ein Museum, das schon seit längerem lockt? Solche Ziele bieten sich für anregende Kurzreisen mit netten Bekannten an und können Anstöße für interessante Projekte geben.

5. Für alte und neue Hobbys ist im Ruhestand endlich Zeit. Das Alter bietet viel freie Zeit, in der Sie sich sehr tief gehend mit Dingen beschäftigen können, für die früher immer zu wenig Zeit war: eine Münzsammlung anlegen, Hobbyarchäologe werden, Familienforschung betreiben, Stadtführungen machen oder eine Handwerkstechnik erlernen.

6. Falls Ihnen so gar keine zündende Idee kommen sollte, bringen Vorträge Anregungen und neue Inspirationen. Eine gute Möglichkeit sind auch die immer beliebteren Hobby- und Wissensbörsen, von denen es mittlerweile in Deutschland über 100 gibt. Sie verfolgen das Ziel, dass ältere Menschen ihre besonderen Fähigkeiten weitergeben und Anregungen für Hobbys,

Ehrenamt und Lebensprojekte bekommen können. Außerdem bringen sie Menschen mit gleichen Interessen zusammen. Informationen gibt es bei der Bundesarbeitsgemeinschaft der Wissensbörsen unter www.wissensboersen-bag.de.

7. Positiver Stress ist wichtig für ein glückliches Alter. Dazu gehören Einladungen, fröhliche Feste, Verabredungen, kulturelle Veranstaltungen, Hobbys, Restaurantbesuche und vieles mehr. Das hält fit und sorgt für Wohlbefinden.

8. Je aktiver man in jungen Jahren war, umso einfacher gelingt das auch im Alter noch. Und je mehr soziale Kontakte und Interessen Sie rechtzeitig aufbauen, umso stärker profitieren Sie im Alter davon. Letztlich können Sie also für ein aktives Alter mit vielen interessanten Lebensprojekten schon früh vorsorgen. Warten Sie damit nicht bis zur Pensionierung.

9. Vor allem extravertierte Personen zeigen das ganze Leben hindurch viele verschiedene Aktivitäten. Sie brauchen auch im Alter mehr Anregungen und Abwechslung, um glücklich zu sein, als Menschen, die ihr Leben lang mit wenigen Anregungen auskamen.

10. Wenn Sie herausfinden wollen, was für Sie persönlich ein beglückendes Lebensprojekt sein könnte, oder wenn Sie bei einem Projekt nicht recht weiterkommen, gönnen Sie sich ruhig hin und wieder einen Tagtraum dazu. Das kann wichtige Inspirationen liefern und bei der Verwirklichung helfen. Ignorieren Sie die verbreitete Forderung, nicht zu träumen.

Wenn Sie nun trotz erfüllender Lebensprojekte, trotz ausreichender Bewegung, gesunder Ernährung, vieler Freunde, einer schönen Wohnung und sinnvoller Arbeit nicht recht glücklich sein können mit dem Älterwerden, wenn Sie das Gefühl haben, irgendetwas stört das Wohlbefinden immer noch massiv und dauerhaft, dann lohnt oft ein Blick in tiefere Schichten der Psyche. Manchmal macht man nämlich in der Gegenwart alles richtig, um im Alter ausgeglichen und zufrieden zu sein, aber irgendetwas stört trotzdem. Das sind nicht selten Verletzungen aus der Kindheit, ungelöste Konflikte und aktuelle seelische Probleme. Sie zu lösen, ist eine Grundvoraussetzung des Happy Aging. Im nächsten Kapitel erfahren Sie zum einen, wie Sie die Schätze ihrer Biographie für ein zufriedenes Alter nutzen können, und warum es wichtig ist, sich ab und zu dessen bewusst zu sein, was man an Positivem aus Kindheit und Jugend mitbekommen hat. Zum anderen erfahren Sie, wie hilfreich eine Psychotherapie selbst im hohen Alter sein kann, weil sie hilft, biographische Knackpunkte zu lösen und ein positives Bild vom Alter zu verinnerlichen. So klappt es dann auch mit dem Ruhestand.

14 Psychische Ressourcen nutzen

Das Glück des Lebens besteht nicht darin,
wenig oder keine Schwierigkeiten
zu haben, sondern sie alle siegreich
und glorreich zu überwinden.
Carl Hilty, Schweizer Jurist und Schriftsteller

Der amerikanische Psychoanalytiker James Hillman ist trotz (oder gerade wegen) seiner inzwischen 80 Jahre ein streitbarer Mann. Er fordert in vielen Vorträgen, die er rund um den Globus hält, in Artikeln, Interviews und Büchern zu einem radikalen Umdenken auf: Wir sollen das Älterwerden nicht als unweigerlichen Abwärtstrend sehen, denn älter zu werden bedeute, zu dem heranzureifen, was den Kern unseres Wesens ausmacht. Erst im Alter, so seine These, finde jeder zu seinem eigenen Charakter, erst das Alter bringe die Möglichkeit, diesen Charakter zu vervollkommnen, ihn zu verstehen und damit die eigene Lebensgeschichte zu krönen. Anstatt also bange jede neue Falte und jedes neue graue Haar zu registrieren, sollte man neugierig die Entwicklung der eigenen Persönlichkeit bis ins hohe Alter verfolgen. Dieser Prozess garantiere letztlich Zufriedenheit beim Älterwerden.

Um die Herausforderung dieser Entdeckungsreise zum eigenen Charakter annehmen und das Alter radikal positiv sehen zu können, sind allerdings einige Voraussetzungen nötig. Denn nicht jeder bewältigt Einschränkungen, Kränkungen und Schicksalsschläge gelassen. Herausforderungen, die das Älterwerden immer mit sich bringt, werden von verschiedenen Personen unterschiedlich erlebt und verarbeitet. Der Verlust des Partners oder guter Freunde, eine Erkrankung oder den Umzug ins Altersheim empfinden manche als Lebenskrise, andere als »späte Freiheit« oder Beginn eines intensiveren Lebens angesichts des Todes. Welche Perspektive wir einnehmen, hängt letztlich auch von den Ressourcen ab, die wir aus unserer Lebensgeschichte mitbringen. Sie beeinflussen unseren individuellen Altersstil. Vor allem Menschen, die viele angenehme Facetten des Lebens kennen gelernt haben und dem Alter auch Positives abgewinnen können, schaffen es leichter, Probleme aktiv zu bewältigen, auf andere Menschen zuzugehen, Chancen zu ergreifen und das Älterwerden nicht nur als Kränkung und Last zu erleben.

Im Einklang mit seiner Lebensgeschichte zu stehen, seine Persönlichkeit, die Eigenheiten und Marotten akzeptieren zu können, ist ein wichtiger Faktor glücklichen Alterns. Ohne diese Voraussetzung ist es kaum möglich, die Entwicklung des eigenen Charakters wohlwollend zu verfolgen. Und auch hier lohnt es sich, frühe Vorsorge zu treffen. Die kann zunächst darin bestehen, dass man sich das Positive der eigenen Biographie bewusst macht, aber auch, dass man Herausforderungen meistert oder darin, eine Psychotherapie zu wagen, wenn die Lebensgeschichte zu viel Belastendes enthält.

Langlebige Nonnen

Wissenschaftler von der Universität Kentucky haben an einer Gruppe katholischer Nonnen beobachtet, dass positive Erlebnisse in Kindheit und Jugend einen enormen Einfluss auf das Alter haben. Die Psychologin Deborah Danner und ihr Kollege David Snowdon werteten Lebensberichte von Ordensfrauen aus, die diese fast 70 Jahre zuvor verfasst hatten, also noch vor dem Zweiten Weltkrieg. Bis in die 1990er Jahre hinein schlummerten die Berichte im Klosterarchiv, als die Forscher den Staub von den Kladden wischten und sich in das Leben der jungen Frauen vertieften. Besonders interessiert waren sie daran, welche positiven Gefühle die Nonnen in ihrer Jugend erlebt hatten: Glück, Liebe, Geborgenheit,

Hoffnung, Aufmerksamkeit. Dann schauten die Forscher im Sterberegister des Klosters nach, wer wie lange gelebt hatte. Und siehe da: Diejenigen Frauen, die in ihrer Jugend die positivsten Gefühle erfahren hatten, lebten bis zu zehn Jahre länger als die Ordenskolleginnen mit den negativsten Erlebnissen. Und diese Studie ist kein Einzelfall, auch andere fanden ähnliche Zusammenhänge. Wie lässt sich das erklären?

Antworten darauf sucht ein Spezialgebiet der Psychologie, die Positive Psychologie. Eine ihrer führenden Vertreterinnen ist Barbara Fredrickson von der Universität von Michigan. Sie ist nicht nur der Frage auf der Spur, ob uns positive Gefühle wie Liebe, Dankbarkeit, Freude länger leben lassen, sondern auch, ob wir damit *besser* älter werden. »Viele Experimente der vergangenen Jahre haben gezeigt, dass positive Gefühle Menschen in die Lage versetzen, differenzierter, kreativer, schneller und gründlicher zu denken. In Verhandlungen sind solche Menschen beispielsweise eher bereit, Kompromisse zu finden. Versuchspersonen, denen zuvor positive Gefühle geschaffen wurden, waren im Experiment flexibler, hilfsbereiter und offener«, berichtet Fredrickson.

Freude und Glück während des Lebens schaffen also wichtige psychologische Ressourcen – ein gutes Päckchen für den Marsch durchs Leben. Dieses Päckchen hilft auch, mit Schicksalsschlägen besser umzugehen. »Positive Gefühle in der Jugend erhöhen die Wahrscheinlichkeit, dass sich jemand auch im Alter gut fühlen wird«, ist Fredrickson überzeugt. Aufgrund dieser Mechanismen lebten vermutlich auch die Nonnen länger, die in ihrer Jugend viel Positives mitbekommen hatten. Die Psychologin rät deshalb, konsequent auf positive Emotionen während des Lebens zu achten, sie bewusst wahrzunehmen und sich immer wieder auf die eigenen Stärken zu besinnen: »Das Bewusstsein kann ein starker Verbündeter sein«, sagt Professor Fredrickson – auch beim glücklichen Altern.

Positive Gefühle stützen das Immunsystem

Aber gibt es vielleicht auch einen biologischen Mechanismus, der diesen Prozess unterstützt? Es sieht ganz so aus. Ein weiterer Grund für die kürzere Lebenserwartung der Nonnen mit den negativen Kindheitserlebnissen könnte nämlich die Tatsache sein, dass negative Gefühle die Immunabwehr schwächen, wie US-Forscher jüngst nachgewiesen haben. Diese Vermutung ist zwar nicht ganz neu, aber so recht beweisen konnte man sie bisher nicht. Ein Forscherteam von der Universität Wisconsin in Madison ließ 52 Studenten fünf Minuten lang über den besten bzw. den schlimmsten Moment ihres Lebens schreiben. Dabei wurden die Hirnströme sowie die Reaktionen des Körpers auf die jeweilige Gefühlslage gemessen. Danach wurde den Teilnehmern eine Grippe-Impfung verpasst. Im Abstand von zwei, vier und 26 Wochen wurde nun die Zahl der Antikörper gemessen, die der Körper gegen das Virus bildete. Dabei stellte sich heraus, dass diejenigen Teilnehmer, die bei der Erinnerung an ihre schlimmsten Erlebnisse die heftigsten körperlichen Reaktionen zeigten, weniger Antikörper entwickelten, also über ein schwächeres Abwehrsystem verfügten. Auch das könnte ein Schlüssel zur höheren Lebenserwartung der glücklichen Nonnen sein, denn ein gut funktionierendes Immunsystem schützt nicht nur vor banalen Infekten, auch schwere Entzündungen lassen sich damit besser in Schach halten.

Eine gute Nachricht gibt es in diesem Zusammenhang: Die meisten »best agers« in den westlichen Gesellschaften fühlen sich ganz wohl. Zahlreiche Studien deuten darauf hin, dass ihre Stimmung in der Regel stabil und aufgeräumt ist. Das gilt zwar oft nicht mehr für die sehr Alten ab 70 oder 80, aber vielen der »jungen« Alten bis 60 geht es emotional sogar besser als Jüngeren. Und das gilt dann kurioserweise wieder für die ganz Alten ab 100.

Eine Forschergruppe der Stanford-Universität ist der

Stimmungslage in allen Altersgruppen einmal auf den Grund gegangen. Dafür gaben sie 184 Freiwilligen zwischen 18 und 94 Jahren einen Pieper mit, der fünfmal täglich einen Ton von sich gab – das Signal für alle, zu notieren, wie die aktuelle Stimmungslage gerade war. Eine Woche lang wurden auf diese Weise die Gefühle der Versuchspersonen protokolliert. Das Ergebnis: Am meisten hingen die 18-Jährigen emotional durch. Vom 18. bis zum 60. Lebensjahr ging es mit den Emotionen kontinuierlich bergauf. Diese Personen erlebten seltener Stimmungstiefs und zehrten länger von einem Hoch. Erst ab 60 knickte die Glückskurve dann wieder nach unten ab. Als Grund für die aufgeräumte Stimmung vermutet Studienleiterin Laura Carstensen, dass Ältere mit der eigenen Vergänglichkeit vor Augen in der Lage seien, tiefere Freude zu empfinden: »Mit fortschreitendem Alter wird einem nicht nur klar, was man hat, man realisiert auch, dass das Leben nicht ewig währt. Angesichts der begrenzten Zeit werden die Gefühle tiefer.« Daneben mögen die Abgeklärtheit und Gelassenheit im fortgeschrittenen Erwachsenenalter eine Rolle spielen und die Tatsache, dass die Alltags- und Berufsbelastung abnimmt, während gleichzeitig die Ansprüche zurückgehen. Ob das allerdings auch noch für künftige Altengenerationen gelten wird, ist fraglich. Denn anders als die um 1930 Geborenen sind die um 1950 bis 1970 Geborenen eine Ich-Generation mit entsprechend höheren Ansprüchen als die Kriegsgeneration. Unwahrscheinlich, dass wir dann im Alter bescheidener werden. Wie sich das auf die Lebenszufriedenheit auswirken wird, ist noch unklar.

Auch der Berliner Altersforscher Paul Baltes hat beobachtet, dass vor allem die jüngeren Alten sich dank ihrer psychischen Regulationskraft einen hohen Grad an Wohlbefinden erhalten. Erst im hohen Alter ab etwa 80 Jahren sinke die Lebenszufriedenheit deutlich. Das stützen Daten aus der Schweiz, die zeigen, dass im Alter zwar das gesundheitliche Befinden sinkt, das psychische Wohlbefinden aber eher ansteigt. Der Schweizer Altersforscher François Höpflinger hat außerdem beobachtet, dass das Wohlbefinden im höheren Alter immer auch eine biographische Komponente enthält. Je zufriedener man mit seiner Lebensgeschichte ist, umso zufriedener ist man dann auch mit dem Alter insgesamt.

Nutzen Sie die Potenziale Ihrer Biographie

Eine glückliche Lebensgeschichte ist also fast eine Garantie für ein glückliches Alter, zu diesem Schluss kommt auch Gudrun Schneider, leitende Oberärztin an der Klinik für Psychosomatik und Psychotherapie des Universitätsklinikums Münster. Sie befragte in der so genannten Eldermen-Studie, einem interdisziplinären Projekt mit dem Lehrstuhl für Gerontologie der Uni Heidelberg, Menschen zwischen 60 und 94 Jahren eingehend zu ihrer Biographie. Sie gaben Auskunft über Belastungen, Vernachlässigung, Misshandlung, Armut, schwere Erkrankungen oder Kriegsverletzungen. Auf der anderen Seite sollten sie von unterstützenden Faktoren im Leben berichten. Gleichzeitig wurden ihr Selbstkonzept und die momentane psychische Verfassung sowie ihr aktueller Gesundheitszustand untersucht. Nach der Auswertung der Daten ist Gudrun Schneider sicher: »Wichtig ist vor allem, in der Kindheit und auch im weiteren Lebensverlauf unterstützende Beziehungen erlebt zu haben.«

Überwiegt die Förderung im Leben gegenüber den Belastungen, gaben Teilnehmer ein stärkeres Kohärenzgefühl an, das heißt, für sie ist das Leben eher verstehbar, gestaltbar und sinnvoll. »Dieser Aspekt ist für die Lebenszufriedenheit enorm wichtig«, erklärt Schneider. Die Erfahrung, gefordert und unterstützt zu werden, schafft eine psychische Widerstandsfähigkeit, die hilft, mit Schwierigkeiten fertig zu werden. Subjektiv wirken sich biographische Faktoren sogar stärker aus als aktuelle gesundheitliche Beeinträchtigungen oder das kalendarische Alter. Auch François Höpflinger kommt zu einem ähnlichen Schluss. Befragte, die eine harte Jugend erlebt haben, sind weniger zufrieden als Menschen, die ihre Jugend in positiver Erinnerung haben.

Belastungen sind wichtig

Allerdings geht die Rechnung »keine Belastung gleich glücklich im Alter« nicht auf. Ein paar Probleme während des Lebens schaden nach der Studie nämlich nicht, im Gegenteil: Am glücklichsten waren nicht diejenigen, die 60 Jahre lang unbeschwert durchs Leben tanzten, denen alle Hindernisse aus dem Weg geräumt wurden und die nie um etwas kämpfen mussten. Am glücklichsten waren diejenigen, die in *einer* Lebensphase mit Belastungen zu kämpfen hatten und diese erfolgreich gemeistert haben. Psychologen vermuten, dass diese Menschen die Erfahrung gemacht haben, Schwierigkeiten aus eigener Kraft überwinden zu können. Und die können sie dann auch in Bezug auf die Belastungen des späteren Lebens nutzen.

Das gute Gefühl, Probleme lösen und Herausforderungen meistern zu können, hilft am Ende auch, die Schwierigkeiten des Älterwerdens besser zu bewältigen. Man weiß auch aus früheren Studien, dass gerade Frauen der Kriegsgeneration in Deutschland oft eine hohe Lebenskompetenz und -zufriedenheit an den Tag legen, weil sie durch die vielen Belastungen in der Jugend zu aktiven und sehr vielfältigen Bewältigungsstrategien herausgefordert wurden.

Wie so oft im Leben schadet allerdings auch hier ein Zuviel. Schwere Belastungen oder gar Traumatisierungen über mehrere Lebensphasen können nämlich zu erhöhter Depressivität und einem stärkerem sozialen Rückzug im Alter führen.

Das gilt vor allem, wenn die Belastungen mit einer als gering erlebten Förderung kombiniert sind, man also das Gefühl hat, dass weder Eltern noch Freunde, Lehrer oder Kollegen einem so recht geholfen haben. Viele Frauen der Kriegsgeneration fühlen sich nämlich keineswegs fürs Leben gestärkt, sondern im Gegenteil überfordert und bedroht. In ihrem späteren Leben scheitern sie oft schon an Alltagsproblemen, und sie schaffen es häufig auch nicht, eine stabile Psyche zu entwickeln. Die Daten der Eldermen-Studie zeigen deutliche Zusammenhänge zwischen belastenden biographischen Faktoren und der psychischen Gesundheit im Alter: »Wer über mehrere Lebensabschnitte hinweg subjektiv stärker belastet als gefördert wurde, zeigte im Alter die geringste Lebenszufriedenheit, schätzte sich selbst als am wenigsten kompetent ein und hatte die negativste Einstellung zu Gegenwart und Zukunft«, berichtet Gudrun Schneider. Und je negativer diese Werte sind, umso höher ist letztlich auch das Risiko einer psychischen Erkrankung, etwa einer Depression.

Biographische Beratung

Wer also im Einklang mit seiner bisherigen Lebensgeschichte steht, findet im Alter leichter ein neues Gleichgewicht und mehr Wohlbefinden. So weit die Theorie. Nur leider fällt nicht jedem eine Bilderbuch-Biographie mit klaren Zielen, Erfolgen und glorreich überwundenen Schwierigkeiten in den Schoß. Die Praxis sieht meist anders aus. Und so mancher fragt sich in der Situation, wie er es denn anstellen soll, aus der eigenen Lebensgeschichte Kraft und Optimismus zu ziehen. Viele geraten nach einer Krise ins Trudeln, sind jahrelang planlos auf der Suche nach einem Lebensziel oder einem erkennbaren roten Faden in ihrem Leben. Glücklicherweise ist man mit dieser Aufgabe heute nicht mehr auf sich allein oder auf Freunde angewiesen. Denn mit dem Coaching-Boom der vergangenen Jahre hat sich ein neuer Berufszweig entwickelt, der dabei hilfreich zur Seite steht: die biographischen Berater.

Biographische Berater helfen bei der Suche nach dem roten Faden im Leben, unterstützen Klienten bei biographischen Richtungsentscheidungen und arbeiten mit ihnen gemeinsam am *Identitätsdesign*. Wer bin ich? Was will ich sein? Was ist mir wichtig? Wer Kontinuität in die eigene Biographie bringen und sie angemessen präsentieren möchte, bekommt hier Rat. Entwickelt wurde das biographische Counselling als Gesprächs-Kurztherapie für Menschen, die eine unterstützende Beratung brauchen, aber keine langfristige Therapie. Wolfgang Müller beispielsweise ist psychoanalytisch-systemischer Berater in Solingen und unterstützt seine Klienten bei dieser Aufgabe: »Die biographische Beratung soll Menschen helfen, ein sinnerfülltes Leben zu gestalten, die eigenen Talente, Interessen und Lebensaufgaben zu finden«, erzählt er. Meist stecken die Klienten in einer Krisen- oder Lebensumbruchsituation: Erwachsene in Burn-out-Situationen, Jugendliche, die Hilfe bei der Lebensgestaltung brauchen, oder Ältere, die mit ihrer Lebensgeschichte hadern. »Letztlich geht es um die alte Einladung der antiken Philosophie: Mensch, werde, der du werden kannst«, fasst Müller das Ziel seiner biographischen Beratung zusammen. Diese wesentliche Aufgabe des Alters zu erfüllen, fordert auch der Psychoanalytiker James Hillman immer wieder von seinen Altersgenossen.

»Wie ungerecht!«

Bis man überzeugt »Ja« zur eigenen Lebensgeschichte sagen kann, gilt es, zahlreiche Hindernisse aus dem Weg zu räumen. Eine Aufgabe, die sich vielen Menschen im Zusammenhang

248

mit ihrer Lebensgeschichte stellt und glückliches Altern oft erschwert, sind Gerechtigkeitskonflikte, die noch aus der Kindheit stammen. Eine 52-jährige Lehrerin vom Bodensee, deren Eltern jahrelang ihre älteren Brüder bevorzugten, erzählt beispielsweise: »Ich wurde ständig ungerecht behandelt, also konnte mit mir etwas nicht in Ordnung sein. Ich dachte, selbst schuld daran zu sein, vielleicht weniger liebenswert als die anderen.« Bis heute hat sie Schwierigkeiten, selbst bei belanglosen, alltäglichen Ungerechtigkeiten gelassen zu bleiben. Und sie merkt zunehmend, dass sie die Verletzungen auch nach vielen Jahren nicht verkraftet hat. »Viele Situationen bereiten mir Probleme und ich merke immer stärker, dass das mit dem Älterwerden eher schwieriger wird als leichter. Diese Erfahrung möchte ich auf keinen Fall mit in den Lebensabend nehmen.« Und das ist wichtig, denn das Alter bringt neue Ungerechtigkeiten, etwa wenn jüngere Kollegen auf der Karriereleiter an einem vorbeiklettern, wenn Vorwürfe des Lebenspartners mit den Jahren unerträglich werden, die Rente gekürzt wird oder man von den eigenen Kindern ins Altenheim »abgeschoben« wird.

Psychologen wissen, dass viele seelische Konflikte mit der Erfahrung zusammenhängen, ungerecht behandelt worden zu sein. Das beeinflusst unser Denken und Handeln und das Selbstbild bis ins Alter. »Ungerecht behandelt zu werden, produziert Empörung und rechtfertigt den Anspruch auf Kompensation und Bestrafung. Gerechtigkeitsverletzungen vergiften die Beziehungen«, erklärt Leo Montada, Professor an der Universität Trier und Direktor des Zentrums für Gerechtigkeitsforschung in Potsdam. Auch Dieter Frey, Sozialpsychologe an der Universität München, hat das destruktive Potenzial von Ungerechtigkeit erforscht: »Die Wahrnehmung, ungerecht behandelt worden zu sein, gehört zu den bittersten menschlichen Enttäuschungen. Sie ist gleichbedeutend mit der Erfahrung geringer Wertschätzung, Herabsetzung und Demütigung.«

Massive Ungerechtigkeiten sind häufig die Ursache eines Minderwertigkeitsgefühls. Die Selbstwerterschütterung pflanzt sich fort, der Zweifel am eigenen Wert produziert Aggressionen, Depressionen oder ein Rückzugsverhalten und stört damit neue Beziehungen. Das beobachtet die Stuttgarter Mediatorin, System- und Paartherapeutin Gabriella Bellino in ihrer Praxis: »Werden Menschen wiederholt ungerecht behandelt, stört das ihr Selbstwertgefühl. Diesen Menschen fällt es extrem schwer, als selbstbewusster Partner aufzutreten, Gerechtigkeit einzufordern und auch durchzusetzen. Während stabile Menschen gelegentliche Ungerechtigkeiten einfach wegstecken, fühlen sie sich schon durch kleinste Ungerechtigkeiten verletzt.« Hier ist ein Ansatzpunkt für eine Therapie im Alter, die bewusst machen kann, wo Ungerechtigkeiten Kerben in den Selbstwert gehauen haben und Betroffenen den Rücken stärkt. Eine Therapie, die an diesem Punkt ansetzt, hilft letztlich auch dabei, mit der eigenen Lebensgeschichte ins Reine zu kommen und das Älterwerden, wie von Hillman gefordert, als Vollendung zu sehen.

Auch das eigene Altern kann psychische Probleme auslösen. Nicht jedem ist es schließlich in die Wiege gelegt, das Altern und die damit verbundenen Veränderungen gelassen hinzunehmen und sein Leben sorglos weiterzuführen. Für viele ist das Alter eine regelrechte narzisstische Kränkung, ansonsten wären die Wartezimmer der Schönheitschirurgen und Anti-Aging-Kliniken nicht so voll. Aus Sicht der Psychologie ist es eine wesentliche Entwicklungsaufgabe des Menschen, sich mit der neuen biographischen Situation auseinander zu setzen und sich das Älterwerden positiv anzueignen. Eine aktive, realistische und angemessene Identifikation mit dem Älterwerden gilt als wichtiger Schlüssel zum Happy Aging: »Der Alterungsprozess bringt Anforderungen hervor, denen ein älter Werdender niemals zuvor begegnet ist, sodass er sich bei deren Bewältigung nicht der Erfahrungen bedienen kann, die er früher gewonnen hat«, stellt etwa der Psychologe Meinolf Peters immer wieder fest. Er leitet die Abteilung Gerontopsychosomatik und -therapie der Rothaarklinik für Psychosomatische Medizin in Bad Berleburg. Wem diese Aufgabe unüberwindliche Probleme bereitet, findet in einer Therapie gute Hilfestellungen.

Depressionen im Alter

Ein anderes, zunehmend wichtiges Thema sind Depressionen im Alter, denn das Risiko, irgendwann einmal im Leben an einer Depression zu erkranken, beträgt inzwischen rund 15 Prozent, ist also relativ hoch. Da machen auch Ältere leider keine Ausnahme. Ursachen einer Depression sind zum einen genetische Faktoren, denn die Neigung dazu ist erblich. Aber auch biographische Faktoren wie Kindheitserfahrungen, die ein negatives Selbstbild geformt haben, spielen eine Rolle. Außerdem werden hirnorganische Faktoren diskutiert, ein veränderter Neurotransmitterhaushalt und Störungen des Hormonhaushalts. Auslöser für eine Depression im Alter können auch krisenhafte Ereignisse, anhaltende Konflikte in Partnerschaft oder Beruf, Stress am Arbeitsplatz oder Überlastung sein. Bei rund 80 Prozent der Patienten kann nach einer Behandlung eine Heilung oder zumindest eine Besserung beobachtet werden. Rückfälle sind jedoch nicht auszuschließen.

Im höheren Alter treten Depressionen zwar nicht häufiger auf als im früheren Erwachsenenalter. Dennoch gibt es einige Faktoren, die Depressionen speziell im höheren Alter auslösen. Dazu gehören körperliche Erkrankungen, der Tod des Partners oder enger Freunde, ein erzwungener Wohnortwechsel oder finanzielle Belastungen, wenn zum Beispiel die Rente knapp wird. Auch das Gefühl von Sinnlosigkeit nach der Pensionierung ist ein Risikofaktor.

Psychologen vermuten, dass gerade in der Altersgruppe 60 Plus die tatsächliche Zahl der depressiven Erkrankungen noch höher sein könnte, weil ältere Menschen ihre Beschwerden häufig bagatellisieren und gerade über psychische Probleme ungern reden. Und manchmal werden sie auch von Ärzten als Alterssymptome fehldiagnostiziert, etwa als Begleiterscheinung einer Krankheit gedeutet und dann nicht psychologisch behandelt. Das Nachlassen von Konzentration und Merkfähigkeit beispielsweise wird oft als normale Alterserscheinung abgetan und nicht als Symptom einer Depression erkannt.

Die Ärztin und Alterspsychotherapeutin Barbara Bojack hat in den vergangenen Jahren viele ältere Patienten und Patientinnen mit Depressionen behandelt. Sie beklagt, dass Hausärzte solche Fälle oft nicht erkennen. Aber auch Betroffene tun Symptome wie Antriebslosigkeit, Müdigkeit und Niedergeschlagenheit nicht selten als typische Altersbeschwerden ab. Nehmen Sie solche Symptome also unbedingt ernst, denn eine Depression beeinträchtigt das Wohlbefinden auf Dauer enorm. Gerade Männer versuchen nicht selten, die Krankheit mit Alkohol oder emotionalem Rückzug zu kaschieren. »Sogar bei einer leichten Form von Depressionen kommen Schuldgefühle oder Gedanken über die eigene Wertlosigkeit vor. Die Stimmung ist gedrückt und verändert sich von Tag zu Tag wenig. Betroffene verlieren den Appetit, Gewicht und auch sexuelle Lust«, erzählt Bojack aus ihrer Praxis. Das kann dazu führen, dass Depressionen zu lange unbehandelt bleiben und das Wohlbefinden nachhaltig stören. Ein weiteres Risiko für Ältere besteht darin, dass Depressionen den Verlauf mancher Erkrankungen wie Diabetes oder den Zustand nach einem Herzinfarkt negativ beeinflussen. Wer seelisch am Boden ist, erholt sich auch körperlich schwerer.

Fragen Sie sich daher selbst:

— Empfinden Sie Ihre häusliche Situation als unbefriedigend und aussichtslos?

- Fühlen Sie sich in den letzten Wochen häufig wertlos und überflüssig?
- Sind Sie oft nervös und leicht reizbar?
- Machen Sie sich unbegründet Selbstvorwürfe, haben Sie Ihr Selbstvertrauen verloren?
- Sind Sie traurig und niedergeschlagen, deprimiert?
- Sind Sie insgesamt, im Sprechen, in der Bewegung, in der Reaktion verlangsamt?
- Haben Sie das Interesse an Ihrer Familie und Ihren Freunden und Bekannten verloren? Können Sie sich nicht freuen?

Wer mehr als viermal mit »Ja« geantwortet hat, sollte mit einer Ärztin oder einem Arzt seines Vertrauens sprechen.*

Hat man selbst, der Hausarzt oder das Umfeld eine Depression erkannt, sollte man so schnell wie möglich etwas dagegen tun, um wieder zu mehr Lebensqualität zurückzufinden. Neben Medikamenten gilt eine Psychotherapie als wirkungsvollstes Mittel. Der Tübinger Psychologieprofessor Martin Hautzinger hat sogar spezielle Methoden für Altersdepressive entwickelt und dafür den Preis der Deutschen Gesellschaft für Gerontopsychiatrie und Gerontopsychotherapie erhalten. Zunächst gewinnt der Patient gemeinsam mit dem Therapeuten Einsicht in die belastende Situation. Beide erörtern die Probleme und suchen nach den individuellen Blockaden. Dann lernt der Patient durch ein gezieltes Training schrittweise den Alltag wieder besser und aktiver zu gestalten. Wichtigstes Instrument ist dabei der Wochenplan, in dem die Patienten ihre Tätigkeiten, Stimmungen und Ereignisse protokollieren und so lernen, sich selbst zu beobachten. In einer jüngst veröffentlichten Studie mit 100 depressiven Patienten zeigte Hautzinger, dass es einer Gruppe, die diese Therapie machen durfte, deutlich besser ging als einer Wartegruppe

---

* Nach Barbara Bojack: Depressionen im Alter, Bonn 2003

ohne Therapie, und das, obwohl in beiden Fällen die Einnahme von Medikamenten erlaubt war.

Keine Angst vor Psychotherapie

Es gibt also eine ganze Reihe biographischer und aktueller Schwierigkeiten, die verhindern, dass man die eigene Lebensgeschichte als Basis für ein glückliches Altern nutzen kann. Zwar macht das Alter an sich nicht anfälliger für seelische Probleme. Aber je älter wir werden, umso mehr kritische Lebensereignisse müssen wir verarbeiten. Und wir müssen vorherrschende negative Altersstereotype verkraften – spätestens wenn einmal das Wort »Oma« oder »Opa« verächtlich hinter dem Rücken fällt oder die ersten Stellenabsagen aus Altersgründen ins Haus flattern. Manchmal erschweren auch weit zurückliegende Erlebnisse und Traumatisierungen das Leben. Nicht selten verdrängen Menschen Konflikte über Jahrzehnte hinweg, die dann unbearbeitet an der Seele nagen. So leiden heute noch viele Ältere an Traumatisierungen aus der Zeit des Zweiten Weltkriegs. Die Sängerin Eva Maria Hagen beispielsweise erzählte der Fotografin Ute-Karen Seggelke in einem Interview: »Ich seh noch, wie der Himmel abends rot glühte, die Front von Osten her näherrückte: ein Feuerwerk, tanzende Weihnachtsbäume, Wunderkerzen, Blitz und Donner, abstürzende Eisvögel. Einmal wollte ein betrunkener Soldat, weil meine Mutter sich weigerte mitzugehen, uns alle erschießen. Alle diese Ereignisse haben mich sicher geprägt, ihre Spuren hinterlassen.«

Aber auch der Verlust alter Rollen mit dem Ende der Berufstätigkeit oder der großen Entfernung von den Kindern machen zu schaffen. Nicht jeder verkraftet den Beginn der »empty-nest-Phase« ohne Schwierigkeiten. Gesundheitliche Einschränkungen können es schwer machen, Hobbys auszuüben, zu reisen oder so aktiv zu sein, wie man es sich gewünscht hätte. Zukunftsängste tun ein Übriges, um die Psyche im Alter zu belasten.

Zwar herrschte lange Zeit die Meinung vor, eine Therapie im höheren Alter brächte nichts mehr. Schuld an diesem Vorurteil war nicht zuletzt Sigmund Freud, der eine Therapie bei Menschen jenseits der 50 als vergebliche Liebesmüh ansah. Aber heute weiß man, dass auch eine Therapie, die mit 60, 70 oder sogar 80 Jahren begonnen wird, unbeschwerte Lebensjahre bringen kann. Rechtzeitig begonnen schützt sie im Alter außerdem vor selbstschädigendem Verhalten wie Rauchen, Alkoholismus oder sozialem Rückzug. Auch bei diesem Thema heißt es also wieder: Sorgen Sie möglichst früh für ein glückliches Alter vor.

»Die Therapie Älterer muss ihre Lebensgeschichte berücksichtigen«

Ältere Psychotherapiepatienten sind im Vergleich zu jungen sogar oft die »einfacheren« Patienten, das fand eine Forschergruppe der Uni Zürich und der Technischen Universität Dresden heraus, die die Therapien von 169 Patienten in vier Altersgruppen verfolgte. Behandelt wurden die verschiedensten Störungen von Angst bis Zwang. Das verblüffende Ergebnis: Die über 55-Jährigen brauchten mit 21 Stunden deutlich weniger Sitzungen, bis ihre Therapie erfolgreich abgeschlossen war. Die Voraussetzungen für eine effektive Therapie im Alter sind also trotz verbreiteter Vorbehalte gut, folgern die Forscher aus den Ergebnissen. »Wenn sich Ältere schon auf eine Psychotherapie einlassen, dann wollen sie auch gut vorankommen und so bald wie möglich Fortschritte machen«, berichtet Andreas Maercker von der Uni Zürich. Offensichtlich kennen sich Ältere besser und können sich auch besser mitteilen. Die Forscher fanden auch heraus, dass sie dennoch im Alltag besser zurechtkommen als die Jüngeren, obwohl ihre älteren Patienten mit ähnlich hohen Belastungen zu kämpfen haben. Das gilt als gute Ausgangsbasis für eine Therapie und bringt einen weiteren Pluspunkt fürs Happy Aging.

Was ist zu beachten, wenn man sich im fortgeschrittenen Alter für eine Therapie entscheidet? Hartmut Radebold gilt als Nestor der deutschsprachigen Alternspsychotherapie. Er ist Psychiater, Arzt für psychotherapeutische Medizin und Psychoanalytiker und war Professor für Klinische Psychologie an der Universität Kassel. In ihrem Buch »Der mühselige Aufbruch. Eine Psychoanalyse im Alter« beschreiben Radebold und seine langjährige Patientin Ruth Schweizer den mühsamen, aber lohnenden Weg einer Therapie im Alter. Frau Schweizer fühlte sich nach ihrer Pensionierung mit 60 Jahren zunehmend bedrückter, lustloser, verzweifelter und sogar lebensüberdrüssig. Sie empfand ihr Leben als »dürre Wüste«, zog sich immer mehr von ihrer Umwelt und ihren früheren Interessen und Aktivitäten zurück. Nach einer Zeit wurde sie so depressiv und erstarrt, dass ihre Ärztin sogar eine Parkinson-Erkrankung vermutete. Im Alter von 69 Jahren war die Therapie dann erfolgreich abgeschlossen. Als das Buch veröffentlicht wurde, war Frau Schweizer über 80 und erfreute sich bester psychischer Gesundheit und einer hohen Lebenszufriedenheit. Dieses Beispiel macht nicht nur Mut, es zeigt auch Schritt für Schritt, wie eine Psychoanalyse vor sich geht.

Radebold setzt sich seit Jahrzehnten für eine bessere therapeutische Versorgung älterer Menschen ein. Im folgenden Gespräch erklärt er, was bei einer Therapie im Alter beachtet werden muss:

Herr Radebold, sind ältere Menschen in Deutschland ausreichend psychotherapeutisch versorgt?

Nein. In Deutschland, aber auch in der Schweiz und in Österreich sind sie eindeutig unterversorgt. Schon über 55 wird es dürftig, und in den Praxen finden sich unabhängig von der Schulrichtung höchstens ein bis zwei Prozent über 60-Jährige. Allerdings ändert sich das zur Zeit sehr vorsichtig. Seit etwa drei Jahren kommen Jahrgänge in Praxen und Beratungsstellen, die offenbar aufgeschlossener für die Behandlung psychischer Probleme sind. Männer stellen dabei mit etwa 20 Prozent nach wie vor die Minderheit.

Freud lehnte eine Therapie über 50-Jähriger ab. Wie erfolgreich sind Therapien in diesem Alter noch?

Freud formulierte diese Ablehnung zu Beginn des 20. Jahrhunderts. Damals hatte man mit über 40 keine Chance mehr auf eine Psychotherapie. Heute wissen wir, dass eine Therapie auch bei Patienten jenseits der 60 Symptomfreiheit erreichen kann. Sie kann Konflikte lösen, selbst solche, die schon sehr lange zurückliegen, und noch Entwicklungen ermöglichen. Die Patienten sind nach der Therapie stabiler; sie können besser mit Belastungen, Verlusten und Gesundheitsproblemen umgehen.

Kann ein älterer Therapeut Ältere besser behandeln als ein junger, weil er in derselben Zeit aufgewachsen ist und ähnliche biographische Erinnerungen hat?

Bei gleichaltrigen und jüngeren Patienten kennt man den Alltag natürlich besser, man hat ähnliche Erfahrungen gemacht. Viele Ältere wünschen sich auch einen gleichaltrigen oder sogar älteren Therapeuten. Aber Realität ist, dass es nicht genügend davon gibt. Man muss auch sehen, dass viele alte Therapeuten ihre eigenen Alterskonflikte nicht für sich gelöst haben und sie diese deshalb gar nicht als Problem betrachten.

Welche sind die häufigsten psychischen Probleme älterer Menschen?

Es gibt auffallend viele Depressionen. Ältere und alte Menschen müssen auf vielfältige Verluste reagieren: den Tod von Eltern, Partnern, Kindern. Sie müssen damit fertig werden, dass ihre Fähigkeiten nachlassen, das reicht vom Sehen und

Hören bis zur Sexualität. Sie müssen Kränkungen verkraften und erleben viele Gefühle der Trauer. Sie müssen als alte Paare eine lange Freizeit organisieren, aber auch mit Krankheit und Behinderungen fertig werden. Und es gibt das Problem der Abhängigkeit in der Pflege. Man hat im Alter plötzlich viel Zeit zum Nachdenken und nur noch eine kürzere Lebenszeit vor sich, da können etwa bei Opfern von Gewalt alte Traumatisierungen aufbrechen.

Sie setzen sich dafür ein, biographische und historische Aspekte in der Therapie stärker zu berücksichtigen. Warum sind die so wichtig?

Wir können über 60-Jährige nicht verstehen, wenn wir nicht wissen, was sie durchgemacht haben. Ein Beispiel: Etwa 45 Prozent der zwischen 1930 und 1945 Geborenen haben in ihrer Kindheit und Jugend Schreckliches erlebt: Hunger, schlechte Wohn- und Lebensbedingungen, Verwaisung, Evakuierung oder Flucht. Am Einzelfall muss überprüft werden, welche Zustände auf den einzelnen Patienten zutreffen.

Welche Selbstbilder entstanden damals? Und wie beeinflussen diese die Wahrnehmung des eigenen Alterns heute?

Die inneren Bilder und Normen aus der Zeit haben weitreichende Auswirkungen. Man musste vor allem funktionieren. Toll war, wer stark und ausdauernd war. Das Dogma »Zäh wie Leder, hart wie Kruppstahl, flink wie Windhunde« wurde verinnerlicht und zeigt heute Folgen: Härte gegen sich selbst, Ängste wegpacken und die eigenen körperlichen und seelischen Bedürfnisse nur eingeschränkt wahrnehmen. Die alten Vorbilder eigneten sich zum Überleben im Krieg und auch in der Nachkriegszeit, aber für das seelische Wohlbefinden im Alter taugen sie heute nicht. Was jetzt zählt, ist: über sich reden können, Gefühle zulassen und sie auch zu zeigen, trauern können und sensibel auf die eigenen Bedürfnisse achten.

Wagen Sie eine Prognose? Worin werden sich die Alten von

morgen von den heutigen Alten unterscheiden, und was könn-
ten die seelischen Probleme der Alten von morgen sein?

Die 68er-Generation und deren Kinder bringen eigene Erfahrungen und damit Quellen für psychische Probleme im
Alter mit, etwa den Narzissmus der Einzelkinder, die Gier
nach möglichst schneller Befriedigung von Bedürfnissen,
Drogenkonsum oder die wechselnden Erziehungsexperi-
mente. Die heute mittlere und junge Generation hat weniger
Geschwister und häufig keine eigenen Kinder mehr. Deshalb
werden sie im Altern weniger intergenerationelle Beziehungen haben. Es gibt aber auch Positives, wie zum Beispiel einen
besseren Zugang zum eigenen Körper und den Gefühlen, weil
diese Menschen mit einem anderen Körperbild aufgewachsen sind. Diese Generation spricht leichter über Emotionen,
Ängste und Bedürfnisse. Die heute 40-Jährigen haben außerdem verschiedene Familien- und Beziehungsmodelle kennen
gelernt. Das könnte ihnen die Fähigkeit geben, auch im Alter
neue Formen des Zusammenlebens auszuprobieren.

10 Tipps, wie Sie Ihre psychischen Potenziale nutzen

1. Biographische Faktoren wirken sich stärker auf das
Wohlbefinden aus als aktuelle gesundheitliche Beeinträchtigungen oder das kalendarische Alter. Wichtig
für die Lebenszufriedenheit ist, ob man in der Kindheit
und auch später noch unterstützende Beziehungen erlebt hat. Machen Sie sich öfter bewusst, was Sie in den
ersten 30 oder 40 Jahren an Positivem erlebt haben.
2. Menschen, die dem Alter auch positive Seiten abgewinnen können, bewältigen Probleme aktiver, gehen
auf andere Menschen zu, ergreifen Chancen besser.
Und sie erleben das Altern nicht nur als Beschränkung.

Konzentrieren Sie sich deshalb nicht nur auf die Nachteile des Älterwerdens, sondern auch auf Ihre Ressourcen.

3. Die Erfahrung, gefördert und unterstützt zu werden, macht psychisch widerstandsfähig und ist ein zusätzlicher Grund, unterstützende Netzwerke zu pflegen. Helfen Sie anderen bei Schicksalsschlägen und nehmen Sie auch selbst Hilfe an.

4. Am besten geht es Älteren, die in einer Lebensphase mit Belastungen zu kämpfen hatten. Sie haben die Erfahrung gemacht, Belastungen aus eigener Kraft überwinden zu können. Überlegen Sie deshalb, welche Herausforderungen Sie im Leben gemeistert haben und seien Sie stolz darauf. Das verbessert Ihr Selbstbild, stärkt in Lebenskrisen und ist auf Dauer ein wichtiger Happy Aging-Faktor.

5. Wenn Sie Schwierigkeiten haben, auf Anhieb Erfolge in Ihrer Biographie auszumachen, hilft vielleicht ein biographisches Tagebuch. Schreiben Sie Ihre Lebensgeschichte auf und lassen Sie dabei besonders positive, erfolgreiche Phasen wieder aufleben.

6. Falls Sie mit der eigenen Lebensgeschichte hadern und zur Zeit auch gar nicht recht wissen, wo es lang gehen soll, kann eine biographische Beratung nützlich sein. Das Biographische Counselling hilft, Lebensziele zu formulieren und den roten Faden im Leben zu finden.

7. Im Alter hat man viel Zeit zum Nachdenken und um sich mit der eigenen Lebensgeschichte zu beschäftigen – ein guter Zeitpunkt für eine Therapie. Denn je negativer ältere Menschen ihre Vergangenheit erlebten und ihre Zukunft sehen, umso höher ist das Risiko einer psychischen Erkrankung. Eine Psychotherapie lohnt selbst im hohen Alter noch. Sie hilft, Belastungen der Lebensgeschichte zu überwinden. So können auch die, die nicht mit einer rundum glücklichen Biographie gesegnet sind, besser altern.

8. Achten Sie unbedingt auf Symptome wie Niedergeschlagenheit, Müdigkeit, Antriebslosigkeit, denn sie können Vorboten einer Depression sein. Wenn die Anzeichen länger anhalten, sprechen Sie mit Ihrem Arzt darüber.

9. Es gibt drei Therapieverfahren, die wissenschaftlich bestätigt sind und auch von den Krankenkassen bezahlt werden: Psychoanalyse, Verhaltenstherapie und tiefenpsychologische Verfahren. Daneben haben sich viele Ansätze in der Praxis bewährt wie Körpertherapien, Familientherapie, die Spaziertherapie, kreative Therapien, die Haustiertherapie und und und … Einen Überblick und Hilfe bei der Auswahl gibt der Psychotherapie-Informationsdienst (PID), www.psychotherapiesuche.de.

10. Versuchen Sie alte Verhaltens- und Kommunikationsmuster abzulegen, die in der Jugend und im mittleren Erwachsenenalter vielleicht gepasst haben, nun aber das Älterwerden stören. Was jetzt zählt, ist: über sich reden können, Gefühle zulassen und sie auch zeigen. Achten Sie sensibel auf Ihre eigenen Bedürfnisse.

Jetzt darf ich eigene Bed. leben! Früher nicht

Kein Mensch bleibt bei guter Laune, wenn er sich tagein, tagaus nur mit seinen Problemen beschäftigt, nach verschütteten Traumata gräbt und nachgrübelt, was in seinem Leben so alles schief gelaufen sein mag. Das hat seine Zeit, sollte aber nicht zum alleinigen Inhalt des Lebensabends werden. Ein wichtiger Faktor für ein gluckliches Altern ist nämlich die Fähigkeit, nicht alles so ernst zu nehmen und auch über sich selbst lachen zu können. Der Rat, das Altern mit Humor

261

zu nehmen, ist leicht formuliert, aber durchaus nicht immer einfach umzusetzen; der Versuch lohnt aber bestimmt. Vielleicht können einige Studien über die positiven Wirkungen des Humors auf das Altern hier ein Ansporn sein. Auch die Erfahrungen älterer Menschen zeigen, dass ein herzhaftes Lachen nicht nur ein kostengünstiges Anti-Aging-Mittel ist, sondern natürlich auch eine wirksame Happy Aging-Maßnahme.

15 Und den Humor nicht vergessen

Humorlose wirken älter.
Der Humor erhält vielleicht nicht jung,
aber wach.
Loriot

Lachen signalisiert Freude und Wohlbefinden. Wer viel lacht, ist gesünder, glücklicher und – glaubt man Lachtrainern – auch erfolgreicher im Leben. Intensives Lachen hat positive Auswirkungen auf das Immunsystem, es schaltet im Gehirn Glückssignale an, stärkt in Krisen, fördert die Kreativität und entschärft Konflikte. Humor ist ein wichtiger Faktor in sozialen Beziehungen und auch »seelischer Balsam« im Umgang mit den kleinen und großen Beschwerden des Alterns. Wer die Dinge mit Abstand betrachtet und Problemen auch eine komische Seite abgewinnt, wirkt auf andere jünger und dynamischer. Der Grund dafür ist die gute Laune, die aus einem humorvollen Gesicht strahlt. Lächelnde Gesichter werden laut Studien um rund fünf Jahre jünger geschätzt als die Personen tatsächlich sind. Und das ist offensichtlich nicht nur eine optische Täuschung, bei der sich unsere Wahrnehmung hinters Licht führen lässt. Denn optimistische Menschen leben um etwa genauso viele Jahre länger als Leute mit mäßiger Laune und stets griesgrämigem Gesicht. Wissenschaftler vom Psychiatriezentrum Delfland in den Niederlanden werteten jetzt eine Langzeitstudie aus, bei der Teilnehmer zwischen 65 und 85 einen Fragebogen zu ihrer Gesundheit, ihrem Optimismus und ihren Beziehungen ausgefüllt hatten. Zehn Jahre später war fast die Hälfte gestorben, aber mehr Optimisten haben überlebt. Sie hatten im Vergleich zu den Pessimisten ein um 23 Prozent niedrigeres Risiko, an einem Herzinfarkt zu sterben.

Der französische Schriftsteller Albert Camus munterte seine Altersgenossen einmal mit der Bemerkung auf: »Die Phantasie tröstet die Menschen über das hinweg, was sie nicht sein können, und der Humor über das, was sie tatsächlich sind.« Und Humor kann uns auch über das hinwegtrösten, was wir im Alter möglicherweise an unangenehmen Begleiterscheinungen an uns selbst und unserer Umgebung wahrnehmen. Profitieren wir also im Alter von einer Extraportion Heiterkeit? Wie verändert bewusstes Lachen das Leben jenseits der Lebensmitte? Wie schafft man es beim Älterwerden, mehr zu lachen, selbst wenn man überzeugt ist, eigentlich gar nichts zu lachen zu haben? Mit solchen Fragen beschäftigt sich die weltweit wachsende Zunft der Humor- und Lachforscher. Und damit haben mittlerweile auch hierzulande viele Menschen Erfahrungen in Lachclubs und Heiterkeitsseminaren gesammelt. Humor lässt sich lernen und in den Dienst des Wohlbefindens stellen, so lautet die wichtigste Nachricht aus Studien – und von Praktikern. Selbst Menschen, die schon sehr alt und krank sind und bereits im Altenheim leben, ziehen noch einen psychischen Nutzen daraus.

Lachen macht gesund

Schon Pfarrer Kneipp sah das Lachen als Voraussetzung für gute Gesundheit. Diese Idee wurde in Philosophie und Literatur immer wieder in anderen Facetten bearbeitet. Viele Menschen, die an Lachtreffs teilnehmen, hoffen, auf diese Weise Seele und Körper ins Gleichgewicht zu bringen. Mit der Frage, warum regelmäßiges Lachen nicht nur gute Laune produziert, sondern auch noch unserer Gesundheit nutzt, beschäftigt sich die Wissenschaft rund ums Lachen, die Gelotologie (von griechisch: gelos = Gelächter). Sie hat inzwischen handfeste Beweise für die gesundheitsfördernden Wirkungen gefunden: Lachen kräftigt viele Muskeln, besonders im Bereich von Brustkorb, Schultern, Bauch und Becken. Es vermehrt die Durchblutung der Zellen, erhöht die Lungenkapazität, verbessert den Sauerstofftransport und stimuliert die inneren Organe. Ein herzliches Lachen bringt die Immunabwehr in Schwung, indem es die Zahl der Abwehrzellen steigert, die feindliche Bakterien und Viren angreifen. Außerdem baut Lachen Stress ab, es fördert die Verdauung und die Ausschüttung von Endorphinen im Gehirn, Substanzen, die uns glücklich machen. Auch die Aufmerksamkeit ist nach einem Lachanfall gesteigert und man ist dann leichter anzuregen, wirkt lebendiger und jünger, hat bessere Ideen und kann sich Dinge leichter merken.

In England gibt es bereits eine 30- bis 60-minütige Lachtherapie auf Rezept. Und der französische Arzt Henri Rubinstein, der in seiner Praxis bei den verschiedensten Beschwerden Lachtherapien anbietet, rät: »Versetzen wir uns so oft es geht in eine heitere Stimmung. Es gibt kaum eine bessere und billigere Vorsorge gegen Krankheiten als das Lachen.« Das haben auch viele Krankenhäuser erkannt und lassen deshalb immer öfter Clowns für die Patienten auftreten.

Dass Lachen nicht nur vorbeugende, sondern auch heilende Wirkungen hat, zeigte ein Experiment japanischer Wissenschaftler: Sie brachten 26 Personen mit einer Hausstauballergie mit ihrem Allergen in Kontakt. Die Ärmsten entwickelten daraufhin rote Pusteln auf der Haut. Eine Hälfte von ihnen durfte nun einen lustigen Charly-Chaplin-Film ansehen, die andere Hälfte den Wetterbericht schauen. Resultat: Bei der Lach-Gruppe verbesserte sich die Haut deutlich. Der Wetterbericht hatte dagegen keine heilende Wirkung. Fröhliche Menschen sind übrigens auch gegenüber Erkältungskrankheiten widerstandfähiger, wie amerikanische Psychologen herausfanden. Sie infizierten 300 gesunde Testpersonen mit einem Schnupfenvirus. Diejenigen mit einem heiteren Gemüt wurden seltener krank, und wenn sie doch krank wurden, erholten sie sich deutlich schneller als die trübsinnigen Probanden.

In den USA wurde in den letzten Jahrzehnten eine regelrechte Lachtherapie entwickelt. Die geht auf den amerikanischen Journalisten Norman Cousins zurück, der an einer schweren Gelenkerkrankung litt. Er verordnete sich selbst eine Lachtherapie, lieh sich in der Videothek stapelweise komische Filme aus. Und lachte. Und lachte. Und wurde gesund. Später gründete Cousins eine Abteilung für therapeutische Lachforschung an der Universität von Los Angeles. Seine Geschichte fand viele Nachahmer. Mittlerweile zählt die »Amerikanische Vereinigung für therapeutischen Humor« über 600 Ärzte und Psychologen zu ihren Mitgliedern.

Ein kräftiges Lachen räumt auch in unserem Seelenhaushalt auf. Gelotologen haben herausgefunden, dass Menschen, die keine Gelegenheit für Heiterkeit auslassen, auf vielfältige Weise profitieren: Selbstvertrauen und Selbstsicherheit werden gestärkt, Gefühle von Einengung, Hilflosigkeit, Verzweiflung und Starre verringern sich. Quälende Scham- und Schuldgefühle lassen nach, Ängste, Panik und innere Verspannungen lösen sich. Dagegen wachsen Interesse, Neugier und Freude am Leben und auch die Fähigkeit, mit anderen Menschen in Kontakt zu treten.

Die Lachtherapie und -meditation ist vor allem in Indien verbreitet. Dort entwickelte der Arzt Mandan Kataria das Lach-Yoga. Die Gruppen treffen sich regelmäßig zu einem 15-minütigen gemeinschaftlichen Lachen. Diese Idee verbreitet sich seit einigen Jahren rund um den Globus. In Deutschland gibt es schon über 30 Lachtreffs, Lachseminare für Einzelne und für Paare werden angeboten. Dort kann man herzhaftes Lachen lernen, bewusstes Lachen und entspannendes Lachen.

Bei so vielen positiven Erfahrungen mit dem Lachen wird man neugierig, wie es die Profi-Lacher anstellen, quasi auf Kommando fröhlich zu sein und die Seele damit ins Gleichgewicht zu bringen. Schauen wir doch einmal beim Oldenburger Lachclub rein, in dem vor allem Frauen mitlachen. Wir werden sehen, dass sie damit eine der besten Vorsorgen für erfolgreiches Altern überhaupt treffen:

Kommando Lachen

»Hahaha« und noch einmal kräftiger »hahaha« – neun Frauen zwischen 35 und 72 Jahren lachen aus voller Kehle. Dabei hat nicht mal eine einen Witz erzählt. Wir machen eine Lachmeditation, und das geht so: Vor dem Lachen mit leichten Stretching-Übungen lockern, dann kräftig in die Hände klatschen und los geht's – eine Viertelstunde lang lachen, lachen, lachen. Obwohl ich ansonsten der zurückhaltende norddeutsche Typ bin, der eher schwer aus sich heraus geht und keinesfalls albern wirken möchte, fällt mir das Mitlachen erstaunlich leicht. Keiner guckt blöd oder findet das, was hier passiert, kindisch oder lächerlich. Danach folgt eine Ruhephase zum Entspannen und Genießen. Jeder macht es sich auf der mitgebrachten Decke bequem und spürt in den seltsam angeregten und gleichzeitig sehr entspannten Körper hinein.

Seit mehreren Jahren lacht die Oldenburger Truppe nun schon regelmäßig einmal pro Woche. »Zu dritt haben wir angefangen«, erzählt Erika Kunkel, die Leiterin der Gruppe, »und es werden immer mehr.« Richtig vorstellen kann man es sich vorher eigentlich nicht: Lachen auf Befehl, ohne Grund und Anlass, zumal wenn man aus der pubertären Giggelphase längst heraus ist. Aber es geht tatsächlich. Nach einer Weile fallen die Hemmungen und man kann das befreiende Lachen genießen. Die anderen stecken einen immer wieder an. Wer nach dem ersten Lachanfall keine Lust mehr hat, macht eine Pause; Lachzwang gibt es nicht.

»Viele Anfänger«, berichtet Erika Kunkel »tun sich erst einmal schwer damit, ohne Grund loszulachen.« Eine Teilnehmerin saß auch schon mal nur die ganze Stunde da, ohne eine Miene zu verziehen. »Es geht beim Lachtreff darum, zu entspannen und die Selbstheilungskräfte des Körpers anzuregen«, erzählt die 61-Jährige. 20 Jahre lang leitete sie eine Tennisschule und eine Pension, bis sie der Burn-out ereilte. In der Erschöpfungskrise sattelte sie dann auf Körpertherapie um und stieß auch bald auf andere Lach-Enthusiasten.

Nach einer Stunde gehen die Hobbylacher merklich gelöst und gut gerüstet für den Rest der Woche auseinander. Tatsächlich wirken die meisten entspannter als zu Beginn der Stunde. Eine Teilnehmerin erzählt, dass ihr das Lachen im Alltag heute viel leichter falle als früher: »Ich traue mich auch bei der Arbeit, einfach mal laut loszulachen, anstatt nur leise in mich hineinzuglucksen. Da ich inzwischen mit meinem Lachen vertrauter bin, unterdrücke ich es nicht mehr.« Ich begleite noch eine der Mitlacherinnen, die 59-jährige Lehrerin Heike-Marena Pohl, die seit drei Jahren im Lachclub juchzt, ein Stück weit auf dem Nachhauseweg und lasse mir etwas über die wohltuenden Wirkungen des regelmäßigen Lachens erzählen:

Auf meine Frage, wie sich das bewusste Lachen auf ihren Alltag auswirke, sprudelt es aus ihr heraus: »Aus meiner Arbeit als Lehrerin weiß ich, dass eine Stunde, in der meine Schüler nicht gelacht haben, eine verlorene Stunde für die Erziehung der Persönlichkeit ist. Im Lachclub lachen wir zusammen und gehen sehr freundlich miteinander um. Es wirkt wie eine Therapie und befreit die Seele vom Druck des Alltags. Und ich bin immer wieder erstaunt, dass dieses Lachen sich dann automatisch, ganz wie von selbst löst.

Angefangen habe ich im Lachclub, weil ich nach der Scheidung von meinem Mann aus meinem Jammertal heraus wollte. Vom Verstand her wusste ich, dass es mir nach der Trennung richtig gut ging, und das wollte ich auch emotional hinkriegen. Gelungen ist mir das letztlich durch das bewusste Lachen und die daraus erwachsende Fröhlichkeit. Ich lächle und lache jetzt auch bewusst, um meine Schüler und Kollegen zum Mitlachen zu animieren. Damit zeige ich anderen, dass die Situation zu bewältigen ist, dass wir uns nicht alles so tief unter die Haut gehen lassen sollten. Das beugt einem sich anbahnendem Stress vor. Und das Gute ist: Es wirkt tatsächlich.

›Erzählen Sie doch mal ein paar Witze aus dem Lachclub‹, forderten mich Bekannte mehrfach auf, nachdem sie erfahren hatten, dass ich regelmäßig zum Lachen gehe. Ich muss zugeben, der Name Lachclub ist irreführend, denn er lässt nicht erkennen, dass es sich hierbei im Grunde um eine Therapie handelt: Verschiedene Übungen zur Lockerung der gesamten Körpermuskulatur, zur Entkrampfung der Gelenke wirken befreiend. Das lässt sich beliebig lange ausdehnen.

Als Folge des regelmäßigen Lachens bin ich zufriedener mit mir selbst geworden. Ich kann mit Stresssituationen besser umgehen. Meine Hemmungen haben sich verringert, meine Mitmenschen anzulächeln, ein paar freundliche Worte zu sagen, auch wenn die Verkäuferin, ein Kollege oder meine Schüler gerade besonders griesgrämig dreinschauen. Der Erfolg kommt meist sofort: Die anderen reagieren auch freundlicher. Das ist für mich eine Erfahrung, die mir gut tut und mich anspornt, so weiterzumachen. Nicht zuletzt zeigt sich der Erfolg auch in der steigenden Zahl von Komplimenten und Einladungen. Schön an unserem Lachclub ist, dass es keinen Vereinszwang gibt. Man kommt, bezahlt für die Stunde und genießt die Entspannung. Den Überschuss aus der Kasse spenden wir für Clownsbesuche im Kinderkrankenhaus – was wiederum ein Grund zur Freude für uns und andere ist.«

Vieles von dem, was Heike-Marena Pohl über die Effekte des Lachtreffs erzählt, ist nach all dem, was Alternsstudien bisher gezeigt haben, einem Altern in Wohlbefinden ausgesprochen förderlich. Denn es unterstützt Geselligkeit, stellt

Gemeinschaft zu anderen her, fördert ein positives Selbstbild, schafft mehr Vitalität, Gesundheit und ein Gefühl der Kontrolle über das eigenen Leben. Es verleiht ein jugendlicheres Lebensgefühl und lässt uns auch jünger aussehen, ganz ohne Skalpell und Spritzen. Bei all diesen Vorteilen ist offensichtlich: Heiterkeit, Humor und Lachen bilden eine starke Basis für glückliches Altern.

»Lachen schützt wirksam gegen die täglichen Probleme«

Dass das Lachen auch noch einen weiteren Aspekt fördert, der für ein erfolgreiches Altern zentral ist, nämlich eine harmonische Partnerschaft, zeigt die Geschichte von Rüdi Weinmann (42) und seiner Frau Janna (38) aus Dürrenäsch in der Schweiz. Sie besuchten eine Heiterkeitskur für Paare und erzählen, wie sich diese Erfahrung auf ihre Paarbeziehung ausgewirkt hat:

»Wir hatten im Radio von der Heiterkeitskur gehört und sind neugierig geworden. Zum Seminar nach Bern gingen wir in der Hoffnung, dass es einfach etwas zu lachen geben würde. Die Kursleiter zeigten uns, dass man dem Leben mit Humor begegnen kann und nicht immer alles so ernst nehmen muss, wie man es im Beziehungsalltag oft tut. Sobald man sich bestimmte Situationen und Probleme aus einem etwas anderen Blickwinkel ansieht, eröffnet sich die Chance, miteinander zu lachen.

Bei der Heiterkeitskur machten wir Übungen, die auch im normalen Beziehungsleben weiterhelfen, beispielsweise zwei Minuten lang versuchen, jemanden mit seiner Begeisterung anzustecken oder mit geschlossenen Augen vor sich hin zu schmunzeln. Irgendwann ist die Situation so witzig, dass man einfach in richtiges Lachen ausbrechen muss. Obwohl unsere

Beziehung nicht in einer Krise steckt, können wir uns durch das häufige und bewusste Lachen leichter auf das Schöne und Positive der langjährigen Partnerschaft konzentrieren. Dass man sich zum Beispiel öfter einmal sagt, was man am anderen gut findet. Das Lachen erleichtert es auch, Abstand zu gewinnen – zu den Problemen und zu sich selbst. Aus dieser Distanz betrachtet werden Probleme meist viel kleiner. Das Lachen ist ein wirksamer Schutz, uns nicht mehr von den täglichen Problemen gefangen nehmen zu lassen.

Eine lockere Heiterkeit fördert auch die Phantasie und die Kreativität, was uns erlaubt, auch mal unkonventionelle Wege zu gehen. So haben wir zum Beispiel völlig unterschiedliche Ordnungssysteme; jeder hat andere Vorstellungen davon, wo etwas hingeräumt werden sollte. Aber statt uns ständig darüber zu streiten oder dem anderen sein Ordnungssystem aufzwingen zu wollen, haben wir eine Art Spiel daraus gemacht: Wir lachen herzlich darüber, wenn sich der Leim neben der Schuhcreme wieder findet. Auch wenn wir im Berufsalltag in eine stressige Situation kommen, geht es mit Lachen einfach besser. Und all das hilft natürlich auch bei der Auseinandersetzung mit dem allmählich heraufziehenden Alter.«

Wer lacht, gewinnt!

Regelmäßiges und gezieltes Lachen fördert also die seelische Gesundheit. Diese Erfahrung haben inzwischen viele Menschen auf der ganzen Welt gemacht. Grund genug, einen Experten nach den tieferen Gründen dafür zu befragen. Der Psychologe und Psychotherapeut Dr. Michael Titze ist mittlerweile der wohl bekannteste Humorforscher Deutschlands und erklärt im folgenden Gespräch, was Humor in Sachen seelische Gesundheit auszurichten vermag, ganz allgemein und speziell auch, wenn wir älter werden:

Herr Titze, wie sind Sie eigentlich darauf gekommen, sich beruflich mit Humor zu beschäftigen?

In meiner Arbeit als Psychotherapeut habe ich die Erfahrung gemacht, dass viele meiner Klienten dazu neigen, die Wirklichkeit zu ernst zu nehmen. Misserfolge im Leben wie soziale Zurücksetzungen, Fehler in der Arbeit, familiäre Enttäuschungen oder eben das Alter werden als so gravierend eingeschätzt, dass es zu Niedergeschlagenheit, Gekränktsein, Mutlosigkeit, Scham oder Angst kommt. Aus dieser Stimmungslage heraus erscheint das eigene Leben nur noch als Jammertal. Depressive Selbstzweifel und Existenzängste überwuchern das Dasein. Selbstbejahende Tendenzen verkümmern. In dieser unheilvollen emotionalen Verstrickung schafft Humor die nötige Distanz. Indem der Klient lernt, seine schwarzen Gedanken spielerisch auf die Schippe zu nehmen, ironisiert er sein eigenes negatives Denken.

Was können wir im Leben und beim Altern mit Humor erreichen?

Die allgegenwärtige Medienpräsenz führt uns vor, wie wir sein müssen, um den Idealen der »postmodernen« Welt zu entsprechen: Körperlich attraktiv und jugendlich wie Filmstars, fähig zu sportlichen Höchstleistungen, die nur dann Spaß machen dürfen, wenn sie auch riskant sind und – nicht zuletzt – allzeit »gut drauf« zu sein, zu »Fun«-Aktivitäten aufgelegt, die wir mit einem zahlenmäßig möglichst großen Bekanntenkreis erleben. Wer dies schafft, kann sich in einer Spaß-Gesellschaft, die von Höchstleistung geprägt ist, gut einrichten. Wem dies nicht gelingt, gehört nicht dazu – und der hat im wahrsten Sinne nichts mehr zu lachen. Der Humor, den ich propagiere, soll gegen diesen Überbietungsdruck immunisieren. Er ist demzufolge auch nicht der Stoff, von dem die Spaß-Gesellschaft im Comedy-Stil zehrt. Dieser Humor ist vielmehr ein Gegenmittel, das uns Wege aufzeigt, wie wir uns von dem unheilvollen Druck, immer noch besser, jünger, fitter sein zu müssen, befreien können. Es geht um einen Einstellungswandel, der uns dazu bringt, über die Zwänge der jugendfixierten Überbietungsgesellschaft innerlich lachen zu können.

Wie geht das genau?

Man muss sich einfach auf die Quellen der Freude zurückbesinnen, über die jeder Mensch verfügt. Um dies zu erreichen, müssen wir die Lebensrealität unserer Kindheit wieder beleben. Kinder denken weniger logisch, sie machen sich weniger Gedanken um den Ernst des Lebens, sie leben viel mehr in der Gegenwart als in der fernen Zukunft – das tun die Erwachsenen! Dieses »kindliche Gemüt« im Alter wieder aufzuspüren ist das Anliegen eines therapeutisch wirksamen Humors. Und ist das einmal gelungen, dann können die Zwänge des Überbietungsdenkens munter »durch den Kakao gezogen« werden.

Können Lachen und Humor auch dabei helfen, mit dem Alterungsprozess, den Ängsten vor dem Alter und mit den Einschränkungen des Alters besser zurechtzukommen?

Ja. Humor ermöglicht einen Perspektivenwandel, der eine Voraussetzung für jenen »komischen Pessimismus« ist, der auch dem Galgenhumor zugrunde liegt. Ein Beispiel: Bei der Beerdigung eines alten Komödianten sind viele betagte Kollegen anwesend. Während der Trauerfeier fragt einer von ihnen seinen Nebenmann: »Wie alt bist du, Charlie?« »Neunzig.« »Lohnt sich wohl kaum, nach Hause zu gehen, was?«

Indem man die Angst vor dem Sterben auslacht oder ironisiert, schafft man eine heilsame Distanz, die eine – und sei es nur kurzfristige – gefühlsmäßige Befreiung ermöglicht. In diesem Zusammenhang entwickelt man einen Sinn für das Absurde im Leben. Das schützt auch vor Stress. Gerade im gemeinsamen Lachen, beispielsweise in Altengruppen, kann ein lustvolles Kompetenzvergnügen erlebt werden, das die durch den Altersprozess bedingten Ohnmachtgefühle zeitweise auflöst. Im gemeinsamen Lachen werden soziale Beziehungen gestärkt – nach dem Motto: »Die Lage ist katastrophal, aber wir nehmen sie keineswegs ernst!« Wer in einer Altengruppe auch über Altenwitze lachen kann, zeigt, dass er komischen Pessimismus nachvollziehen kann. Diejenigen, die (noch) nicht lachen können, werden dabei gewöhnlich von den Humorgeübten in eine Diskussion gezogen, die der heilsamen Wirkung des Humors – Distanzierung, Relativierung, Sinn fürs Absurde – schließlich den Weg bahnt.

Wie fördert Lachen die zwischenmenschlichen Beziehungen?

Menschen, die häufig lachen, kommen besser an, denn sie schlagen zwischenmenschliche Brücken, wirken auf ihre Mitmenschen spritziger, witziger und einfallsreicher als lachunfähige Griesgrame. Das stärkt das Selbstvertrauen: Menschen, die viel lachen, erleben sich selbst als stark und kompetent, und sie fürchten sich weniger vor sozialen Konflikten.

Hat häufiges Lachen auch Einfluss auf den Erfolg einer langjährigen Partnerschaft?

Unbedingt! Wer lacht, gewinnt. Herzliches Lachen steigert die Attraktivität. Was einen Menschen wirklich anziehend macht, ist die Mimik des lachenden oder auch lächelnden Gesichts, das gilt auch nach 30 Jahren Ehe noch. Derart gestärkt, fällt es in vielen Situationen des Beziehungslebens leichter, selbstbewusst aufzutreten und letztlich auch erfolgreich zu sein. Die Partner sollten einerseits vernünftig miteinander umgehen, aber andererseits auch emotional, spontan und kindlich sein. Sie dürfen sich nicht scheuen, das »innere Kind« herauszulassen. Mit diesen Rollen und kommunikativen Ebenen sollte man spielen und die Normen des erwachsenen Denkens auch einmal vergessen können. Es reicht also nicht, nur ab und zu in einer Sektlaune einen Witz zu machen. Es geht mehr um einen guten Kontakt zu dem Kind in sich selbst. Paare, die da flexibel wechseln können, sind lockerer im Umgang miteinander und sie bleiben in der Regel auch länger zusammen, weil die Beziehung einfach mehr Freude bereitet.

Lassen sich mit einer guten Portion Humor auch Konflikte lösen?

Lachen ist ein soziales »Schmiermittel«. Wenn Menschen dazu gebracht werden, regelmäßig unbeschwert miteinander zu lachen, erleben sie die vielen Beziehungsfallen und Konflikte des Alltags als Herausforderung, die mit Humor freundschaftlich gemeistert werden kann. Wer Probleme humorvoll relativieren kann, wird sich kaum verletzen oder kränken lassen.

Sollte man sich bei all den Vorteilen bemühen, bewusst zu lachen?

Echter Humor mündet immer in einer Einstellung der heiteren Gelassenheit. Augenzwinkernd werden die allzu ernsten Probleme des Erwachsenenlebens relativiert, und man akzeptiert andere in ihrer liebenswerten Unvollkommenheit. Leider sperren sich manche gegen die vielen Anlässe, die sie zum Lachen bringen können. Wer in einer humorvollen, lach-orientierten Partnerschaft leben möchte, sollte es besser umgekehrt machen: systematisch nach komischen Auslöser-Reizen suchen, die unseren Lachreflex in Gang setzen. Es steht ja in unserer Macht, dem Alltag viele lustige Seiten abzugewinnen, mit anderen Scherze und Witze auszutauschen und sich bewusst auf humorige Situationen einzulassen.

Das heitere Altenheim

Diese Erfahrungen kommen nicht nur Menschen zugute, die mitten im Leben stehen, sondern auch solchen, die sehr alt, krank oder sogar pflegebedürftig sind. Das beweist seit einigen Jahren Rolf Hirsch. Er leitet die altenpsychiatrische Abteilung der Rheinischen Kliniken in Bonn und therapiert dort seine Patienten unter anderem in »Humorgruppen für Betagte«. Die Teilnehmer dieser Gruppen treffen sich regelmäßig, um sich Witze zu erzählen, vor dem Spiegel Grimassen zu reißen oder sich in kleinen Rollenspielen über die Missgeschicke des Alterns-Alltags lustig zu machen. Damit nicht genug, ließ der unkonventionelle Arzt in der Klinik auch so genannte Humorkorridore, Lachzimmer und eine Lachbibliothek einrichten, damit die Bewohner auch unabhängig von festen Terminen »Stoff« für fröhliche Stunden bekommen.

Die Methode zeigt Erfolg. Die humorvollen Teilnehmer werden regelmäßig psychologisch untersucht, und die Ergebnisse sind vielversprechend: Die Depressionsrate – normalerweise unter Heimbewohnern recht hoch – sinkt. Die situationsbezogene Heiterkeit nimmt zu, wogegen die schlechte Laune abnimmt. Und die Teilnehmer sind nach einer Weile viel stärker als Patienten, die nicht an den Lachgruppen teilnehmen, davon überzeugt, dass Humor erlernbar ist. »Die regelmäßigen Humoreinlagen verbessern die Lebensqualität deutlich, und die Heilkraft des Lachens ist ein wichtiger Ausgangspunkt für die Unterstützung von Genesungsprozessen«, berichtet Rolf Hirsch. Und er beobachtet, dass die »Erheiterbarkeit« der Patienten zunimmt, also die Fähigkeit, sich von bestimmten Witzen, Situationen oder Bildern zum Lachen bringen zu lassen, anstatt sich krampfhaft um Ernst zu bemühen. Der Geist wird wacher und »dockt« leichter an komischen Dingen an.

Die Mitglieder der Humorgruppe können sogar besser schlafen, seit sie sich nach Herzenslust über das schlafraubende nächtliche Grübeln lustig machen können. Hirsch erzählt ein Beispiel aus der Praxis: »Eine 75-jährige Patientin, die seit Jahren unter Schlafstörungen litt, forderte ich auf, am Abend zu Bett zu gehen, sich laut vorzusprechen: ›Ich will die ganze Nacht nicht schlafen, ich werde gewiss kein Auge zu tun.‹ Nach einigen Tagen kam sie wieder und erzählte, dass sie dies nicht fertig brächte. Sie müsse bei meinem komischen Vorschlag immer lachen und schlafe darüber sogar manchmal ein.«

Ähnliche Erfahrungen hat auch William Fry mit seinen Patienten gemacht. Fry ist ehemaliger Medizinprofessor der Stanford-Universität und Begründer der weltweiten wissenschaftlichen Lachforschung. In einem Interview mit der Zeitschrift *Psychologie Heute* sagte er: »Die Forschung der letzten Jahre zeigt beeindruckend, dass Humor und Gelächter zu dauerndem Wohlbefinden beitragen. Die Auswirkungen der Freude auf alle Körperprozesse sind so beachtlich, dass man Lachen und Humor geradezu als diejenigen Reaktionen definieren kann, die den drei ungesündesten Emotionen – Depression, Angst und Ärger – direkt entgegenwirken.« Es gibt also aus psychologischer Sicht eine Art seelischen »Schutzfaktor« des Lachens.

Rolf Hirsch bringt seine Erfahrungen so auf den Punkt: »Humor weckt Lebensfreude, Lebendigkeit und Kreativität. Er fördert Realitätsbewusstsein, Fröhlichkeit und Lebenssinn. Er verringert Lebensangst, Beschwerden und Hoffnungslosigkeit.« Besser als mit dieser Ausrüstung im Gepäck kann man wohl kaum durch das Minenfeld des Alterns kommen.

Wie wichtig der Humor im Laufe des Lebens als Abwehrstrategie gegen Konflikte und emotionalen Stress ist, zeigte auch die große Altersstudie des Amerikaners George Vaillant, die 824 Männer und Frauen auf den Zahn fühlte. Als einer der wichtigsten Faktoren für glückliches Alter erwies sich die Fähigkeit, »aus Zitronen Limonade« machen zu können, berichtet Vaillant. Wer im Laufe seines Lebens gelernt hatte, das Humorvolle und Lehrreiche in Schwierigkeiten zu sehen, litt in heiklen Lebenssituationen weniger, reagierte seltener aggressiv und neigte auch weniger dazu, Probleme zu verleugnen. Die Aggressiven und die Problemverdränger starben im Durchschnitt einige Jahre früher als die gelassenen Humorvollen. Ich weiß nicht, ob jemals die Lebenserwartung von Komikern untersucht wurde, aber vielleicht wäre das ja einmal eine lohnende Frage.

10 Tipps für humorvolles Altern

1. Kräftiges Lachen unterstützt den Körper in vielen lebenswichtigen Funktionen: Immunsystem, Kreislauf, Stressabbau. Krankheiten heilen schneller. Abgesehen von guter Ernährung, ausreichend Schlaf und Bewegung gibt es kaum etwas Wohltuenderes für die Gesundheit.

2. Auch der Seelenhaushalt ist nach einem Lachanfall aufgeräumter als nach einem griesgrämigen Tag. Lachen schaltet Glückssignale im Gehirn an. Es wirkt wie eine Therapie und befreit von psychischem Druck.

3. Menschen, die viel und bewusst lachen, sind kontaktfreudiger, ausgeglichener, und sie lösen Konflikte leichter. Auch in langjährigen Beziehungen hilft Lachen über die großen und kleinen Probleme des Alltags hinweg.

4. Ein befreiendes Lachen und eine gute Portion Humor schaffen Distanz zu den jugend- und leistungsfixierten Idealen unserer Gesellschaft. Das ist für zufriedenes Älterwerden elementar. Humor ist also während des ganzen Lebens, aber besonders im Alter ein wichtiges Überlebenstraining.

5. Entdecken Sie mit dem bewussten Lachen das »innere Kind« in sich und drängen Sie damit den ernsten, sorgengebeutelten Erwachsenen ein Stück zur Seite. Das hilft, die mit dem Alterungsprozess verbundenen Ohnmachtgefühle zumindest zeitweise aufzulösen.

6. Indem man die Angst vor dem Altern und dem Sterben auslacht oder ironisiert, schafft man eine heilsame Distanz, die eine – wenn auch nur kurzfristige – Befreiung von dieser Angst ermöglicht, die im Grunde alle Menschen haben. Humorforscher raten, auch in Altengruppen Humor zu pflegen.

7. Wenn Sie Schwierigkeiten mit dem Lachen haben, besuchen Sie doch einfach mal einen Lachclub oder ein Lachseminar. In Gemeinschaft fällt das Lachen leichter. Die anderen stecken einen immer wieder an, das wirkt garantiert.

8. Begeben Sie sich aktiv in Situationen, die Sie zum Lachen bringen, etwa im Theater oder im Kino, mit Zeitungen oder Comics. Fangen Sie an, sich Witze aufzuschreiben und weiterzuerzählen. Legen Sie sich eine Bibliothek für »graue Tage« zu.

9. Behalten Sie eine spielerische Grundeinstellung im Leben, denn das Leben ist zu ernst, um es allzu wichtig zu nehmen.

10. Wer weitere Anregungen und Informationen sucht, wird bei folgenden Internet-Links rund ums Lachen fündig: www.humor.ch, www.humorcare.com, www.lachbewegung.de, www.hahahahaha.org, www.lachseminare.de und bei HumorCare Deutschland e.V., Gesellschaft zur Förderung von Humor in Therapie, Pflege, Pädagogik und Beratung.

16 Fazit

Der zentrale Gedanke dieses Buches lautet: Es gibt keinen Königsweg für ein erfolgreiches Altern. Viele kleine, manchmal verschlungene Wege führen dorthin. Was für die eine wichtig ist, muss es nicht auch für den anderen sein. Suchen Sie sich deshalb aus der Fülle der Anregungen aus, was Ihnen gut tut. Nehmen Sie sich Zeit, um herauszufinden, was für Sie persönlich den höchsten Wohlfühl-Faktor hat. Wie wir altern, hängt im Wesentlichen davon ab, was wir während des gesamten Lebens getan und gelassen haben, wie wir gearbeitet, gelernt, geliebt und gefeiert haben. Es hängt vom Bild ab, das wir uns von uns selbst gemacht haben und davon, wie wir mit den Belastungen des Lebens umzugehen gelernt haben. Wir beeinflussen unser Älterwerden mit Sport, Wellness, Lachen und guter Ernährung. Wir geben ihm eine besondere Note mit interessanten Lebens- und Lernprojekten – nicht nur Erlebnisse zählen, auch Ergebnisse, Werke, Produkte, Leistungen, auf die wir stolz sein können. Erfolge tun gut und unterstützen glückliches Älterwerden. Suchen Sie deshalb nach Aufgaben, die Sie ansprechen und herausfordern. Nutzen Sie freie Zeit, um Neues zu lernen und Ihr Gedächtnis zu trainieren. Und bewahren Sie die Fähigkeit, sich an schönen Dingen zu erfreuen. Aus diesen Zutaten scheint der psychische Vitamin-Cocktail gemixt zu sein, der das Alter letztlich zum Gewinn macht.

All das entwickelt sich nicht von heute auf morgen, es braucht Zeit. Wer glücklich und erfolgreich älter werden will, sollte deshalb so früh wie möglich dafür vorsorgen. Es ist von Vorteil, seinen Lebensstil zeitig darauf einzustellen und das Heft nie aus der Hand zu geben. Man kann in jedem Alter ein aktives Leben beginnen, aber der frühe Vogel fängt den Wurm. Viele Maßnahmen wirken umso tiefgreifender, je eher sie im Leben ergriffen werden. Setzen Sie sich daher rechtzeitig mit der Frage auseinander, wie Sie Ihr Leben im Alter gestalten möchten, wie und mit wem Sie wohnen möchten. Bereiten Sie sich auf Veränderungen wie den Berufsaustritt oder den Auszug der Kinder vor. Fragen Sie sich, mit welchen Chancen und Anforderungen diese Veränderungen verbunden sind und wie Sie sie nutzen können. Und überlegen Sie, inwieweit Sie im Alter an Aktivitäten aus früheren Zeiten anknüpfen oder sie weiterentwickeln können. Begreifen Sie das Älterwerden als Chance, als Lebensphase, die wunderbare Gestaltungsfreiräume und Entwicklungsmöglichkeiten bietet. Den Anti-Aging-Kampf kann niemand gewinnen, egal ob er mit dem Skalpell oder mit Hormonen kämpft, wohl aber den für ein glückliches und erfülltes Älterwerden. Und älter werden wir jetzt.

Bücher rund ums Älterwerden

Altenmöller, Eva-Maria: 1000 gute Gründe, warum es eigentlich ganz schön ist, nicht mehr 20 zu sein, München 2003

Alter und Altern, *fundiert* 1/2004

Baltes, Paul; Jürgen Mittelstraß; Ursula Staudinger: Alter und Altern. Ein interdisziplinärer Studientext zur Gerontologie, Berlin 1994

Bojack, Barbara: Depressionen im Alter. Ein Ratgeber für Angehörige, Bonn 2003

Butschkow, Peter: Überleben im Ruhestand, Oldenburg 2004

Das Glück der Lebensmitte. Herausforderungen annehmen, Veränderungen akzeptieren, die besten Jahre genießen, *Psychologie Heute compact* 10/2004

Dittmann-Kohli, Freya: Die zweite Lebenshälfte – Psychologische Perspektiven. Ergebnisse des Alters-Survey, Stuttgart 2001

Friedan, Betty: Mythos Alter, Reinbek 2002

Fuchs, Dörte; Jutta Orth: Umzug in ein neues Leben. Wohnalternativen für die zweite Lebenshälfte, München 2003

Geissler, Christa; Monika Held: Generation Plus. Von der Lüge, dass Altwerden Spaß macht, Berlin 2003

Heinrichs, Salama-Inge: Das Geheimnis der Lebendigkeit. 13 Schritte zu einem intensiveren Leben, 2001

Heuft, Gereon; Martin Teising (Hg.): Alterspsychotherapie – Quo vadis? Grundlagen, Anwendungsgebiete, Entwicklungen, Opladen 1999

Hillman, James: Vom Sinn des langen Lebens. Wir werden, was wir sind, München 2001

Hirsch, Rolf D.; Jens Bruder; Hartmut Radebold (Hg.): Heiterkeit und Humor im Alter, Bonn 2001

Holtbernd, Thomas: Der Humorfaktor. Mit Lachen und Humor das Leben erfolgreich meistern, Paderborn 2002

283

Huber, Hein: Fit für die zweite Lebenshälfte. Infos, Ideen und Tipps für die Zeit nach dem Ruhestand, Kirchhain 2004

Kruse, Andreas: Gesund Altern. Stand der Prävention und Entwicklung ergänzender Präventionsstrategien, Baden-Baden 2002

Koch, Inge Lona; Rainer Koch: Sag nie, ich bin zu alt dafür – Erotik und Sex ab fünfzig, Berlin 2004

Lehr, Ursula: Psychologie des Alterns, Wiesbaden 1996

Niejahr, Elisabeth: Alt sind nur die anderen. So werden wir leben, lieben und arbeiten, Frankfurt 2004

Onken, Julia: Altweibersommer. Ein Bericht über die Zeit nach den Wechseljahren, München 2002

Petsch, Hans-Joachim: Neuen Lebensmut gewinnen. Altersdepressionen verstehen und überwinden, München 1999

Reichert, Monika; Nicole Maly-Lukas; Christiane Schönknecht (Hg.): Älter werdende und ältere Frauen heute. Zur Vielfalt ihrer Lebenssituationen, Wiesbaden 2003

Reimann, Horst; Helga Reimann: Das Alter, Stuttgart 1994

Reiners, Holger: Best Age. Männer um die 50, München 2004

Rühm, Bettina: Unbeschwert wohnen im Alter. Neue Lebensformen und Architekturkonzepte, München 2003

Schirrmacher, Frank: Das Methusalem-Komplott, München 2004

Schlaffer, Hannelore: Das Alter. Ein Traum von Jugend, Frankfurt 2003

Elisabeth Schlumpf: Wenn ich einst alt bin, trage ich Mohnrot. Neue Freiheiten genießen, München 2003

Schmidbauer, Wolfgang: Altern ohne Angst. Ein psychologischer Begleiter, Reinbek 2001

Schmidbauer, Wolfgang: Psychotherapie im Alter, Stuttgart 2005

Schnack, Gerd; Hermann Raue, Kirsten Schnack: Jung bleiben kann man lernen, München 2002

Seggelke, Ute Karen: Frauen über 50, Hildesheim 2003

Stumpf, Herb: Ausstieg mit Mitte 50, München 2003

Schultz-Zehden, Beate: Lust, Leid, Lebensqualität von Frauen heute. Heidelberg 2004

Teising, Martin: Altern. Äußere Realität, innere Wirklichkeiten, Opladen 1998

Titze, Michael: Die heilende Kraft des Lachens. Mit therapeutischem Humor frühe Beschämungen heilen, München 2001

Tschirge, Uta: Ästhetik des Alters. Der alte Körper zwischen Jugendlichkeitsideal und Alterswirklichkeit, Stuttgart 1999

Vaillant, George E.: Aging well. Surprising Guidespots to a Happier Life from the Landmark Study of Adult Development, Boston 2002

Weiden, Gabriele von der; Bianca von der Weiden: Gesunde Ernährung im Alter, Stuttgart 2005

Zeier, Hans: Männer über fünfzig. Körperliche Veränderungen – Chancen für die zweite Lebenshälfte, Bern 2002

Zink, Jörg: Ich werde gerne alt, Stuttgart 2001

Internet-Seiten zum Thema Alter und Altern

www.aging.de
Deutsche Gesellschaft für Prävention und Anti-Aging-Medizin

www.althilftjung.de
Die Wirtschaftssenioren

www.bagso.de
Bundesarbeitsgemeinschaft der Seniorenorganisationen

www.base-berlin.mpg.de/BASE1.html
Berliner Altersstudie

www.bleibjung.de
Website rund um gesundes Altern

www.dgfa-aging.de
Deutsche Gesellschaft für Alternsforschung, Nürnberg

www.dza.de
Deutsches Zentrum für Altersfragen, Berlin

www.dzfa.de
Deutsches Zentrum für Alternsforschung, Heidelberg

www.freunde-alter-menschen.de
Verein für die Freundschaft zwischen den Generationen

www.kda.de
Kuratorium Deutsche Altershilfe